第二辑

周凤梧 张奇文 丛 林 主编

名老中医之路

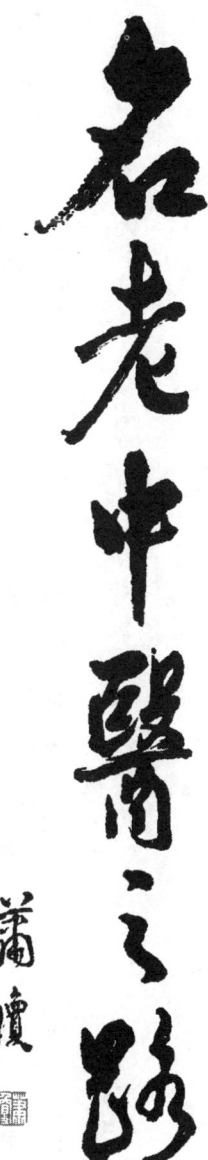

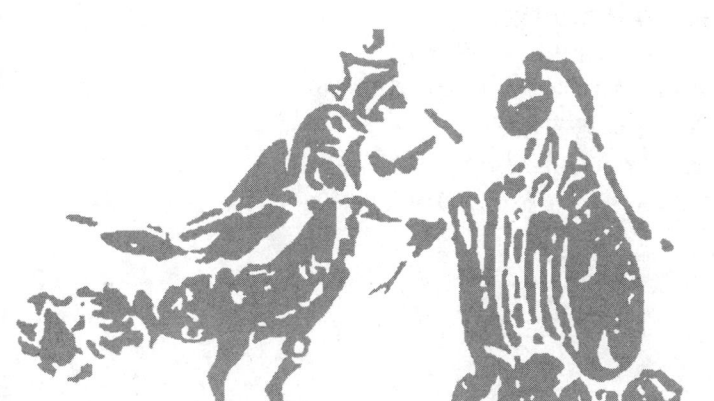

山东科学技术出版社

·济南·

图书在版编目（CIP）数据

名老中医之路.第2辑/周凤梧，张奇文，丛林主编.--济南：山东科学技术出版社，2015.1（2024.10重印）

ISBN 978-7-5331-7634-1

Ⅰ.①名… Ⅱ.①周… ②张… ③丛… Ⅲ.①中医师—生平事迹—中国—现代 ②中医学—临床医学—经验—中国—现代 Ⅳ.① K826.2 ② R24

中国版本图书馆 CIP 数据核字 (2014) 第 243771 号

名老中医之路（第2辑）
MING LAO ZHONGYI ZHI LU（DI 2 JI）

责任编辑：韩　琳
装帧设计：魏　然

主管单位：山东出版传媒股份有限公司
出　版　者：山东科学技术出版社
　　　　　　地址：济南市市中区舜耕路 517 号
　　　　　　邮编：250003　电话：（0531）82098088
　　　　　　网址：www.lkj.com.cn
　　　　　　电子邮件：sdkj@sdcbcm.com
发　行　者：山东科学技术出版社
　　　　　　地址：济南市市中区舜耕路 517 号
　　　　　　邮编：250003　电话：（0531）82098067
印　刷　者：山东新华印务有限公司
　　　　　　地址：济南市高新区世纪大道 2366 号
　　　　　　邮编：250104　电话：（0531）82091306

规格：小 16 开（170 mm×240 mm）
印张：20.5　字数：250 千　印数：21001~24000
版次：2015 年 1 月第 1 版　印次：2024 年 10 月第 8 次印刷
定价：36.00 元

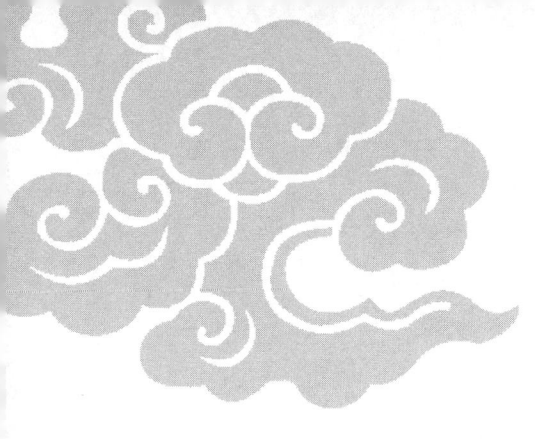

出版者的话

1981～1985 年,《名老中医之路》分三辑陆续出版,自其问世以来,深受广大读者与专家的好评。为满足广大读者的要求,我们特再版本书,现将有关情况说明如下:

1. 本次再版本着原书原貌的原则,仍分三辑(三册)出版,每辑内容与首版保持一致。按照当今读者的阅读习惯,将开本改为 16 开。

2. 精益求精,对错字、别字进行改正。

3. 由于本书中收录的名老中医多已辞世,其后人及门生的联系方法也不得而知,故请各位作者或其继承人见到本书后与我们联系,我们将按规定支付稿酬(联系方法:山东省济南市玉函路 16 号 山东科学技术出版社 邮编 250002 电话 0531－82098051 联系人:韩琳)。

由于时间紧促,书中不当之处在所难免,敬请广大读者批评指正。

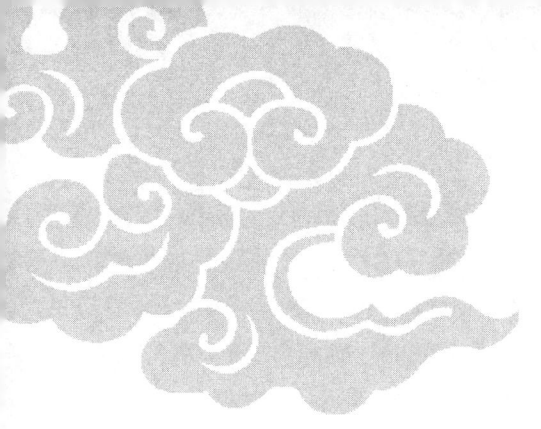

序

　　《山东中医学院学报》创办"名老中医之路"专栏，陆续发表一些名老中医谈治学经验的文章，深受读者欢迎。现在将这些文章集印成册，是广大读者所需要的。这有助于鼓励广大青壮年中医师进一步下苦功深入研究和精通中医药学，有助于当今一代名中医的成长，而这正是青壮年同道们应当努力的方向。

　　中国医药学是一个伟大的宝库，这是客观存在的现实。我们要有民族自豪的气魄，放宽眼界，解放思想，以自然辩证法为武器，去珍视和研究这个宝库。应当真正认识到，中国医药学是中国人民几千年来在与自然作斗争、与疾病作斗争的实践中积累起来的，有丰富内容的一门科学。我们古代和先辈的高深学者，常常站在朴素的、唯物辩证的角度去观察人体生命现象和疾病现象，把这些现象与整个自然界的某些宏观规律联系起来，并将长期实践得来的医疗经验不断加以深化，从而逐渐形成了具有独特理论体系、具有高度系统性和科学性的中国医药学。对此，我们中华民族应当引以自豪。

　　我们应当继续做好对中国医药学宝库的继承发掘和整理提高工作，使它同现代最先进的自然科学的多种学科直接结合起来，从而在自身的基础上实现现代化，为人类防病治病、健康长寿做出伟大的贡献。

　　《名老中医之路》第一辑的出版，是山东中医学院和山东科学技术出版社的领导以及作者、编者共同努力的结果。我们希望看到第二、三辑的顺利出版。

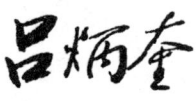

一九八一年四月

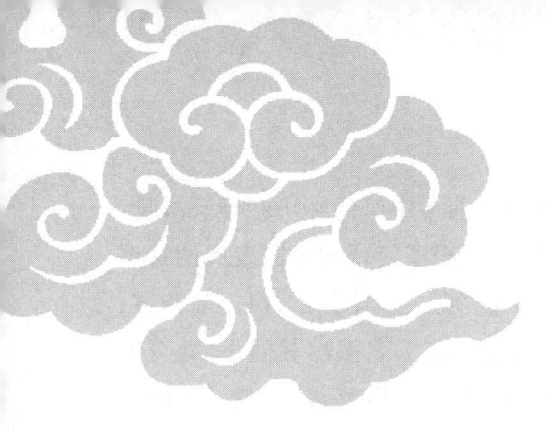

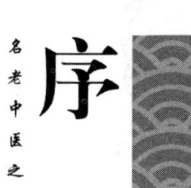

　　卧病既久，家里人常在病室的案头摆放一盆花卉，慰我孤寂。苍翠的玉树、芬芳的茉莉、矜贵的君子兰、橙黄的金橘，花鲜果实，各异情趣，却未见我最喜爱的菊花。询及小女，谓虽曾植养，因不得要领，少有成功。记得五十年代每逢秋日，小女常随我访菊于挈园。但彼时多注意欣赏菊的仙姿，未留心菊的生长习性。可见有意于花者，既要晓花实之奇美，还需知莳养之要领。由此想到中医的继承。随着时间的推移和实践的深入，抢救和继承老中医学术经验的工作，越来越为人重视。近年来，一些老中医的医论、医案、医话等学术著作陆续出版。许多是毕生研讨所得，自足珍重。比较地讲，对老中医治学道路和治学方法的总结研究工作，似觉不够，而这又恰恰是老中医学术经验的有机组成部分。研究这些过来人是在何种具体历史条件下取得这些成就的，探讨他们蕴成各自学术特长的因素和造成学术弱点的原因，寻求他们吸取知识和运用知识上的共同规律，可以使人们对老中医学术经验的理解更活、更深、更全。食蜜果，又知其所由从来，会增其甘美。而这些过来人的经历和道路对后继人才的启示作用，又往往是单纯的学术著作所不能代替的。正当痛感解决中医后继乏人问题急迫之时，山东中医学院的同志不惜精力，征集全国著名老中医的治学经验，先发表于学报，又编辑成书，贡献在中医工作的领导者、教育工作者、广大中医和有志于中医事业的青年一代面前，其用意可谓深矣。

　　进一步整理和研究老中医的治学道路和经验，还具有一定的医史意义。新中国成立以来，我们对中医史的研究不无成绩。但衡之于历史本身的丰富和当前的需要，则还不甚相称。其中对现代中医发展史的研究尤觉薄弱,诸多方面都有待于开拓和深入,而许多前辈中医的经历和经验本身,就具有史料价值。倘加以系统整理和研究,对于了解现代中医发展的特点和趋势、流派和渊源、重要医史事件,实具重要意义。比如丁甘仁、陆渊雷、肖龙友、施今墨等先生,都曾致力于中医教育,许多名医出其门下,教育方法是有特点的。总结出来,既可供今日中医教育者借鉴,又便利后来治医史者之研究。何乐而不为之?相信《名老中医之路》的出版,会引起更多人重视这方面的工作,走出一条路,做出更多的成果。我甚至希望有一个侧重于现代中医史料积累和研究的刊物出现,以推动其事。

当前,中医事业的发展正处于一个重要的时期。在实事求是的原则指导下,许多有远见的领导者、敏感的科学家和第一线的广大中医工作者都在积极审慎地总结中医工作的经验教训,探讨中医发展的规律和远景。从这种总结和研究中,必将形成更有利于中医发展的环境、政策和措施。这是历史提供的发展契机。但是,中医的发展,归根结底要靠中医本身科学研究和临床实践不断推进、不断深入。这不但要有明确的目标和坚定的信念,更要有脚踏实地、扎扎实实的工作。本书编辑者那种"手里如同捏着一团火"的责任心,看准了的事就要做到底、做出成果来的作风,精心设计、虚心征求、细心组织的工作方法,正是值得赞许、需要提倡的。

周凤梧教授、张奇文、丛林同志赐书问疾,并告以《名老中医之路》第二辑付梓。谨寄数语,姑充其序。

岳美中
一九八二年一月二十一日于北京西苑

编者的话

关于《名老中医之路》的成书背景、成书经过和编辑宗旨，第一辑出版时已做了一些说明，这里再做补充陈述如下。

本书第一辑出版后，得到了作者更加积极的赞助和支持。到一九八一年年底止，收到的征文已达一百一十多篇，应征范围已扩大到全国大多数地区。许多著名中医学者和名老中医都是怀抱着启迪后学、促使中医学术发扬光大的崇高责任感命笔为文的：他们不仅努力把自己的正面经验加以升华，许多人还推心置腹，特意把自己走过的弯路，甚至把早年临床中的失误作为反面经验写出来，以供青年后学借鉴。这些包括了正反两方面的活的经验，在一般的中医书籍中是学不到的。

广大中医读者，特别是正在走着自学道路的广大基层中医药人员，对于《名老中医之路》的成书，更加瞩目。因为，名老中医之路，实在就是自学成才之路。可以说，在本书的作者中，经过自学成名的占多数；即使是经过一段从师或家传的，在他们步入中医学术堂奥的漫长道路上，自学也始终贯穿其中。毫无疑问，今天中医工作者的学习条件比以前好多了。但是，对于大多数青中年中医来说，自学成才仍然是一条现实的道路，而名老中医的治学之道，对于后学的借鉴作用是不言而喻的。这可以说是我们决心发动"名老中医之路"征文的出发点和原动力。

在编辑过程中，我们逐渐认识到了本书所具有的医史文献价值。这是我们决心做好这一工作的又一动力。在第一、二辑的作者中，有好几位没有能够看到本书付梓，就遗憾地瞑去了。我们常常与一些作者和读者议论，如果此次征文不是从一九八〇年开始，而是再迟延数年，那么，要使现在这么多人物济济一堂,侃侃而谈,就是不大可能的了。因此,在编辑过程中,我们始终怀着一种难于自已的紧迫感。

既然此书具有文献价值,作者和读者均希望它尽量地"全",而不要遗珠泽野。因此,许多同志建议征稿范围不但要及于边远地区,而且要及于台湾省和港澳地区。这个建议提得好,我们将尽力去做。

编者
一九八二年二月于泉城

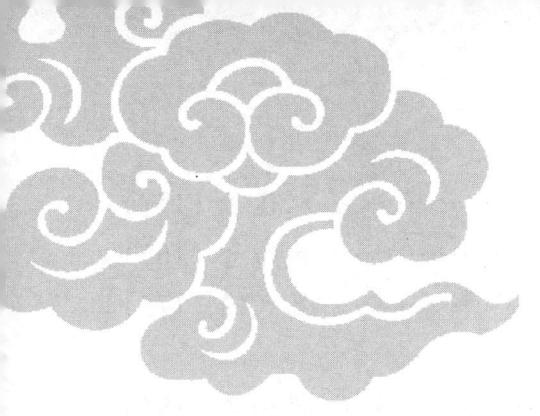

目录

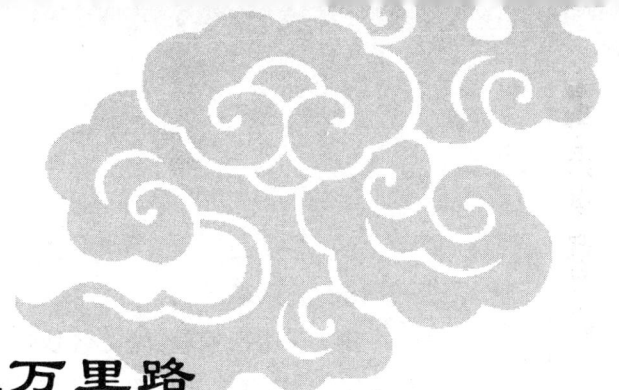

万里云天万里路

广州中医学院副院长、教授
中华全国中医学会常务理事　　　邓铁涛

作者简介

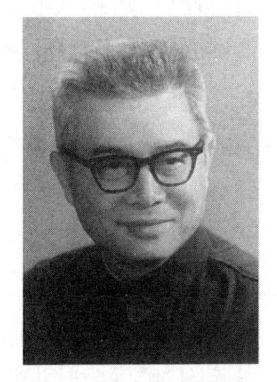

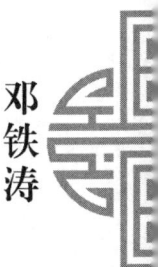

邓铁涛(1916～2019)，广东开平县人。幼承家学，及长又攻读于广东中医药专门学校。曾悬壶于广州、香港及武汉等地。解放后曾任广东省中医进修学校教务主任、广州中医学院教师、教研组主任、教务处副处长等职。现任中华全国中医学会常务理事、中华全国中医学会中医理论整理研究委员会副主任委员、中华医史学会委员、广东省第四届政协委员、中华全国中医学会广州分会副理事长、中华医学会广东分会副秘书长、广州中医学院副院长和教授。从事中医工作四十余年，有较深的理论素养和丰富的临床经验。长于心血管病、消化系统疾病的治疗，对中国医学史与各家学说亦有研究。先后参加主编和编写的主要著作有《中医诊断学》《中医简明教程》《中医学新编》《新编中医学概要》《简明中医辞典》《中医辞典》《学说探讨与临证》。其中某些著述被译为日文在日本出版。

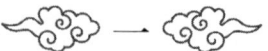

一

　　我生于中医家庭,先父名梦觉,毕生业医。自幼目睹中医药能为人们解除疾苦,乃有志于医学,及长就读于广东中医药专门学校,学习五年,打下了基础。毕业时(1937年)正是中医备受压迫摧残之秋,国民党勒令我校改名为"中医学社"。在这样的环境下,中医出路何在? 当时有人提出"中医科学化"的口号,乃为我们所接受。提出这一口号的是广东谭次仲先生、上海恽铁樵与陆渊雷先生等,并正进行这方面的工作,这些前辈的著作,对我的思想有过一定的影响。

　　中医科学化,如何化法? 限于三十年代的历史条件,这些老前辈在学术研究上没有新的突破,只能说是唐容川等"中西会通"思想的进一步发展,并在中医学术界提出了新的问题,以图找寻出路。从三十年代这方面的著作中,可体会到中医不能停滞不前,但要发扬中医,不是少数人所能做得到的。有了目标,还要有方法,要大众一心,同心协力才能成功。在旧社会,纵使想得高、想得远,但糊口问题,却往往占诸首位,要实现理想诚非易事。在这样的环境和条件下,当时的前辈学者实在无法找到真正的出路,就更不用说我们年轻一辈了。

　　正值思想彷徨之际,又逢日本侵华铁蹄蹂躏,先避大轰炸于乡,继而避难于香港。国家存亡成了思想上的重担。在救亡运动、进步文化的影响下,开始接触马列主义和毛泽东同志著作,啃了一点唯物辩证法。虽然学得既困难又肤浅,但深深觉得辩证唯物主义和历史唯物主义对我学习、钻研中医学有很大的帮助。同时发现中医学中有不少符合辩证唯物主义的内涵,从而增强了为中医学而献身的信心与决心。

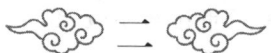

二

　　先父在学术上,对"伤寒""温病"两派无所偏执。他几十岁了,经常把背诵《内经》作为一种乐趣。由于广东地处南方,湿热为病最多,所以在临证上,使用温病派的方药较多。他对吴鞠通、王孟英及唐容川的著作相当重视,同代人中比较敬崇张锡纯先生。因此我对这些著作也较为重视。他主张我多跟师临证，因此我在读医专时自找实习门路，前后跟随了几位不同派别、各有专长的老前辈实习。虽然那时所谓的实习，只是站在老师座后的"侍诊"，还比不上今天的见习，但应该说仍然是颇有收获的。见老师用过的方药，自己就敢用，做到心中有数。如亲见家父使用仲景治产后腹痛的枳实芍药散治愈一例需注射吗啡才能止痛几个小时，药力过后又复剧痛的产妇，才体会到这个既简单而又不属于止痛之剂的药散，却有惊人的效果。有些经验是老师们自己摸索出来的，如陈月樵先生治小儿好用"夜游虫"（即蟑螂），其祛痰熄风之功甚妙。通过学习、跟师、临证，深深体会到中医这个伟大宝库有三大构成部分：一是浩如烟海的中医典籍；二是在中医尤其是老中医脑海里的宝贵学识与丰富经验；三是在广大人民群众之中的秘方、验方。

自己临证实践后，虽然日积月累，有些收获。但对我来说，学术钻研的真正开始，是在解放以后。解放后我较早从事中医教育工作，对交给我的教学任务从不推托、选择，故先后任教的科目有好几科。教学相长。正如前人所比喻的："你给学生一壶水，自己必须有一桶水。"长时间的教学，迫使自己不断学习，不断吸取营养，在理论上日渐有些收获，从而在前人的基础上，能提出一些自己还不成熟的见解。如伤寒派与温病派之争已二三百年，当我在中医进修学校教"温病之研究"时，翻阅了不少文献，试以历史唯物主义的观点来分析这些文献，初步认为：两派的论争，是历史发展的必然，但温病学派实在是伤寒学派的继续发展，二者的理论与经验都是宝贵的，不应继续互相排斥。这一浅见曾得到一些同志的认可。

理论上有所收益，对于自己来说只是得到一半，更重要的另一半是实践。指导不了实践的理论、实践证明不了的理论，是空头理论，或只是"设想"而已。虽然自己几十年来，从未中断过临证治病，但真正给自己以较大锻炼的是一九六〇年我和几位教师与一九五九届高研班几十位学员到解放军一五七医院协作搞"脾胃学说研究"之时，那是一段值得怀念的日子。在那里有机会参与危重症的抢救工作。该院谢旺政委十分支持中医药的治疗，决定病人开不开刀，往往要征求中医的意见，并尊重中医的意见。这使我们有机会和该院的医护同志一起，为了坚持中医为主的治疗，度过无数个捏着汗守护在危重病人床边的日日夜夜。当时和"西学中"的同志一起还进行了一些实验研究。时间虽然只有一年多，但对我来说是十分宝贵

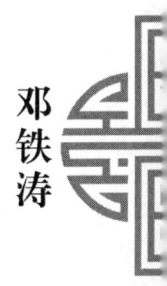

邓铁涛

3

的。因为解放以前医院甚少，床位更少，中医对危重病人是在病人的"家庭病床"边进行抢救的，那时中医仍有机会救治危重病症。解放后，医院增加很快，但病床99%是由西医主管的，中医只有会诊的机会，主管权不在自己手上，我们自己的附属医院病床又少得可怜，中医已失去抢救危重病人的机会。在一五七医院不同，参加救治危重病人的决定权最少也有50%，有时达75%。因为当时的确用中医药解决了一些难以解决的问题，取得了医院的信任与支持。如一个急性腹痛的病人，用了阿托品等药物治疗无效，由于诊断未明未敢用吗啡类止痛药，一位教师却为之一针而愈。又如一肠套迭已三天的患儿，经用中药及针灸也治愈了。在这样的条件下，我们受到考验与锻炼。我深深地体会到，中医学的发展必须在理论研究整理的同时，不断提高中医中药的治疗水平，如果只有理论，而不能用中医药的办法去解除病人的痛苦，中医学便有日渐消亡的危险。但可叹的是中医学院的附属医院病床既少、设备也简陋，从一九七八年以后，才有些改进，但进展仍慢。

三

学医后感到自己文化基础薄弱，遂饥不择食地看书，文、史、哲及其他自然科学知识等都看，课外读书杂乱而无计划，贪多嚼不烂，花费了一些时间，但自己摸索着走路，付出了光阴作为代价，初步养成自学的信心与习惯，还是值得的。读书乱不好，但读书杂有好处，今天我仍然认为，知识面既要有深度，也应有广度。积累知识好比建筑金字塔，底宽顶尖，乃能巍然屹立。我们是社会上的一员，不能脱离社会而独立，除了医学领域之外，还有人生其他思想活动的领域。知识的广度可以使我们视野开阔，能帮助克服保守思想，能推动专业知识的深化与发展，文学、艺术使我们接触时代的脉搏与生活气息，因此在业医之余，也就成了我的爱好。

《内》《难》《伤寒》《金匮》等古典医籍，经过反复多次地实践与教学，对它们价值的认识不断加深，这些著作的重要性是大家所公认的，就不细说了。《内经》这一古典著作这么重要，说明我国医学源远流长，没有医学史的知识，不足以了解几千年来的成就与发展。因此，我对医学史有兴趣，而医学史又和中国通史息息相关。中学时代的历史知识远远不够，不得不涉猎一些通史。《内经》充满哲理，其理论的产生和古代哲学有血缘关系。金元时代我国医学的争鸣亦与当时哲学上的争论有直接和间接的关系。《四库全书·总目提要》说得简要而又深刻："儒之分始于宋，医之分始于金元。"儒与医前后并论是有根据的，从而促使自己去读一些中国哲学思想史。当然，对通史、哲学思想史我至今仍属门外汉，但我认为这是要列入自己学习领域之内的必修学科。

针灸与按摩，我学得很肤浅，但对于治疗危重病症，有时却收到出乎意料的效果。目前中医讲究分科，有利于深入发掘与钻研，这是好的方面，但不宜绝对化。我认为一般中医都应懂得针灸与按摩，因为这些治疗手段在临床各科都有其适应证。特别是它十分方便，我曾在路边用按摩方法救治过昏厥的患者，曾用梅花针抢救过大吐血的患者，用艾灸隐白、大敦救治过产后大出血的患者。遗憾的是我对这两科未登堂室！

各家学说这门学科，设立得很好。我担任过该科的教学，对其中一些名家学说做了一些初步的探讨，并在临证时加以验证，这方面的收益是比较大的。有些名家的一家之言，应该拿到临床中去验证，不能草率地批判抛弃。一家之言，有些好像是一块璞玉，经过加工，晶莹乃见。例如，李东垣阴火之论，张景岳曾给予严厉的批评。但李氏治阴火之法，是值得重视的，而且其源实出于仲景，只是说理上有些失当之处罢了。至于有人说他的"甘温除热法"是骗人的，这只因批评者自己缺乏经验罢了。一家学说，往往是其毕生学术经验的总结，我们宜把重点放在吸取其所长，才能有更大的收益。批判前人所短正其谬误，不能说不需要，但应持审慎态度，并应注意其所处之时代背景。对前人学说，历史地、辩证地给予正确的评价，也是我们今天应做的工作。历代医家学说是值得我们发掘的大宝藏，回顾自己这方面的工作实在做得很不够。

中医学术发展的道路国家已指出来了，彷徨几十年的中医可以说已走在大路上，就看现代中医、西学中和有志于研究中医的其他科学家们的努力了。

中医学的前途有如万里云天，远大光明，我们的责任，任重而道远，故以"万里云天万里路"为题。

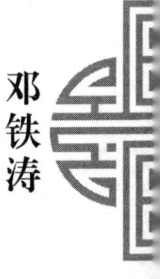

（邓中炎整理）

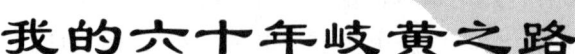

我的六十年岐黄之路

成都中医学院附院

妇科主任、教授　　王渭川

作者简介

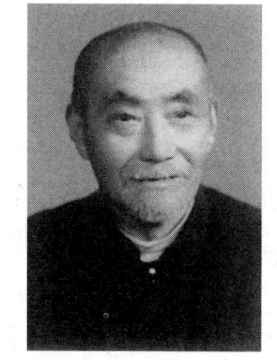

　　王渭川(1898～1998),江苏丹徒人。自幼打下较好的经学基础后从师学医,毕生致力于各科临床,尤擅内科和妇科,在理论上也有较深造诣。著有《王渭川临床经验选》《王渭川妇科治疗经验》等。

　　我是江苏丹徒人,生于一八九八年,未满三岁,即遭父丧,由母亲周氏抚育成长。祖父鲁直公是清末举人,那时已年逾六十,还设馆教徒。他既精于考据,又重理学,很同意湘人治学的旨趣。"欲以戴段钱王之训诂,发为班张左郭之文章"。可惜体弱病喘,未能竟其志。他同时兼治医学,在家乡一带,颇有些名气。春风桃李中得有两人:一个是镇江的袁桂生,一个是丹徒的何叶香。前者重临床,后者精理论,他们各有不同的成就。

　　祖父视我为爱孙,虽爱之深,更教之严。我六岁时,他便首教《诗经》,口传心授,释以浅义,责以背诵。听我诵读到声清音朗之际,他便欣然赋诗。记得曾有两句:"不堪子夏伤明后,却喜娇孙诵读初。"由此,祖孙两代,食同桌,眠同床,耳提面命,格外用劲。九岁时,祖父又授以《春秋》《左传》。我对左氏文章精义虽能了了,但对春秋当时情势,苦不能明。我曾询问祖父，答以"一读二讲，逐步自明"。正冥思茫茫，极端愁苦之中，恰表兄归自上海，买有《列国演义》一部。我翻阅一遍，不禁狂喜。这虽属稗史，但春秋各国情况，仅仅在一百回中就能使人了如指掌。于是我自读自笑，爱不释手。祖父感到奇怪，问我，我告以原因，他点头称是。由此，我有了体会：读古书，如有课外通俗读物辅助，则收效较大。祖父还曾问我："《左传》每一篇用《诗经》一二句殿于文后，是何含义？"我回答说："这是古人的归纳法与佐证法。"他听了很高兴，抚着我的头说："吾门继武有人了。"于是教授日勤，仅仅十余年时间，就使我学完了《四书》《五经》，得以卒业。祖父还教我作文，先是教我学八股，后来废考，又嘱我学韩愈文。可惜他天年不永，我十七岁时，他突然患中风暴卒。

祖父逝世后，家中生活日艰，母亲以女红谋米盐。承袁桂生、何叶香两君厚意，主动来嘱我随之学医，并愿负担我学医经费。于是，在一九一六年我十八岁的时候，向袁、何两师正式拜门学起医来。每天上午，随袁师实习门诊；下午，随何师听讲医典。

袁师门诊极忙，几乎户限为穿。他读书宏博，学术渊深，经验丰富。他以望色凭脉为立方依据，复方多显奇效。他重视前人珍贵经验，但用古方，又往往师其意，酌情化裁运用，决不拘泥成规。同时，他很注意自己的经验积累，虽忙迫，也多详加记录，为后来整理验案做准备。他长于妇女调经，尤长于调理杂病，如肌肉萎缩、下肢瘫痪等不少怪病，多能得心应手。记得一个年仅六岁的男孩，其母抱来，肌肤如冰，脉如细丝，肛门试体温高达摄氏四十度。袁师立方，首用熟附片五钱，次用生石膏一两。我感到奇怪，问此症属寒属热。袁师回答说："吾欲以石膏清其里热，附子强其心衰，非此不救。"结果真的两剂而愈。至今回想起来，投袁门首尾三载，实受益匪浅。我执业后，能够学有所进，也与坚守袁门家法，适当自我化裁有关。

何师上午门诊，下午为初级学生连我共六人开课。他以张、马合注的《内经素问》为教本，多半逐条解释。对于运气胜复，虽联系王冰、吴崐之说详加发挥，但张、马注，毕竟是引经注经，范围不够扩大。同学中有人对《内经》研究有素，对何师运气生化之旨的归纳分析不满，要求多采用其他有关《内经》的著作结合讲解。但何师年高体弱，对摸得熟的张、马合注本不愿更换。于是，在无可奈何之中，为了满足自己的求知欲，我动了一个念头：跑书店。

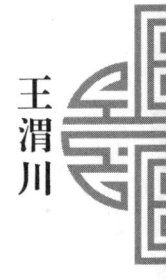

王渭川

镇江鱼巷的"京口善化堂"是个有二百年历史的老书店，与南京的"李光明"齐名。有一天，我请了假，专往善化堂去。在柜上，我看到了《黄帝内经素问》《内经素问校义》《内经博义》等许多刻本，字大行稀，便于阅读，内容也大大超出了张、马合注本。特别是清人姚止庵注的《素问经注节解》一书，在每卷之前都加谨按，把这一卷的内容提要钩玄以阐发经旨，在每节之前，也都做扼要的提示，读了很有启发。我当时想，这是读《内经》入门的通俗读物，不能不买。但又一想，自己囊空如洗，拿什么买呢？于是就只有站在那里看，一直看到全市开始上灯，才恋恋不舍地将书交柜，说改日再议。柜友欣然同意，我却自觉汗颜。过了几天，厚着脸皮，又偷偷带了墨盒去。柜友开始很客气，以为我是带钱买书来了，就一下子把四部《内经》都捧上柜来。我先翻了一下，随即风驰电掣般地抄了起来。时间又到了上灯时分，柜友看我一直埋头抄书，不耐烦了，问："书要不要？我们要收书了。"我回答："塾远愁过市，家贫梦买书。"柜友感到惊奇，问我现任何事。我告以实际，他转而为喜。柜友之友父，患严重风湿性心脏病，正无法去袁师处挂号。于是与我约定，次日带病人去会诊。我为病人解决了病痛，以后柜友就格外照顾我，不仅让我进入珍本书室翻书，还允许我借书阅读。借书一部，十日归还再换。就这样，我在投何师首尾三年期间，不仅听何师讲授《内经》《难经》《金匮》《伤寒》和《温病条辨》，而且还在"善化堂"柜友的帮助下，阅读了许多不经见的书，使我增加了不少有益的见闻。

一九一九年，我二十岁，离了袁、何师门，借何师"人文书屋"，独自开业。设诊之初，由于年轻，门可罗雀。母亲不放心，常来看我，见我读书临池，倒也宽慰；见我门庭寂寂，前途茫茫，又为之担心。我用两句旧诗安慰她："山穷水尽疑无路，柳暗花明又一村。"母亲说："但愿如此。"又宽慰我说："今天苏州绣货店交来一批货，可做几年，家事你可不考虑，专心温课，我也放心。"

这一时期，我还是常去"善化堂"翻书、借书、抄书，并以此为无上至乐。抄书无钱买纸，有一次将家中木刻本的《三国演义》拆开翻过来作纸。但看看金圣叹的批，又为之惋惜。正提笔四顾，踌躇不定之际，何师急促来找我面谈。他说："我往苏州去看岳母之病，返时在船上感受风寒，哮喘频发，不能平卧，要养病。明日起门诊由你代诊，下午有新生四人，由你代讲《内经》，仍用张、马合注本。家中有藏书，由你来取参考。过去你是学生，书不能借，现在你是医生，可以借了。"自此以后，我为何师代诊、代教三个月，在具体实践中，又学到了不少在书本上所学不到的东西。

中医临床诊断，关键是望、闻、问、切。我在望诊时，根据《内经》所说的"得神者昌，失神者亡""阴平阳秘，精神乃治""阴阳离决，精气乃绝"的道理，注意观察病人色、神、形等几个方面，逐步摸索了一些规律。如见患者面部黑色素沉着，牙龈亦黑，我就根据《内经》"肾主骨、肾主黑"的精义，断定是肾病的范围。倘再考查有体重减轻、畏寒眩晕、脉迟细等症候，则可进一步断定为《金匮》所说的黑瘅或女劳瘅之类，其病机是命门之火大衰，有脾肾阳虚和肝肾阴虚两大类型。患者皮肤发黄，连及巩膜，这就要疑有黄疸病的发生，但要与溶血性黄疸相鉴别。对于痰饮，如见患者左眼上下灰黑如煤烟，就知属寒痰；见患者眼泡暗黑，知属热痰；见患者四肢多痿痹，屈伸不自如，知属风痰。上属各病，何师门诊甚多，服何师方有效有不效。我因在望诊中摸索了一些规律，辨证准确，所以投方辄效。师姐何小香当时负责挂号，曾密告何师，说我"怪论百出，大放厥辞"。何师问清了实际情况，回答说："这就是青出于蓝的道理。"我从师母那里偶然得到了这一句话，受到鼓舞，于是对望诊进一步细加揣摸。六十余年来，以此助我判断，解决疑难，成例不少。如川棉一厂一女工，曾患眼底血管硬化出血，左眼视力仅见手指，右眼视力 0.1，经治疗无效，来我处就诊。我望见她步履蹒跚，问"关节痛否？"答以"剧痛"。查血沉为 140 mm/h。我就断定她的病本是风湿，失明只是病标。治标既无效，就应转而治本。于是毅然放弃眼科方剂，主独活寄生汤加蜈蚣、乌梢蛇、仙鹤草、麝香以祛风化湿、活血通络化瘀，结果病人两周即视力复旧，以后历七年而未发此类病症。又如，一位唐姓胃痛病人，曾经汉、沪、京、粤等地治疗无效。就诊于我时，见他两手按胃，两脚跛行，诉胃痛数年未愈，查血沉极高，于是审证求因，亦断他病根在风湿，投祛风湿药而愈。

切脉认病，原本《内经》。至西晋，太医令王叔和作脉经十篇，析脉二十四种。传至阿拉伯，又经阿维森纳增至四十八种。我在临诊初期，只对浮、沉、迟、数、细、弦较易辨认，余多茫然，颇有王叔和所谓"胸中了了，指下难明"之感。后来临床既多，又参照程杏轩论脉医述细细揣摸，才逐渐掌握八脉大意之外还有许多兼脉，它们与五脏六腑的病症均有一定的联系。比如浮脉，兼脉就有六种：浮缓、浮紧、浮虚、浮芤、浮数、浮洪。因此，在临床

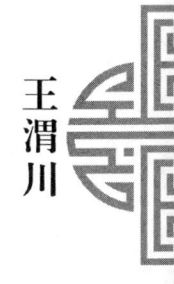

王渭川

诊断中,我既以八脉大意为主,但更重视兼脉。它对我辨证施治,确帮助不少。

总之,我在为何师代诊的三个月中,借何师蝉蜕,开我康庄。从此,个人业务日渐有起色。加上我对病人有两大方便:①我医不好的病,请袁师会诊解决;②寻常人邀我出诊,我不坐藤轿,自己走路。人孰无情,于是声誉鹊起,一时极车水马龙之盛。

当然,业务愈好,困难也与日俱增。许多疑难病,如肌肉萎缩、下肢瘫痪、肝硬化、癫痫、脱疽等等,也都纷至沓来。我当时想了个办法:这类病每诊给方二剂,按时易方。这样一来,我就留有余地,多向袁、何二师请益,同时查阅历代名医类案,考查前人有无这类记载,以获得启发。在临床中,我对王清任的通窍活血汤比较欣赏。袁、何两师鼓励道:"舒筋活络,活血化瘀,古训昭然,人所共知。你用王清任的通窍活血汤,是一条路子,可继续走。最好能用虫类药,其效更显。"何师还提供了运用虫类药的依据,他说:"《肘后备急方》《千金方》内都广泛地用了虫类药,至于《金匮》中的鳖甲煎丸和《温病条辨》中的化癥回生丹,更是以虫类药为主。"我谨记师教,用于临床,确能收到意外之效。因为麝香比较贵,后来我还逐步用虫类药代替麝香,疗效仍然非常满意。

在为何师代诊期间,我每天下午又代授《内经》。由于有感于何师讲张、马合注本,学生不感兴趣的教训,我在教课时改弦更张,又用了胡荽甫的《内经校义》、罗东逸的《内经博义》和姚止庵的《素问经注节解》作为课外读物。结果学生比较欢迎,既不为繁文难句所阻,又觉得兴趣横生。次年春节后,何师哮喘又发,又委我代讲《金匮》。我因对《金匮》研究不够,所以又用《金匮心典》为教本,《金匮玉函经二注》和《金匮方论本义》为辅助书,认真备课。因细考《金匮》中有脏腑经络生克制化的认识,同时还有一部分传染病掺杂其中。因此,一面备课,一面又写成"生克制化在《金匮》中的运用"和"《金匮要略》内容简介"两文,在正课开讲前先作了两个精简的报告,引起了学生的兴趣,消除了畏惧感。《金匮》中有"阳毒之为病"一条,历代医家都没有确实的辨病。我结合临床经验进行研究,认为中医通常说的烂喉痧即是其病之一。本病特征是发高热,咽喉剧痛,易化脓,舌如复盆,全脸红疹带肿,与《金匮》中"阳毒之为病"条文相适。我主犀角地黄汤加升麻、大青叶、板蓝根,温度不降佐紫雪丹、至宝丹等,同时用西牛黄吹喉，良效。当时我以此解释阳毒，学生疑信参半。恰为时不久，镇江流行烂喉痧，洪仁医院断为猩红热，取本人用方良效，大家方信而无疑。

自为何师代讲《金匮》以后，一九二四年，我就婚芜湖，遂就芜湖开业。一九三七年，卢沟桥事变，我举室西迁至汉口生成里设诊。一九三八年十月，日军进入田家镇。我行年四十，再度西迁入蜀，在万县设诊十余年。

全国解放后，一九五三年我在万县卫生学校担任医学史教学，编写《中国医学发展史概况》教材。一九五六年我由万县奉调来成都中医学院至今。初任学院妇科和《金匮》两门课程的教学，编写妇科和《金匮》的教材，后又专任学院附属医院的妇科主任，坚持临床。尔来四十四年，虽历尽人间沧桑，但在悠悠岐黄路上，我坚守袁门家法，力求广取各家之长，而又不墨守成规，对于许多医界治疗尚感棘手的疑难病症，则根据疾病发生、发展的规律，又不断摸索，不断总结，终于有所收获，有所前进。在理论上，我恪守辨证论治、随证施治的原则，根据古代医典提供的正确原理和本人经验，返博为约，对内科各种疾病归纳为活血通络化瘀、活血化瘀舒筋软坚、补虚化瘀理气、清热化湿消炎、熄风通络、疏肝通络消胀等六种治疗途径，简称"内科六法"。我用以通治脑震荡、脑垂体肿瘤、桥脑失调、静脉曲张、血栓性脉管炎、雷诺病、脑肿瘤手术后半身麻痹、侧索动脉硬化、红斑狼疮、高血压、脑出血、冠状动脉硬化、子宫肌瘤、卵巢囊肿、宫外孕、视网膜中央静脉阻塞、风湿性心脏病、象皮腿、硬皮病、慢性肝炎、肝硬化腹水、肝脾肿大、阿狄森病、盆腔炎、子宫内膜炎、肾盂肾炎、肾炎、膀胱炎、大叶性肺炎、急性黄疸肝炎、胆囊炎、白血病、胸膜炎、癫痫、子痫、精神分裂症、夜游症、乳核、胰腺炎、眩晕、腹胀等四十二种疾病，临床均有一定成效。对于妇科各类疾病，我又归纳为温、清、攻、补、消、和的治疗六法。用温法以温肾运脾通阳散寒，治疗寒性病；用清法以清血热、熄风润燥，治疗温毒病和肝阳旺盛或肝火上扰所引起的头晕目眩等症；用攻法以攻坚消积化瘀，治疗子宫肌瘤、宫外孕、卵巢囊肿、乳腺瘤、瘀血凝结等包块（包括堕胎）；用补法以补气血、益肾水、滋养机体，消除一切衰弱症候；用消法以消导软坚，治疗胃肠阻滞、食积内阻、脘腹胀满或癥瘕积聚、乳核等症；用和法以调和肝脾，治疗月经不调、妊娠恶阻，均能获得比较满意的效果。至于本人根据《金匮》中的"升麻鳖甲汤"和《温病条辨》中的"银翘散"化裁而成的"银甲合剂""银甲丸"用以治疗妇科下焦各慢性炎症，均有显效，曾被卫生部和有关中医书刊推

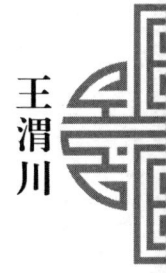

王渭川

广。以上这些,先后整理成《王渭川临床经验选》和《王渭川妇科治疗经验》两书,已分别由陕西人民出版社和四川人民出版社出版。另外,在长期临床和教学过程中,我还发现:《金匮》一书,虽是古代治疗杂病的典范,在历史上曾起过重要的影响,在今天也仍然是每一个中医学习者的必读书目,但由于经过历史上的长期战乱,原书脱简错乱之处很多,加上当时科学发展有限,作者有一定的历史局限,显然其中有些理论和药方已不能适应今天医学实践的需要,如照搬成规和原方,往往临床效果不佳。因此,又作《金匮心释》一书,试图结合个人从医六十年的经验教训,运用现代医学的成果,对其中的精芜之处做一解释,以供学者参考。

当然,人生有涯而知无涯。医林涉足,无不如此。本人从医六十年所得的点滴成就,恰如沧海一粟,还远不能满足广大人民的需要。但我还有志于青山夕照,以现今八十四岁之年为新的起点,争取为祖国四化再多做一点新的贡献。小诗一首,聊表寸心:

诗无寸卷留天地,
医有三编付继人。
暮岁但求争四化,
不辞风雪走风尘。

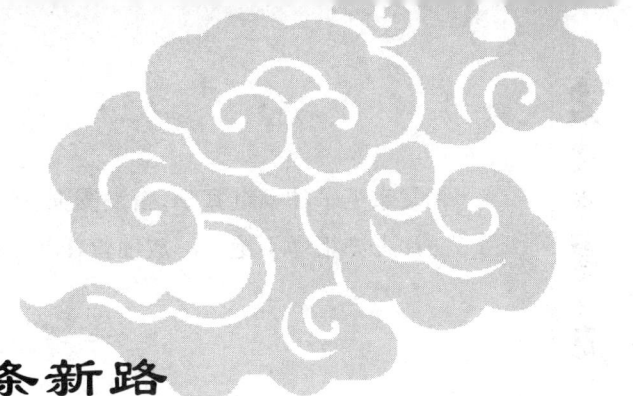

闯出一条新路

北京儿童医院副教授

中华全国中医学会理事　　　王鹏飞

作者简介

　　王鹏飞(1911～1983)，北京人。从事中医儿科临床近五十年。医术祖传三代，遣方用药，独具风格，是北京地区闻名的儿科医师，人们亲切地称他为"小儿王"。曾任北京市政协委员、卫生组副组长，著有《王鹏飞儿科临床经验选》等。

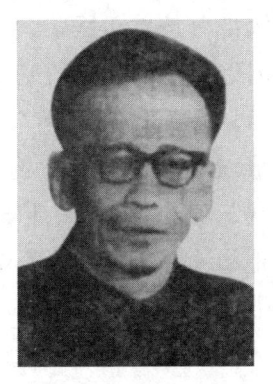

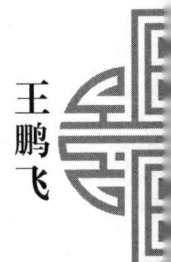

王鹏飞

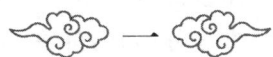

一

　　我家从祖父起就从事中医儿科。祖父王润吉早年除在北京临诊外，每年还用大部分时间，深入到云、贵、川等地区，在为当地老百姓解除疾病痛苦之余，还向当地的草泽医虚心学习验方、秘方。民间医药之丰富多彩，使用药物之简便，疗效之神速，使祖父大开眼界，并深为惊叹。因此，在以后诊断用药方面，也慢慢地转向简、便、廉、验，并开始自己制备成药，急病者可以立服，药价便宜，疗效迅速，影响日见扩大，开始被誉为"小儿王"。我

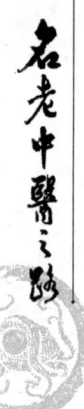

父亲王子仲承继家学,奋发图强,勤学苦研,尽得祖父之心传,医名渐噪,求诊者亦络绎不绝。解放前曾任北平国医公会(即北京中医学会前身)会长等职。

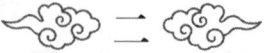

二

我生长在中医世家,从小耳闻目睹,并亲身体验到了中医中药为众多的患者解除痛苦的生动情景,使我爱上了中医事业。十八岁时我正在北京民国大学预科学习,先父因急于传授家学,就让我开始习医,先让我系统地学习中医经典著作。我花费了整整三年的时间学习了《黄帝内经》《伤寒论》《金匮要略》《难经》以及《神农本草经》等,并时常向当时的北京名医前辈如汪逢春、马佐良、袁鹤侪等请教,受其指点,亦获益不浅。对于学习经典著作,当时是一边阅读,一边背诵,直至背得滚瓜烂熟为止。《内经》的大部分条文,时隔二十多年我仍能完整不缺地背诵下来,这完全得益于那时练过死记硬背的基本功。学完了经典著作,家父又让我精读《本草纲目》《本草经疏》《本草备要》《要药分剂》《温热经纬》《寿世保元》《幼幼集成》《婴童百问》《食物本草》等书籍。此外,他常说"临诊如临阵,用药如用兵",又让我细读《孙子兵法·十三篇》等书。其目的是要我多读书,广泛地阅读其他医家的著作,尽量把前人的学术思想与临床经验继承下来。扎实的基础理论学习,对于以后应付繁忙的临床工作起了很大的作用。

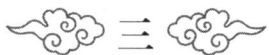

三

进入临床侍诊阶段,先父的处方用药使我一时难以理解与接受。中医自古以来用药即有经方与时方之分,如治外感热病,非辛温之麻黄、桂枝,必辛凉之桑菊、银翘。不懂得汤头,开口动手便错,已是中医的箴言。可是家父用的却是非"经"非"时"的独自创制的六味小方,药也是一般医师所鲜用者,但仍门庭若市。我家祖传之方药,不少来源于民间有效的方药。民间验方也是我国劳动人民长期同疾病作斗争而取得的,它保存着许多劳动人民与医家在同疾病作斗争中所积累的宝贵经验。祖父"博采众方",兼收并蓄,又不泥于常法而加以创新。我国历代医学家如孙思邈、李时珍、赵学敏、沈括等,都十分注意吸收民间传统的治疗经验,常以小方小药为患者解除痛苦，在他们的著作里记载了不少来自民间的实践经验。这样，他们既接受了广大人民群众的经验，又丰富了自己的医疗实践，对于中医学的发展做出了一定的贡献。

在我的行医过程中，有的同道说我有"离经叛道的趋势"。但看到祖传之医术，历经几代其势不衰，使我相信有其然、必有其所以然的道理。例如对于小儿常见的腹泻、痢疾，我常用温中固涩的肉豆蔻、丁香、赤石脂，实际这是宗医圣仲景之法则。在《伤寒论·少阴病》中，他曾多次指出：下利不止，便脓血者，用桃花汤或赤石脂禹余粮汤。此处下利均因里寒而下焦不约，用赤石脂的甘温固涩止泻，以肉豆蔻、丁香之辛温易干姜、禹余粮之辛热，加强了温中健脾之力，往往能获得较好的止泻效果。又如治小儿黄疸及胎黄，我一直应用乳香、茜草、山楂、紫草、青黛等凉血活血化瘀为主、清热为辅的方药，乍一看似乎不伦不类，但只要细致地琢磨，就知道它的理论根据也是来源于张仲景的观点。分析《伤寒论》中的发黄症，按其病因而分，大体可归纳为四类，即湿热发黄、火逆发黄、瘀血发黄、寒湿发黄。前三者都具有瘀热在里和邪热伤血的特点，都是热证、实证。《金匮要略·黄疸病脉证并治》有四处均以瘀热论及发黄，证明发黄与邪热伤血直接有关，并阐明了湿热闭郁脾胃气机，邪热郁结于血分，导致湿热发黄的道理。仲景治黄的方药中均兼有活血散结的功能，他启发我们在黄疸，尤其在阳黄的治疗中，应用活血化瘀之法是有其理论根据的。这就是近人所谓"黄疸必伤血，治黄要活血"的论点。以同样的观点治疗小儿原因不明的肝脾肿大，也能取得好的效果。

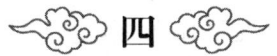

四

自古以来即称小儿科为哑科，其痛苦不能自白，然脏腑之色，皆荣于面，有诸内必见诸外，故望之可知疾病之起始，决预后之吉凶。至于闻、切二诊，虽在诊断上也很重要，但就儿科来说，均以望诊为主。先祖对患儿望诊时除望神志、体质、面色、精神、望二便，察舌苔、爪甲等外，还吸取了中医学中濒于失传的宝贵经验——望上颚的方法，能够从患儿上颚各部位颜色的变化来判断疾患之寒热虚实，在临床中用以指导辨证论治和用药颇有得心应手之处。上颚望诊主要是观察患儿口腔上颚各部位颜色的变化，或是

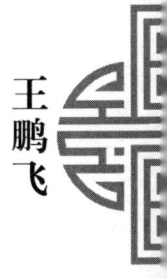

王鹏飞

否有出血点、小凹点的出现。小儿患病后与疾病所相应的脏腑之上颚部位的颜色会起变化。尤其有脾胃病的小儿，其上颚部位颜色变化尤为明显。在小儿腹泻时，我必观察其上颚颜色而决定用药。若其颚前、颚后均为粉红色，二白齿处乳白，悬雍垂淡黄或乳白，多属脾胃虚寒，治宜温补脾肾、固肠止泻，多能取得较好的效果。

一九五四年，我到北京儿童医院中医科参加工作，党组织对我家祖传的临床经验予以极大的重视，不但派了学过中医的西医主治医师帮我总结经验，而且拨出三十二张床位专供我观察和研究之用。小儿肺炎喘嗽是常见的呼吸道疾病，症状复杂，类型很多，全国各地都一直沿用《伤寒论》的名方——麻杏甘石汤加减，以宣肺泄热、止咳定喘，获得了较好的疗效。仲景之方多适用于成人，其中温药初学者在应用于儿科热性病时常掌握不好，而时有失治或误治者。根据小儿脏腑柔弱、稚阳未充、稚阴未长、成而未全、全而未壮等特点，我在诊治小儿肺炎时创制了以宣肺降逆、清化痰热为治则的银黛合剂，即银杏、青黛、寒水石、地骨皮、苏子、天竺黄等六味药，应用于临床，多年来亦获得了较好的效果。一九五八年冬至一九六〇年春用银黛合剂治疗肺炎163例，治愈率为98.76%。一九六一年至一九七八年中医科病房曾分阶段系统使用本剂治疗肺炎共413例，治愈、好转率达95%以上，其中曾分两组(共180例)各与抗生素进行对照观察，两组在退热、喘憋消失、肺部啰音消失时间上进行统计学处理，无明显差异。此方剂已被北京、上海、唐山部分医院临床所使用，也取得了较好的效果。中国医学科学院抗生素研究所曾对本方抗菌、祛痰、平喘的作用进行了专门的研究。

关于腹泻，在《内经》中已分有洞泻、濡泻、飧泻及肠澼四种。自唐以来在认识上又有了提高，在儿科临床中又进一步把腹泻分为九种：冷泻、热泻、伤食泻、水泻、积泻、风泻、惊泻、脏寒泻、疳积酿泻，但名称似嫌过多，初学者不易掌握。我在临床中发现，婴幼儿腹泻之病因无不以脾胃虚弱为主，病邪居次，而作泻后致脾胃更虚，治疗上应以扶正治本为主。我在临床上主要将其分为虚寒与实热两型，其病虚寒者占十之八九。我不用附子理中丸、参苓白术丸、四神丸一类药物，而以肉豆蔻、丁香、赤石脂、伏龙肝、莲肉、寒水石为主，重者还可加用官桂等。自一九七〇年至一九七五年曾治疗收住院的婴幼儿腹泻794例(对中、重度脱水者配合静脉输液等，不用抗生素)，其中夏季腹泻385例，逐年治愈率为62.2%～82.6%；秋季腹泻409例，逐年治愈率为 91.8% ~ 95%。官桂与赤石脂据文献记载被列为"十九畏"之中，但据我体会，二药在配伍时，非但未见其弊，反有加强温中固肠之功，止泻效果显著。因此，对古代的文献不可不信，但亦不要迷信。要敢于在实践中予以反复地检验。再如嗜异癖一症，近年来此病患儿有所增多，如嗜食煤渣、土块、墙泥、砂石、纸片、火柴、钮扣或玩具上的油漆等。中医学对本病的描述多散见于有关疳证、虫积之类症候中，一直认为是因感染虫症和疳积所致，在治疗上也以健脾益气、消导攻积驱虫为主。我认为疾病初起为胃内有热，所谓"胃热者善饥"，饥不择食而误食异物，食久便成癖；又因异物积滞不化，脾胃受损，运化失常，积滞日久，便又郁而生热。所以，我认为嗜异癖不是疳证，也不是由于虫积所致，治疗时从不驱虫、攻积，而以清热为主。异物总是有毒的，进入体内日久，留滞血分，耗伤阴血，在治疗上应着重于清热解毒，予以青黛、贯仲、绿豆、紫草、白矾面等，若阴血耗伤较甚，面黄肌瘦、贫血明显者，可加黄精、白及、何首乌等以活血养血，每能取得较好的效果。

肺痈一病，首先在张仲景《金匮要略方论》中得以确认，对其病因、病机的辨证过程及其预后，都进行了系统总结，奠定了中医学对该病形成与辨证论治的基础。分析张仲景的观点，可以了解肺痈的病因为风热入肺，壅遏营血，热伤血脉，久之热盛则肉腐血败而蓄结成脓。即所谓"热之所过，血为之凝滞蓄结，痈脓吐如米粥"。其病理是里证、热证、实证。此外他还指出了在不同情况下的诊断与治则，认为对肺痈的诊断，应突出咳唾脓血腥臭为主要症状，治疗上把肺痈分为"脓未成而又喘不得卧"的初期与"口中辟辟燥，咳则胸中隐隐痛，咳唾脓血"的肺痈已溃期两个阶段，并提出前者用葶苈大枣泻肺汤以泻肺行水平喘，后者则可用桔梗汤以排脓解毒，但从患者的症状严重程度看来，上述方剂似有病重药轻之嫌。自隋、唐、明、清以后各医家，在仲景泻肺治则的基础上，又有新的发展，如喻嘉言在《医门法律》中提出："肺痈属在有形之血络，宜骤攻。"余听鸿《外证医案汇编》说："治肺痈之法，如始萌之时，将一'通'字著力，通则壅去。"两论精凿切当，诚为至理名言。继而出现了千金苇茎汤等效果不错的方剂。我在临床中看到患儿高热起伏，咳吐脓血痰，联想到《金匮要略·肺痿肺痈咳嗽上气病脉证治》所说"热之所过，血为之凝滞，蓄结痈脓"的条文，始悟到此处也正是热盛气滞血瘀之病证。经过反复推敲，一九六六年起，我开始用

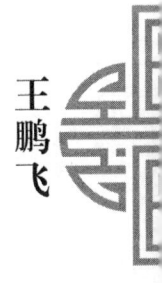

王鹏飞

以活血化瘀为主，佐以清热解毒排脓消肿的方药——脓疡散（主要药物为乳香、皂角、紫草、青黛、天竺黄、寒水石等）治疗小儿肺脓肿五十余例，不用抗生素，结果无一例死亡及转外科手术治疗者。这不但简、便、廉、安全，同时也可避免经胸壁直接穿刺排脓、肺内注射青霉素、气管内注入药物等所引起的不良反应。此方在浙江、湖南等地部分医院的应用中也取得了类似的效果。北京市科学技术委员会经组织专家审定后，授于科技成果三等奖，目前已列入卫生部、北京市科委的重点研究项目之一。长期服用脓疡散，临床不仅未见有不良反应，相反的在后期，患儿的体重都普遍得到增加。道理是：紫草一药色紫质滑，甘咸气寒，专入血分，功能凉血解毒，在血热毒盛的肺痈早期能疗"恶疮"，在后期有补中益气（见《本草经疏》）的作用。所以，我认为对于药物除了记住各家公认的主要功能外，还要记住某些临床家对该药的不同认识与用法，这样才能在配伍时灵活多变。

上面谈了一些体会，目的是要说明，年轻中医无论如何应该首先扎扎实实地把基础理论学好，同时还要把历代医著有选择地联系起来学习，这样才能做到心中有数，到了一定阶段才能在原有的基础上有所创新。

（陈昭定整理）

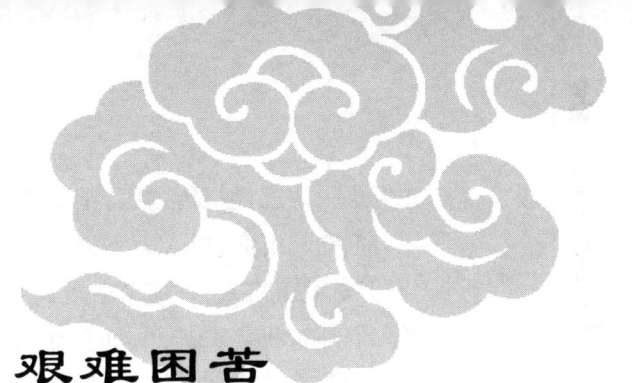

迂回曲折　艰难困苦

中国科学院学部委员

南京药学院副院长　　　叶橘泉

作者简介

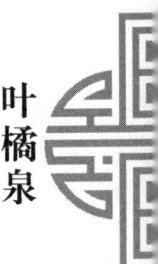

叶橘泉（1896~1989），浙江吴兴人。幼年从师
学医，早年在苏州从事中医中药教学工作，同时开
业行医并致力于本草学的研究。解放后历任江苏
省卫生厅副厅长、江苏省中医研究所所长、江苏省
中医院院长、中国医学科学院江苏分院副院长、中
国科学院学部委员、江苏科学技术协会副主席、南
京药学院副院长等职。著有《现代实用中药》《近

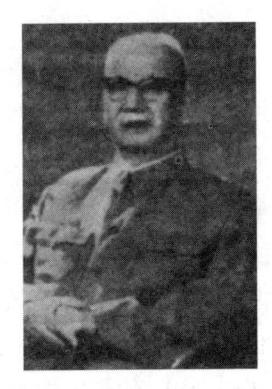

世内科中医处方集》《近世妇科中医处方集》《古方
临床运用》《中医直觉诊断学》《本草推陈》《食物中药与处方》等。

严师教诲　刻苦学习

　　我的学历是一穷二白的，学习路子是迂回曲折的。自己出生于农村，
仅读了数年乡塾，读的是《三字经》《百家姓》《千家诗》，还读了四书五经，
只知高呼迭唱，背诵不懈，囫囵吞枣，苦读死记，不求甚解。而且农忙、蚕
忙，在家参加劳动，学殖荒芜，根底薄弱。十七岁拜师学中医。业师张克明

先生是一位三代祖传名医,学宗仲景,擅长经方,临证处方,药简效宏,往往一二剂立起沉疴,里人无不称颂。他对于贫苦病人,不计报酬,常常施诊赠药,但对城市富人,远道慕名延诊者,则非重金不就,时人称之为"医而侠"者。老师对我要求甚严,而且十分关怀,谆谆教导说"学业要靠自己的努力",命我多读书多写字。当时乡里缺乏医书,老师把家藏医籍借给我抄写,并说:"抄书一遍,胜于读书十遍。"还要我把伤寒三百九十七法、一百一十三方熟读背诵。我遵循师教,每日除随师临证录方外,还起早带晚抄录了《伤寒论》《金匮要略》《内经》等大批医书。尤其密切注意老师的临证经验。老师临证,目光炯炯,胆大心细,根据望、闻、问、切,熟练地捕捉主证,立即施用其经验处方(大都用的是经方)。我把老师得心应手常用的验方,一一记录下来,这对自己很有裨助。

⋙ 结合实际　加强认识 ⋘

学然后知不足。我在老师指导下,读了许多中医经典,可是越读越感到自己知识的不足,问题越来越多。因老师诊务很忙,常常我自己翻检图书,或证之于实践,以求得解答。有时向老师请教,老师说:"中医古典医学是非常深奥的,有些问题我也讲不清楚。古人曾说'此事难知'。只能多读多记,还要多用,熟能生巧,一旦豁然贯通。这不仅学中国医学,学中国古时的一般文学大都如此。"学了三年满师后,回到自己家乡独立开诊。按照老师的经验,处方用药,治疗效果还不差。后来诊治病人越多,越觉得自己所学得太少了,于是白天看病,晚上查对医书,对照一天看病处方的得失,温书补课,多方面吸取先辈的经验,联系实际。把读过的经书,加以思考,求得认识的深化,灵活地应用于具体的病例。一次出诊,一妇人与人争吵而投河,被救起后嚎哭蹒跚,突然僵仆,挺卧如死者半日余。诊之四肢冰冷,牙关紧闭,脉尚未绝,知为尸厥。此时药不能进,为之束手。忽然想到扁鹊医虢太子,有"砺针砥石,八减之汤,五分之熨"之说,因即用汤沐热熨其四肢,适见围观者一妇人手中持有扎鞋底之针,即借以强刺涌泉穴,患者抽缩其脚,即哭叫而醒。病虽得救,其理何在,仍不得解。事后查阅医书,原来早有记载:"血之与气,并走于上,则为大厥……气复返则生,不返则死。"恍然予针刺热熨,殆促使其气血复返耳。犹忆老师曾经教我要多读、多记、多用,所谓熟能生巧,这是理论联系实际,在实践中求得解答的一种认识方法。

钻研中药　保证疗效

中药是中医治病的重要武器。工欲善其事,必先利其器。我国地大物博,中药品种繁多,经验极为丰富。但由于同名异物,同物异名,名实混淆,妨碍用药的正确性。例如,《金匮要略·呕吐哕下利病脉证治》紫参汤中紫参这味药阴错阳差地变成了蚤休、重楼,因而真正的蚤休(七叶一枝花)则不予收购,沦落民间。又如《伤寒论·辨阳明病》麻黄连轺赤小豆汤之连轺,是金丝桃科的小连翘(地耳草、田基黄)。考诸本草学,原有"大翘""小翘""狭叶、黄花""药用茎叶,连花实"等记述。李时珍云:"旱莲乃小翘,今用如椿实者,乃蜀中来。"意思是说今用的木樨科连翘,是后来新发现的,而原来的大翘、小翘因而失传。其实,小连翘(田基黄)对早期肝硬化有效,麻黄连轺赤小豆汤明记用根,是金丝桃科连翘,今叫做红旱莲。还有萝藦科的杠柳,也是后来发现的,叫做"北五加",因而原来五加科的五加失传了。真正的五加皮是功似人参的一种珍贵强壮药。本草所载"金玉满车,不如五加",是记其功用也。诸如此类,无疑影响了中医用药的正确性和疗效。所以,我感到中医需要研究中药本草,这是非常迫切的任务。为了解决这方面的问题,我又重点投入了这方面的工作,写了《江苏中药名实考》《现代实用中药》和《本草推陈》等书。

破除门户　拓宽思路

中医过去有所谓经方派、时方派以及所谓温补派、寒凉派、补阴派、攻下派等等的门户之见。百家争鸣是好事,但囿于门户成见,往往束缚了自己的思路,必须克服。我自幼接受业师传授,开始偏重于经方。平心而论,张仲景《伤寒论》《金匮要略》的辨证处方,理法严谨,方药组织颇有规律,其备受历代各家所推崇者,不是偶然的。可是医药学术总是不断发展的。后世各家,各有其心得与经验,药物亦在不断地发展。旧社会之宗经方者,强调仲景经方能治万病,而宗时方者则谓古方不能治今病,这些论调都是

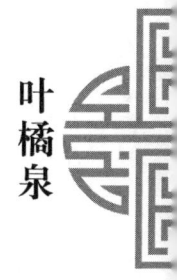

叶橘泉

21

错误的,应该破除门户之见,学习各家之长,择善而从。例如,温热学家所发展的清热解毒药、养阴学家创造的滋阴降火剂、温补学派所擅长的补中益气汤、泄火攻实学派的防风通圣散等,都是我国医药史上的新发展,应当兼收并蓄,取精用宏,通过自己的再实践,加以总结提高。个人认为中医中药以防病治病为唯一目标,不管经方、时方、哪家、哪派,只要行之有效,而能重复推广的,就是好的,就要学习和效法。

反复实践　深化领会

解放前农村极端贫困,农民往往"贫病相连"。记得有一年我去乡里出诊时,一病家邀我顺便一诊。患者是中年妇女,病由黄疸后变成黑疸,面目青褐色,胸满腹胀,大便顽固秘结,邻人悄悄说:"黄病变成鼓胀,怕是不治之症了吧!"患者呻吟病床已年余,因长期负担医药费用,家中已典卖一空,寡妇孤儿,情殊堪怜,故给予免费诊治,并送了几服药,稍稍好转。乃教给她十多岁的儿子,自挖蒲公英(当地农民叫"奶汁草"),每天大量(三四两或更多)煮汤喝,喝了一个多月,不花分文,竟把这迁延了一年零七个月的慢性肝胆病治愈了。这对我触动很大。蒲公英过去我也常用,而这次鲜草大量单独用,未料竟有如此的威力,可见生草药单方对症使用,其力专,其效确。这就增加了我对中药的用法、剂量与疗效关系的新认识:使用单味药,剂量应增加,而复方则不然。根据我的经验,复方成人每日一帖药的总重量,二三两已足够了。中药的定量问题希望有专人研究讨论之。关于生草药,曾以一味野菊花治愈重症口唇疔:一位三十岁左右的男性,鼻旁生一小疖,一夜之间,肿胀蔓延面颧,口唇坚硬紧张,疼痛高热,神志恍惚,人都知道这是疔疮将走黄。其时,我急命采取野菊花一大把(约半斤)煎汤,一天连喝数大碗,当夜即安静,翌日退热,痛大减,不过一星期而愈。还有一个二十多岁的女性,患慢性肾盂肾炎、膀胱炎,带浊淋漓,痛苦不堪,半年多来,抗生素用了不少,时轻时重,已失去了治疗信心。我介绍其自采新鲜车前草十至二十棵煎水,多量饮服,很快见效。连服一个月,后未复发。以上这些生动事例不是偶然的一次两次,而且是可以重复的。如野菊花还可用于湿疹的感染化脓,煎汤作洗剂,往往一扫而光。蒲公英亦可治乳痈,车前草并能治泻痢等等,还有很多,不能多举。这更使我深深感到:中国医药学这一伟大宝库中,对人民有利的东西太多了。作为一个医生来说,不管经方、时方、单方、复方、内服、外用,只要效果可靠,就应该兼收并蓄,为人民保健服务。

知己知彼　取长补短

我在三十岁以后,从乡下迁到双林镇开业,兼双林救济院医生,每周两次为贫苦病人施诊。此时,常和双林教会医院的一位西医接触,并交了朋友。他喜欢中草药和单方、验方,要我给介绍。而我则感到实验室检查对恶性疟疾和伤寒等诊断的帮助很大,经常请他帮助化验标本,并向他学习。当时,中西医之间不但鸡犬之声相闻,老死不相往来,而且往往互相攻讦。我们在坦白交流中,认为各有其长处:西医的优点在于分析,中医的优点在于综合。事实上,理论的研究需要分析,而整体性的内科治疗,则需要综合,何况中医中药治疗的方法很多。在日本有一句名言,叫做"理论之完备,莫如西医;疗法之周到,莫若中医",也说明了这一点。我对于中医的发展,那时即已有了一些考虑:是否采用中医中药的整体性治病,以西医分析的科学方法说理。因而粗率地先后写了《近世内科中医处方集》和《近世妇科中医处方集》等。当时只是一个尝试,现在看来存在许多缺点,就是疏忽了方剂的辨证。后来看到日本汉方医家大塚敬节、矢数道明、清水藤太郎、木村长久四人合著的《漢方診療の実際》(中译本为《中医诊疗要览》,一九五三年北京人民卫生出版社出版,又一九六三年朝鲜译本名为《实际汉方诊疗》),此书在日本,已几经修订增补,现改称为《漢方診療医典》,其体例也以现代医学分类,如传染病、呼吸器病、循环器病、消化器病等,病名和病理说,而附以汉方处方。不过他们的处方,说明了该方之适应证,这是值得我学习的。我深深感到应做到老,学到老,改到老。我早就想把《近世内科中医处方集》加以修订,可是琐事繁剧,而年老体衰,力不从心,这条道路是否走得通,有待今后青年一辈努力探索。

(马永华整理)

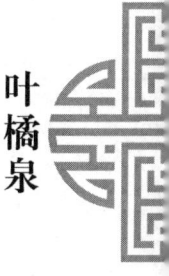

叶橘泉

23

弥甘蔗境忆从前

上海中医研究所顾问、教授　　刘树农

作者简介

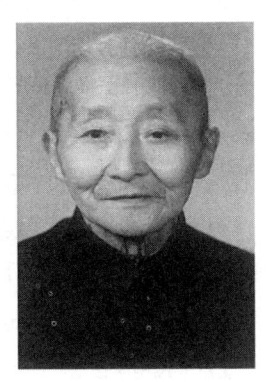

　　刘树农（1895～1985），江苏淮安人，从事中医事业六十余年。历任上海中医学院金匮、内科、各家学说教研组和中医文献资料研究室主任等职，现任上海中医研究所顾问。

　　我对中医事业很少贡献，实有愧于老。唯在学以致用的过程中，有不能忘怀者二三事，爰略陈之。

启蒙与业师

　　废科举后，在风气闭塞的小城市里，孩子们多不去上"洋学堂"，仍留在私塾里念书，我也是其中之一。我的塾师是个晚清廪生，颇知医，对《内经》等经典著作，有一定的研究。所以在教我读医书时，既讲文理，又讲医理，选择《素灵类纂约注》《伤寒论》《金匮要略》《温病条辨》和《本草从新》《汤头歌诀》等书，要我熟读硬背。当时虽稍感重负，尔后却获益良多。七十余年前往事，历历如在目前。

我十七岁离开私塾后，即在堂伯父小儿科小泉公和业师大方脉家应金台老夫子两处诊所，轮流进行临床实习。尽管他们业务很忙，对徒弟们却严格要求，并毫无保留地传授他们的宝贵经验。由于我有了一些理论知识，在他们耳提面命之下，接受尚比较容易。记得堂伯父曾教导我们：小儿为稚阴稚阳之体，一旦罹病，即应速战速决，不能以疲药误事。他这样说，也是这样做的。如他对于当时流行的天花，在初期每重用透托和清解，并善于使用大黄，以撤在里之热毒。继则从事补益气血，分别兼温或兼清，重予托里排脓，治愈很多的险证。至于应老夫子则聪慧过人，学识渊博，尤精于湿温病的治疗。他坚持"气化则湿邪自化"的原则，以《温病条辨》中的三仁汤为基本方，随症加减，既善于守，也善于变。记得他曾治一湿温病人，在服用三仁汤加减四五天之后，病势不但不减，胸痞反而加剧，但不拒按，且伴有不得卧、不知饥、不欲饮等症。苔厚腻浮灰而滑，脉沉细而数。他毅然改用瓜蒌薤白桂枝汤加干姜、细辛，直通胸中之阳，而横扫阴霾。药下咽后，胸痞顿开，诸症递减，身热亦得周身汗出而解。老夫子辨证之准确，应变之敏捷，使我受到很好的教育，给我的印象亦最深。

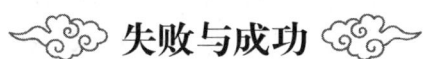

失败与成功

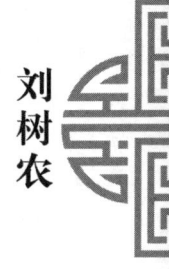

我开业后不久，两业师即相继谢世。而我在他们余荫之下，业务却很可观。一年初秋，里中曾发生具有发热、有汗、咳嗽、鼻血等症状的一种流行病，蔓延颇广。当时医者多从新感引发伏暑论治，但未能愈病。我在碰到这种病人时，据其数脉且右大于左的脉象，认为是《温病条辨·上焦篇》所说的"秋燥"病，分别予以桑杏汤或沙参麦冬汤等方加减，辄应手取效。越二年的夏秋之交，又流行一种上吐下泻证，甚至肢冷转筋、躁扰不宁。我在辨证上，确认其为"热霍乱"。用王孟英《霍乱论》和姚训恭《霍乱新论》两书中所载的连萸解毒汤、驾轻汤和蚕矢汤等方，治好了很多因误服热药而至危重的病人。由是而声誉日隆，求诊者日众，且委之以疑难重病而不复置疑。于是，就遇到一些在我知识范围以外不能识别的病人，竟死于我之误治。如急、慢性阑尾炎，急性胰腺炎，宫外孕，尿毒症等等。及今思之，犹有余怵！然而，这些失败的例子，犹可诿之于历史条件的限制。使我最感痛心给我教训最深刻的，莫过于误治一病儿的经过：约一九二九年夏季，有一十来岁男孩,一得病即壮热、烦躁、神昏、抽搐,认为是暑痫,用清营汤加减。开始进药,烦躁、抽搐即停止。续进苦寒撤热而壮热如故,屡投芳香开窍而神昏依然。旬日后,病儿于昏蒙中用右手频掐阴器,去其手、手复至,问其故,不能答。我亦莫知所措,过三四天,即死于内闭外脱。究其致死之由,久久不能得。等到一九三九年来上海后,得见日人源元凯所著《温病之研究》,系疏证《温疫论》之作。该书上卷之末,有"掐阴"一节,述一染疫病儿,至六七日,烦躁谵语,神昏不宁,频掐阴。诊其少腹,按至横骨旁,有蹙额痛苦难堪状,而所掐便止,放手复掐,与加减真武汤,至八九日而热解,神少苏,所掐亦渐止。经诘问,乃知其所以掐,是少腹连阴筋剧痛不可忍。因确认其为"脏结"证。我阅竟,不禁骇然而起,绕室徬徨!回忆前所遇病儿之死,并非死于病,而是死于药。病一开始,即误于寒凉遏抑,逼其内陷,转化为阴证,继而又未能及时用温药挽救。谁实为之,愧悔交加!在汲取教训以后,每遇小儿暑痫,均治以风引汤,不妄事增损,二三日即痊愈。

一九三六年,经同乡人介绍,到南京诊治某巨公(四十八岁)头晕病,症状为头晕而沉重,起立则觉天旋地转,时吐涎水,旋吐旋生,食少神疲,静卧懒言,如是者近一年,经中西医治疗无效。我诊其脉沉弦而缓,视其舌淡苔灰滑,知其为在上之清阳不足,浊阴之邪上泛,已成阴乘阳位之局。但屡进苓、姜、术、桂、参、茸之品,仅得稍稍改善,而效不显著。患者有休息痢史,每月必发,经西药治疗,三五日即止。我结合这一点,遵张子和"寒湿固冷,可泄而出之"之说,按《千金方》治"下腹中痰澼"的"紫圆"方,照方配制,先服如梧子大者三粒,得微下。隔一日用十粒分两次服,下水液杂脓血数次,越二日头晕即大减,灰腻滑润之苔亦渐化,食纳加,精神爽。续进调补脾肾两阳之剂,康复如初,休息痢亦不复发作。年逾八十,以他疾终。

在受到《温病之研究》的启发以后,深感日人治学之精与识见之广。又揣摩了汤本求真所著的《皇汉医学》,觉得这部书的好处,是教人从腹诊上以识别阴证与阳证。我在临床上曾根据确诊所得,用该书所赞赏的桂枝加苓术附汤,治愈了几个沪地所谓"湿温伤寒"属于阴证类型的病人。

环境更新　略有长进

在党的中医政策光辉照耀下,我于一九五六年夏,光荣地走上中医教学岗位。如枯木之逢春,亲承雨露;庆晚年之幸福,"白首为郎"。既受教于良朋益友,又饱览夫玉轴牙签。既能从今以验古,亦可温故而知新。尽管学而不力,却也略有所得。

（一）关于理论 初步学习了一些哲学著作以后,懂得了:①中医理论的形成,是由于我们祖先在积累长期和疾病作斗争的实践经验中,认识到医学中所有事物的矛盾法则,其变化发展的根本原因在于事物内部所包含的对立势力的相互作用和斗争。因而在矛盾普遍性原理指导下,运用具有哲理的矛盾分析法的阴阳学说,来阐发医学部门本身特殊的矛盾运动规律。中医书籍中的阴阳二字,虽然在不同的地方有不同的含义,但"运动本身即是矛盾"。"运动是物质存在的形式。"因此,阴阳二者的本身,是客观存在的物质。而中医学理论体系中的阴阳学说,则是揭示医学特殊矛盾的说理工具,因而阴阳并不等同于普遍的矛盾。至于脏象、经络、血气、精津、营卫、病因等学说,无论其关系到生理活动或病理变化,都离不开矛盾运动的物质,也就离不开阴阳。所以《素问·阴阳离合论》说:"阴阳者,数之可十,推之可百;数之可千,推之可万;万之大不可胜数,然其要一也。"王冰注:"一,谓离合也。"所谓"离合",即意味着对立统一的矛盾运动。基于此,也就加强了我一向主张以阴阳学说为中医理论体系核心的信念。②"天人相应"说的精神实质,符合于恩格斯《自然辩证法》所认为"生命存在方式的基本因素在于和它周围的外部自然界的不断的新陈代谢"的观点。毫无疑问,新陈代谢,是生命生存的基本条件。如《素问·阴阳应象大论》所说的"味归形、形归气、气归精、精归化",固然只是粗略地描绘机体新陈代谢的概况,而同书《六微旨大论》说的"故非出入则无以生、长、壮、老、已,非升降则无以生、长、化、收、藏。是以升降出入,无器不有",则是对自然界一切不断的新陈代谢的概括。③中医发病学的特点,不仅在于认识到疾病内部存在着邪正斗争的矛盾,更重要的是在内外因统一认识的基础上,把机体的正气(内因)放在首要的地位,邪气(外因)能否致人于病,决定于机体正气的适应能力。这就吻合于"内因是变化的根据,外因是变化的条件,外因通过内因而起作用"的科学论断。至于陈无择只片面地看到致病之因,看不到受病之体的"三因"说和王清任"本不弱而生病"之说,都违悖了祖国医学固有的朴素的辩证法的两点论,而是形而上学一点论的纯外因论或被动论。唯有许叔微独具慧眼,能够辩证地对待疾病发生、发展的问

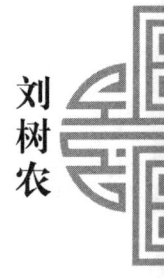

刘树农

题。他在《本事方》中曾重复地于经文"邪之所凑、其气必虚"的下面，接着说"留而不去，其病则实"。这和现代医学所认为因致病因子的刺激，机体生理性的防御装置起而抗争的观点，如出一辙。其实，这也就是疾病本身的辩证法。

我在编写第一届西学中研究班中医内科杂病教材工作中，认识到最重要的一条，是尽量把祖国医学文化遗产中最有实用价值的东西写进去，借以加强西医师们学习中医的信心。例如写"虚劳篇"讲义时，鉴于过去关于虚劳病的论述，多数认为是"积虚成损，积损成劳"，只强调正虚而不及邪实，并把现代医学所指的结核病也纳入其中。其实，我们祖先对任何疾病的形成，都认为是邪正两方面的事。《内经》和《伤寒》《金匮》均有大量的记载，细按即得。因此，把"虚劳"分为"虚损"与"劳瘵"两类。前者因另开《金匮》课，只简略地叙述汉以后关于"虚损"方面比较切合实际的理法方药，后者则重点突出《外台秘要·骨蒸门》所引用的"苏游论"。尽管在它以前已有人认识到这是一种传染病，但它却明确指出患者是因"毒气内传，周遍五脏而死"。所谓"毒气"，自是指六淫以外的外来之邪，这是非常可贵的。又如在"肿胀篇"中特别提出《金匮要略·水气病脉证并治》"血不利则为水，名曰血分"的观点。虽然它是指"妇人经水不通"，不免带有局限性，但它已估计到血与水的关系。这些都是祖国医学理论中的精华部分，理应晓之后人。可是，我在担任这项工作很短的时间以后，即病支气管扩张，大量咯血，反复发作，体力不支，而另让贤能。

在目前大量论著中，有不少论及了中医五行学说内孕育着"内稳定器模型""系统论"和"控制论"的萌芽。在这些论文的启示下，我进一步认识到古老的中医学的确是一个伟大的宝库。并从而认为《金匮今释》"五行可废、阴阳不可废"之说，是毫无根据的。朱熹《太极图说·注》中曾指出："有阴阳，则一变一合而五行具……盖五行之变，至于不可穷，然无适而非阴阳之道。"于此，可知五行之中固莫不具有阴阳，而中医五行学说以五行联系机体内外环境的整体统一和相互资生、相互制约、自动调节的一系列活动，又莫不包含着阴阳二者的矛盾运动。陆氏未见及此，宜其有废此存彼的错觉。若夫中医惯用的有关五行方面术语中的克字与制字，则应有所区别，不能混淆不分。因为它关系到生理与病理，即正与邪两个方面，而各异其含义。如《医经溯洄集》在解释"亢害承制"时说："承，犹随也。不亢则随之而已，既亢，则起而制之，承斯见矣。"这和《类经附翼》"无制则亢而为害"说中的所谓制，都属于生理性的自动调节。施制与受制的双方，都属于正的方面。当然，制的作用，也可施之于邪的一方，如培土以制水，滋水以制火，其所制者，自属于邪。不过，这所谓制，是来自于体外的输入。假如是阳明大实，煎熬肾阴，则为邪土克正水；水湿上凌，蒙闭心阳，则为邪水克正火。总之，克我者为邪气之贼害，被克者为正气之受戕。正如《素问·至真要大论》所说："清气大来，燥之胜也，风木受邪，肝病生焉；热气大来，火之胜也，金燥受邪，肺病生焉……"因此，为了使概念明确，对克字与制字的使用，有严格区分的必要。

（二）关于临床　在接触临床的带教工作中，在目前辨证与辨病相结合的要求下，感到临床上单靠中医的辨证，显得十分不够，是毋庸讳言的。然而有些病例，在现代诊断的客观指标提示下，却闪烁着中医理论的光辉。例如，早期慢性肾炎病人，尿检中有蛋白、管型、红白细胞等等，至晚期血检中非蛋白氮等升高而死于尿毒症。这就充分证明了清代邹澍在《本经疏证》"山药"条下"肾气者，固当留其精而泻其粗也"之说，是天才的发现。在彼时的历史条件下，当然不可能清楚地认识到精与粗的实质，但这一论点，确是对肾脏生理功能认识上的突破。尤其是在目前，有足够的资料使人理解到：慢性肾炎病人，始而留精功能不足，亦肾气之衰颓；继而去粗功能有亏，知邪毒之潴留。从而为指导治疗提供了有益的论据，有力地纠正了过去仅据尿毒症出现的惊厥、昏迷症状，认为是病久延虚、虚风内动，治以三甲复脉汤等方的偏差。不仅于此，现在还能根据肾脏早有器质性病变的认识，及早地适当地佐用活血化瘀、消肿生肌的药物以提高疗效而推迟恶化，乃至完全治愈。当然，也不能因此而忽视中医的整体观点。如在治疗经过现代医学确诊为冠心病范围内的某些心脏疾患时，根据传统的四诊所得，参用补肾阴或温肾阳的方法，往往取得比较满意的疗效，这又说明了中医"心肾相交""坎离既济"等理论并没有过时。与此相反，我在运用肤浅的现代医学知识从事临床实践中，又常常感到某些中医理论不够完善，甚至变更了原来整套的理法方药。如众所周知，现代医学对其所谓炎症，每指出其病所有充血、水肿等病变。我曾遇到一个失音五年、别无所苦、久治不愈的病人，即根据五官科对声带诊断的结论，用通窍活血汤合真人活命饮加减，不过数剂即得音开而逐渐响亮如初。这就免去了是"金实不

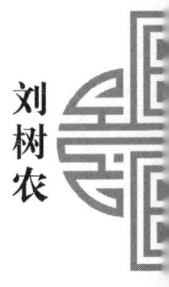

刘树农

鸣"还是"金破不鸣"不必要的顾虑。还有,我曾用活血消肿、渗湿清热、专理肠间的方法,治愈多例慢性腹泻,以及在治疗迁延性肝炎、慢性肝炎和早期肝硬化的过程中,总是尽先解决血气有亏与邪毒和瘀血留滞这一对虚与实的主要矛盾及其矛盾的主要方面,多能完全治愈或获得缓解。这又使我感到李士材治泻九法和王旭高治肝三十法,都不免限于历史条件而不尽切合实际。也有一些慢性腹泻,其病机正如《临证指南医案》"便血"案中所说"脏阴有寒,腑阳有热"的相反状况,治疗上自应兼筹并顾。叶氏之说,自是从《金匮》黄土汤方义领会而来。实际上,有很多胃肠和其他方面疾病的病机,同时存在着脏寒腑热,亟需仔细分析,这就是辩证法在病理上的体现,也是辨证论治的精华所在。闲尝忆及《医学入门》有"人皆知百病生于气也,而不知百病生于血也"之说。我则认为,百病未必皆生于血,但百病都或多或少地与血有关。这从活血化瘀法在临床上用途之广,取效之捷,可见一斑。吾生有涯而知无涯。纵皓首穷经,犹未窥堂奥。然涉猎既久,也不免有一知半解。但一念及先贤顾亭林"凡著书立说,必为前人所未言,而为后人所必需"之言,则又不敢率尔操觚。荏苒至今,徒伤老大。

最后,我不辞衰朽,谨向同道们贡一得之愚:我们祖先留下来的宝贵医学,是研究和解决医学部门特殊矛盾运动的学问。要学好这一宝贵医学,就要学习辩证法。《辩证唯物主义讲课提纲》中曾指出:"科学历史告诉我们,每一种科学都是研究世界的某一方面的过程的矛盾运动的学问,科学家只要一旦离开了矛盾分析的研究,把它研究的对象看作是没有矛盾的东西,就要使科学的进步遇到障碍。"因此,我愿在有生之年,和同道们一起,一面加强辩证法的学习,一面呼吁多学科的协助,进一步探索中医学理论的精髓,为中医学术的发展共同努力!

（郭天玲整理）

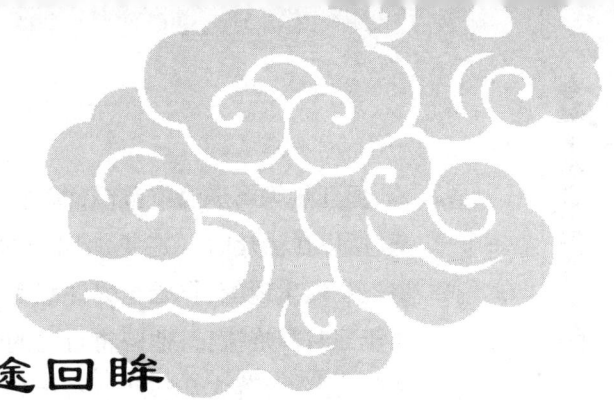

涉医征途回眸

北京中医医院副院长、教授　　　关幼波

作者简介

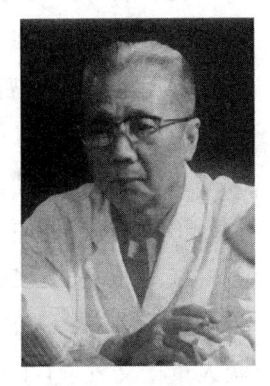

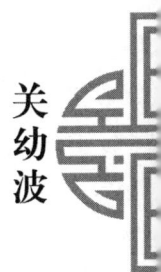

关幼波(1913～2005),北京市人。医承家学,广撷博采。临床四十多年,对于肝病的治疗,积累了丰富的经验。在有关同志协助下,创制"关幼波肝病辨证施治电子计算机程序",获得成功。著有《关幼波临床经验选》等。历任中华全国中医学会常务理事、中华医学会内科分会理事、北京中医分会副理事长、北京市科协理事等职。

我从事中医工作已四十多年,途中小憩回眸,展望中医现代化的美好前景,欣喜之余,乐于总结一下自己的学习经过和体会。

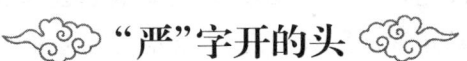

"严"字开的头

(一)严父即严师　我幼承家学,六岁读私塾,在老师与家父的严格管教下,熟读四书五经并嗜书法,九岁时曾在街头当众挥毫书写春联,路人得之以求吉利。十六岁与家兄随父学医侍诊左右。我的父亲关月波是北京地区名医,擅长内、妇、儿科,对于时令病、妇女病更有独到之处。他的学术观点受滋阴派朱丹溪的影响,倾向于"阳有余、阴不足"。他体会:天花、麻疹、猩红热等属于温疫范围,病毒由口鼻而入,在气分不发病,在血分才发病,所以在治疗时一定要加用凉血活血的药物,如丹皮、赤芍、白茅根、元参、麦冬、生地等,自始至终注意养阴为佐,亦即解毒养阴、凉血透表之法。由于当时温疫流行,他曾将自己的经验方做成"温疫灵丹"加引吞服,简便廉验,深受劳苦大众欢迎。对于妇科病,他以四物汤治血为法,因病而异,灵活化裁,每收殊效。内科方面善治脾胃病,侧重于调理气血。总起来看虽然方药平平,但是辨证精当,疗效卓著,名人墨客祝贺称颂者不绝于户。其中胡某重病获愈,感激不尽,送金匾一幅,匾中八个大字两行排列:

儒达乃儒 医明是医 横竖可读,回环成诵,意思是:儒乃达儒、医是明医,儒达乃儒、医明是医,儒医乃是达明儒医,儒医达明乃是儒医。此段"回文诗"我一直保留到解放前夕,并以此鼓励自己。

父亲既是严父,又是严师,对我兄弟二人要求十分严格。有一次,吾兄误将"橘红"写成"菊红",父亲当着病人狠狠地给了他一嘴巴!并辞退了这个"徒弟"。我也曾挨过父亲的戒尺,因好学善问,得以继续留在身边学习。但随诊多年,从不轻易放手独诊。在父亲抱病期间,他曾连续抽查了我的三个脉案,经过认真复核,"考试"合格,最后满意地说:"你可以治病救人了。"不久,他便与世长辞了。

(二)根基立坚实 父亲以"品端术正"为座右铭,并一再告诫我"知之为知之,不知为不知";对于同道主要是学,不要评头品足,妄加批评;治病救人重于义气、轻于财气……这些朴实而略带"封建色彩"的哲理,作为医德教育,在当时来说,是无可非议的。

父亲医术高超,并非开口《内》《难》,闭口《金匮》《伤寒》,而是重视医理与病理的结合,在基本功上严格要求。诸如《雷公药性赋》《汤头歌》《濒湖脉学》等,都要求熟背;对于《内经》《难经》《伤寒论》《金匮要略》,则以实用为准选学精读,要求明其理、知其要、融会贯通。比较重视的是叶天士的《温热论》和吴鞠通的《温病条辨》。另外,也重视朱震亨的《丹溪心法》,李东垣的《脾胃论》,王清任的《医林改错》,唐容川的《血证论》等。父亲常说:"医者理也,认清医理才能治好病。"所以,在学习经典医籍时绝不要求死记硬背,在临床应用时绝不要求生搬硬套,而是在理解的基础上记忆,在实践中加深记忆。

"博"字铺开路

（一）**实践出真知**　父亲病故后，房东把房卖了，按照当时"典三卖四"的规矩，必须在四个月之内搬出去。那年我二十八岁，参加伪政府卫生局的考试（应试者五百余人，合格者仅有四十多人），虽然获得了中医师合格证书，但仍不能正式开业，必须到以汪逢春会长为首举办的中医师学会讲习所学习一年，考试合格后才能正式挂牌。当时正值丧父就学之际，饱尝了"贫居闹市无人问，富在深山有远亲"的苦酸辛辣。只好搬到前门外大席胡同"广福客店"，三世同居一小陋室，晚上搭铺就寝，白天拆铺攻读、看病、吃饭。所谓"广福客店"实际上是贫民窟的一角，住有五十多户人家，五行八作、三教九流，应有尽有，故与我交往者尽贫苦之辈。由于国腐民穷，瘟疫流行，应接不暇的门诊、出诊，锻炼了我这个初出茅庐的年轻中医。成功与失败、欣慰与焦虑，复杂的心情激励着我的进程。由于广泛实践，把从父辈和医书上获得的知识变成了我的直接经验。例如，我出诊时进门一闻，便能鉴别出是麻疹还是猩红热，这种闻诊的敏感性，可以说是后天获得的"特异功能"。

由于当时的处境，使我有机会经常接触民众，加强了与劳动人民的思想感情。例如有位"洋车夫"请我出诊，事后拿出一元钱酬谢，我一眼就看见月份牌上夹着一张当票，心中凄然，迅速推回"车夫"的双手说："快拿去给孩子买药吧！"这样的事是很多的，无数贫民难友虽然无钱送礼挂匾，但是"心中"的匾牌，情意更为深重。

（二）**博采思路广**　北京解放了，我同时在几个药铺坐堂，如前门大街的"永安堂""体乾堂"，三里河大街的"同和堂""保得堂"等。当时我有幸与北京四大名医之一施今墨同一药铺坐堂，施为下午4~6点，我为下午6~8点。每天我都早去站柜台浏览施的脉案，并亲自询问服药后的变化，洞察其中奥妙，正是"行家看门道"，稍有所得便默记脑海，日久天长像孔伯华、肖龙友、汪逢春等名家脉案都成了我的活教材。另外，我还广交同道谈论医道，像前门地区名医康乃安、赵瑞麟等都是我的挚友。由于我勤学好问，康在去世前把祖传秘方"鹅口散"传给我，经我推广使用对于口腔溃疡、白塞病等都有良效，现改名"口腔溃疡散"，由药材公司公开出售。一

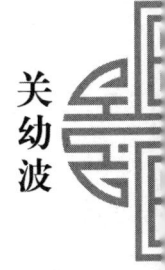

关幼波

九五三年我参加了北京市第一中医门诊部，与已故妇科名老中医刘奉五对桌应诊。刘是国医学院科班出身，又曾在校任教，理论基础扎实，临床疗效也好，我打破了"文人相轻"的旧习，主动与刘探讨医术，并互相交换病例。我当时把所能接触到的前辈和同行，都当成了老师，履行了仲景"勤求古训、博采众方"的古训。

（三）**勤学不耻下问** 我自幼曾受过"三人行必有我师""择其善者而从之，其不善者而改之"的古训，又经历了做学问的艰辛。所以，我体会到："学问，学问，边学边问"；通过实践，才是自己真正的学问。平时我参加外院疑难重症会诊较多，很多西医都乐意与我合作，我也把会诊作为向"能者"学习的好机会，并经常从抢救疑难病例中，汲取现代医学的知识。

"钻研"持以恒

（一）**由"博"返"约"，深钻肝病辨治** 调入市中医医院后，由于科研需要，我进了肝病组，组内成员虽几经调整，我可以说是"开国元勋"之一，也是耐力持久的主力队员。从制订科研计划到实际临床观察，我都亲身参加，及时总结经验，多次在杂志上发表文章。我很注意某些新的苗头和新的线索。例如在五十年代初期治疗肝炎除清热利湿法则外，还流行清热解毒之说。我曾发现南方某肝病专家善用芳香化浊之品，对于改善症状和肝功能疗效尚好，我迅即扩大使用，于是藿香、佩兰等芳香化湿解毒的方药得以验证。再如肝病后期，正气耗伤，病邪易于散蔓，过用清热解毒、清热祛湿反而容易中伤脾胃。我根据"肝欲散，以辛补之，以酸泻之"的理论，选用一些酸味的药物，像白芍、木瓜、五倍子、乌梅、五味子等，一方面收敛正气，一方面"泻肝"酸敛解毒。特别是对于五味子的研究更是受到多方面的重视，并做了大量的实验研究。其他如肝病辨治过程中的邪正关系，病证结合与中西合参，对于肝病的胁痛、腹胀、低热、痞块、合并痰湿（肝炎后肝脂肪性变）、消渴等症候，以及近些年来新发现的"乙型肝炎表面抗原（HBgAg）阳性"等问题，我都认真细致地进行观察，并不断总结自己的治疗体会。

（二）**辨证严谨抓实质，力挽危难** 我不仅仅治疗肝病，对于杂病也注意积累经验。在学术观点上，我比较重视气、血、痰的理论，因为"气血为病"痰生百病"。所谓气、血、痰（古人称痰者水也），实际上是气、血、水三者，既是构成人体的物质基础，又是病理变化的实质。所以在临证时，除了遵守传统的辨证法则之外，特别注意抓住气、血、痰，对于疑难重症的治疗更是如此。例如有一次外院会诊，某西医专家也在场，患者（河南人）是流行性出血热，因在外地抢救未愈来京，病情危重。本病北京不多见，我不熟悉，于是以"能者"为师，首先向西医专家请教，了解到本病病原为特殊病毒，由地鼠（啮齿动物）和恙螨传播，而且发病急骤，死亡率很高，且以发热、出血、休克、肾功能障碍为特征。临床可分为发热期、低血压期、尿少期、多尿期。我又向护送的中医师请教，他们认为：发热期相当于毒热入于血分，用犀角地黄汤加减；低血压期以西医药为主积极抢救休克；肾功能障碍多尿期，以补肾为法，用六味地黄丸加减。而本例正处于多尿期，曾服六味诸剂数日效果不显，我聆听了中西医"能者"珍言，进行认真思考，并详细询问患者现状，发现患者少气懒言，精神萎靡，虽然发热已平，然而尿虽多而口渴、喜冷饮，舌苔白而舌质红，脉细数而略有鼓指。于是透过复杂的表象，深入探求毒热入血、耗伤气阴的病理实质，辨证为里热未清、气阴大伤。使用六味之辈为时尚早，于是改用竹叶石膏汤与人参白虎汤合方加减，三剂后症除溲敛，再用六味加减而收功。

（三）著书立说，继承发扬传心悟　我以为我应当是中医学历史中的接力赛跑队员，继承了古人的遗产，又传下去。所以，我从十几年前就开始积累病例和资料。在整理和编写的过程中，所采取的态度是：通过"加工制作"使经验带上系统性、条理性，从而提高一步。除了突出肝病治疗经验外，对于杂病也围绕我的学术观点，进行归纳和分析，并采取说理与举例相结合的方法，对于每一观点、每一看法，都用实际病例加以说明，有一说一，有二说二，避免重谈，更忌夸张炫耀之词，同时为了通俗易懂、深入浅出，还把主要论点用歌诀的形式作标题，以利上口，读后能诵能用。例如肝病调护宜忌简介一节，以"情绪舒畅，不能着急；饮食有节，不可偏倚；生活起居，要有规律；劳逸结合，善于调理"四句话为小标题，概括地说明了肝病调护的要点。

《关幼波临床经验选》出版后受到多方面的关注。例如一位主管卫生工作的领导写信给我说："总结行医经验，交流推广，造福人类，是件大好事，你的著作显示了你的贡献。"这对于我是极大的鼓励和鞭策。日本神户

关幼波

市中医研究会会长森雄材来函说："我们的中医研究会，计划出版一本西医诊断与中医辨证相结合的临床书籍，并打算将先生的《美选》作为编写的参考。"由于本书源于实践，所以书中的经验可以借鉴。例如山西临汾人民医院某医生说："我觉得此书章法新颖，重点突出，经验确实，可以重复。"并用实际病例来说明运用我的经验后所获得的效果。如封某，男，38岁，一九七九年十月确诊为急性黄疸型肝炎，服用茵陈蒿汤加减八十余剂，黄疸虽减终未全除，加用白矾、郁金、陈皮、莱菔子等化痰之品，黄疸迅速消除，验证了"治黄要治痰"的看法。再如桂西山区中医治疗站某医生来信说："有一妇女久患顽固性头痛，邻近医院跑遍，百药皆罔然。后按《美选》中'怪病责之于痰'一章治法，原方加减服十二剂，病症大减。"

"创"字展新图

（一）师古不泥古，学术力争创见　在继承中医学遗产的过程中，对于古典医籍和近世先贤著述，既要熟悉，但又不能受其束缚，因为实践是检验真理的唯一标准。例如，对于黄疸，除了同意"湿热相搏"乃生黄疸的传统概念外，对于与"疫毒"传染有关的病因学说我也比较重视。在病理上，我体会到：湿热羁留气分不会出现黄疸，而湿热为胶固之邪，入于血分，瘀阻百脉，逼迫胆汁外溢，浸渍肌肤，才能出现黄疸；若湿热蕴毒，则血热沸腾流速，胆液横溢，除黄疸日益加重外，尚可出现衄血、呕血、皮肤出血、斑点、赤缕、掌红、蜘蛛痣等，甚至毒热弥漫三焦，侵犯心包，而见高热、烦躁、神昏谵语等危候；若湿热凝痰，更加胶固黏滞，瘀阻血脉，脉道不通则胆汁更难循其常道而行，黄疸更难消退。所以在治法上除了遵守传统的清利湿热之外，尚且提出"治黄必治血，血行黄易却；治黄需解毒，毒解黄易除；治黄要治痰，痰化黄易散"的个人见解。

再如对于血证的看法，我体会：血在气的统帅之下环行于脉中。如果某种因素影响了气血的运行，使血流缓慢渐渐淤积不散，或使血流急速，壅阻脉道血滞血瘀，最后都可以形成瘀血。瘀血既成阻隔经络，新血源源循经而来，由于瘀血阻挡不能循经而去，以致逆经决络溢出脉道，造成出血。由于影响气血运行的因素是多方面的，所以在治法上也是多种多样的。应当针对并彻底清除引起血瘀的直接或间接因素，才是治疗血证的根本法则。这种瘀血滞留、阻隔脉道而引起出血的理论，对于阐明中医出血病机和治疗血证也是有益的。

（二）坚信中医学术必将继续发展　在卫生部一九八〇年召开的中医、中西医结合工作会议上，总结了三十年来的经验教训，明确提出了中医、西医、中西医结合三支力量都要大力发展、长期并存的方针。这一方针是适合我国实际情况的，解决了历史遗留下来的根本问题，对整个中医事业和中西医结合事业的发展是一件大事，对于我国医学科学现代化有着重要的现实意义和深远的历史意义。作为一个老中医，我坚信中国医药学是一个伟大的宝库，同时也不排斥现代科学和现代医学。在中西医结合的过程中，我真诚地与西医合作；在中医现代化的问题上，也愿积极前进。例如，几年以前，有人向我提出来准备把我治疗肝炎的经验输入电子计算机。当时一无先例可鉴，二无电子计算机，提出这样的问题是一个新的大胆设想，各方面的态度也不一致。但是，在各级领导的大力支持下，我的态度很坚决，对这些年轻人说："我全力支持，有问题我负责。"就这样《关幼波肝病辨证施治电子计算机程序》的研究开始了。我们不知熬过多少不眠之夜。研究人员在理解和掌握我的治疗思想的基础上，根据望、闻、问、切所收集的症状、数据，制订数学模型，编制逻辑图，然后用算法语言编写成计算机程序，使之再现我的辨证施治思想。这套诊疗系统将肝病分为八个主型，三十六个亚型，并根据病情的变化进行加减。对于肝病的诊断、处方、医嘱等工作，不到一分钟的时间就全部完成。到一九七八年底初步研究成功了。经过一年多的实验性门诊，治疗肝炎病人一千多人次，在充分肯定的基础上，于一九八〇年六月二十四日下午，再现我的治疗肝病思想的"电脑医生"在北京中医院正式门诊，具有数千年历史的中医治法获得了新的生命力。当人们问及我的想法时，我说："可以精于古，不可泥于古。中医必须在古人的基础上，有所发展，有所前进，中医现代化，势在必行。"我还想，应该把各地治疗肝病的好经验集中起来输入电脑，这就不单是我一个人，而是全国的名医同时给患者瞧病了。当我真正理解了"知识的最大敌人，就是没有任何新的欲求"的时候，我每时每刻都准备向知识的大海，提出新的欲求，并决心在发展中医学术的征途中，继续向前挺进。

（高益民整理）

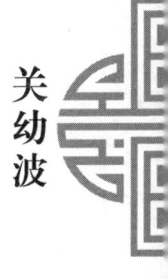

关幼波

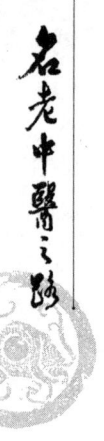

有益的回忆

江苏省中医院主任医师　　　江育仁

作者简介

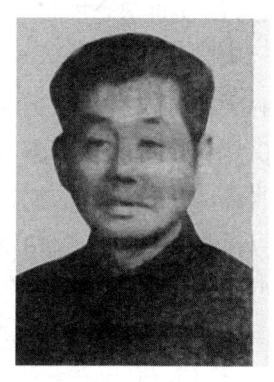

　　江育仁(1916~2003)，江苏常熟人。一九三八年卒业于上海中国医学院，毕生从事儿科，在理论和临床方面都有较深的造诣。历任中华全国中医学会理事、江苏中医分会副理事长、江苏省科委科研成果评定委员会委员等职。主要著作有《中医儿科诊疗学》《中医儿科纲要》《中医儿科临床手册》《中医儿科》等。

　　我从事临床四十余年，当然治愈了不少病人，但不敢自信全属"得心应手"，且治疗当时，记录不详，时过境迁，记忆不新，即能写出梗概，亦恐犯科学之戒律，于己于人，怕无裨益。而对过去在学习治病时所遇到的教训，虽时隔已久，其来龙去脉，前因后果，却能历历在目，记忆犹新，确有深切的体会。经验心得，固属可贵，而失败教训，或可资他人借鉴。为此，从求实出发，信笔写来，仅供后学参考而已。

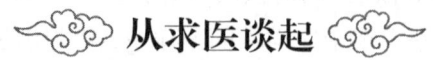

从求医谈起

　　我十四岁那年的夏秋之交，患了一场大病。据当时医生的诊断是"伤寒症"。虽一开始就请医服药,但病情却日益增重。家人三次登门请求某名医出诊,但那位名医不是今天没空,就是明天不便,拒不应邀。那时,我昏昏沉沉,几将无望。幸亏我姑父请来了一位专看伤寒的医生。他非但精心诊治,而且把如何煎药,如何服药,连护理方法也交代得清清楚楚。我当晚服药后,顿觉神清气爽,就渐渐地好了。当时阖家欢欣,对那位医生感激得"恩同再造"。

这场大病,使我下定决心学医。父亲说,你学医可以,但一定要当个好医生,光有本事,如果没有"割股之心",也是不行的。我提出拜那位"伤寒"名家为师。惜我在十七岁真正开始学医的那年,我心目中的老师,不幸已"遽归道山"了。还是经亲友介绍,得以拜李馨山先生为师,遂了我的宿愿。

李馨山是江苏省常熟县著名的儒医,是晚清的末科秀才,擅内、妇、儿科,亦以治"伤寒"名声远播,同属琴东西石桥世医王似山先生的高足(王似山先生即中国科协副主席、学部委员,物理学专家王淦昌博士的尊翁)。李氏训徒,既爱且严。尝谓"文墨不通,难作医工""秀才学郎中,等于拾根葱"。比喻学习中医一定要有古文基础。所以我们在学习过程中,老师既训医经,亦教古文。

李师有一套学律,三条约法。在第一学年内,要背熟《素问灵枢类纂》《金匮心典》《伤寒来苏集》《难经》四本书;第二学年背熟《汤头歌诀》《本草从新》,读熟《温病条辨》《吴医汇讲》《温热经纬》;第三学年阅读金元四家的著作、《四家医案》,同时随师侍诊;第四学年逐步进行独立应诊。这就是四年中的一套课程设置。所谓"三条约法"者,即:书本不熟不得临证;书法不工不准写方;不修礼貌不带出诊。他说"这是王氏门相传的学风和学规"。由于不能适应老师治学的严谨,在同期的五个同学中四年内有两位退了学。

结业后,荫老师的盛名,就诊者一时不少。那时有一点初生之犊不畏虎,在处理疑难病症时,常常胸中无数,笔下又欠推敲。尤其是诊治变幻多端的小儿科疾病,就更难免不出纰漏了。因此,曾多次发生医疗纠纷,加之旧社会"同行必妒",声名一时骤降。在自愧见闻浅陋、贻误苍生的心情下,毅然再作深造,负笈于上海中国医学院,并有目的、有重点地跟随上海名医徐小圃老师学习儿科专业。此即我学医由内科转入儿科经历之大略。

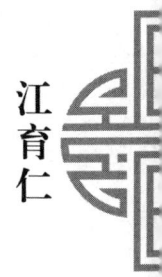

江育仁

把教训奉为经验

古谚云:"宁医十男子,莫治一妇人;宁医十妇人,莫治一小儿。"反应了小儿疾病的变化多端,掌握不易。我之所以弃内科而从儿科者,有一点知难而进的意思。因为我在这方面的教训,可谓多矣!

(一)知其常而不达其变 麻疹属小儿常见传染病。麻疹减毒疫苗未使用前,基本上每年都有流行,对小儿健康的危害很大。顺证的麻疹易被一般医生所掌握,而逆证麻疹多有并发症,如不及时抢治,往往病变仓卒,故麻疹预后良好与否,关键在于如何正确地掌握透疹的时机和透疹的方法。"疹不厌透",历来奉为治疹的要诀。但事物总是有两面性的,如果把它看作绝对的、不变的,那就会违反客观规律。我就在"疹不厌透"的律法下,险些误了大事。每忆及此,不寒而栗。

一两岁小孩,发热咳嗽三天,麻疹见点两天,突然高热气喘,烦躁不宁,睡时惊惕,大便不结,小便色黄,皮肤痧点隐伏不透,面白唇红,舌苔黄、质红。

本证属麻毒化热化火,火灼肺金,已有入营之兆,虽已属逆证,证情并不复杂。此时治法,理应清热解毒为主,略佐透法。重在甘寒护阴,严防伤津耗液、液劫风动,导致燎原莫制。但我当时审证,心中只有一个"透"字。认为疹点隐约,痧毒未得外泄,此必透发者一也;见点两天,正透疹之期,此应透之理二也。故大胆给予重剂宣透。患儿服药后,烦躁更甚,夜半呼吸更促,口唇焦裂,皮肤灼热,全身无汗,痧点隐没,两目红赤,不时上翻,抽风两次,小便涓滴,腹膨肚胀,神识渐至昏糊,病情重危,家属十分焦急,次晨另请他人医治,两天后,患儿转危为安。

后经了解,那位医生认为痧毒已经入里内陷,虽在透疹之期,已非透发所能引邪外泄。当务之急是毒邪化火,病涉营分,而阴液亏损,出现液劫化燥,肝风蠢动,非大剂凉营解毒,养阴清热,难刹其威。处方用的是:鲜生地、淡豆豉、丹皮、鲜石斛、鲜芦茅根、川连、大黄、山栀、连翘蕊等,并以紫雪丹冲服。据说,患儿服药后,大便畅解一次,色褐、气味臭秽,旋即全身微汗潮润,疹点亦得外透,从而身热渐退,气喘渐平,烦躁转宁,抽风止,神志清,病情向愈。

麻疹在出疹期应用透法,这是谁也不会否认的。但透疹的方法很多,如辛温宣透、辛凉宣透、益气透托等等,而未见有用苦寒泻下者。细审该证系有毒热炽盛,痧邪不从外泄,必致内陷。毒热化火,液劫风生,"炎"虽在肺,而毒在阳明。清热解毒,固为常法,但"杯水车薪",无济于事。所以不用"扬汤止沸"之法,而用"釜底抽薪"之计。故事后细想,我的过失,就在于不能知常达变。

(二)诊病不尚"四诊",岂能辨证 小儿腹泻的主要成因,外为暑湿所感,内多乳食中伤,病在脾胃。发病机理则为清阳不升,浊阴不降,清浊混淆,升降失司,故见泄利或伴呕恶。其因偏于暑热者,多伴发热,症见暴注下迫;湿邪偏盛者,则为洞泄稀水;乳食内伤,粪便气秽,多挟残渣;若素体脾虚,中阳不振,则见淡黄溏便,其若出现脾虚木旺之虚风证者,则属险候。

一般泄泻,治有常法,毋庸赘述。而因泻伤耗胃阴者,必有明显的烦躁口干等症象出现,临床易于防范;对损脾伤阳,产生慢脾风时,可导致卒然脱变者,则往往措手不及。故对各类腹泻之防治,务必随时注意有否伤阳之先兆,及时护卫脾阳,此对婴幼儿腹泻更为关键。曾治一患儿,五个月,因泄泻三天,干恶不进乳食而就诊。此时患儿"安睡"在摇篮里,既不哭,又不闹,颇似"安静",两目张开,若有"左右盼顾"之状,微有摇首,额有微汗,前囟不高,舌干,偶有弄舌状,肌肤干滑,并不灼热,肢端欠温,呼吸时不粗亦不急,偶有叹气状。询之家长云:前两天大便如稀水,日夜二十余次,刻已减少,夹有绿色粘液,本有哭叫烦躁,现已安静,惟有干恶不食。当时其家长认为病情已在好转,再服些药,可以好得快一些。而我未细致审察,仅凭家长代诉而处方,不料家属上街买药尚未回来,而孩子已经死了。第三天消息传来,外面沸沸扬扬地对我评头论足:"连快要死的人都看不出来,还医得好病?"

我对这一病例有两点教训:首先是主观上的失职,未能按四诊的要求去诊察病情;第二是识见浅薄,缺乏实际的临床经验。所以,当病儿出现表情淡漠、摇首弄舌的虚风内动,以及额汗肢冷、呼吸深长等慢脾风的临危症候(现在想来,可能已是失水、酸中毒,伴有循环障碍的休克症状)毫不觉察,焉有不偾事者!

(三)临证慌张,缺乏沉着果断 有一例患者,病已六日,仍头裹包巾,拥被怕风,面红耳赤,口干喜凉饮,声音略有嘶哑,自诉头痛如裂,心中烦

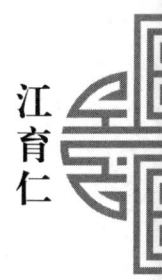

江育仁

41

热,遍身如披杖,转侧不利。近两天来大便溏泄,按其脉浮而数,察其舌,苔白上盖黄色、质尖红,咽部红肿,见其状,呼吸气促,摸其肌肤,灼手无汗,而下肢反觉不温。

病者起病突然,属外感时病无疑。其突出的证情为头痛、骨楚、恶风、喜冷饮。属何证为主,当时颇费思索。考仲景有"身体疼烦,不能自转侧"与"恶风不欲去衣"的条文,似属"风湿相搏"证。但风湿方中均有桂枝、附子之大辛大热,与舌干、渴喜凉饮,药不符症。如从烦渴喜冷饮、呼吸气喘、肌肤灼热的里热实证着手,然苔无老黄,底白不厚,腹软不按痛,且大便溏泄,则热邪无入腑之证。虽有大渴,但尚恶风无汗,亦非阳明经的白虎汤证,因白虎汤有"其表不解,不可与"禁例。若以麻黄汤先解其表,再清其里,阅遍麻黄汤证却无渴饮提及。同时咽红声嘶,温热之证显而易见,如投辛温,则势同"抱薪救火"。又思表寒不解,里热已炽,咳而气喘,则麻杏甘石汤可谓对症矣。思维再三,拟用麻杏甘石汤。《伤寒论》中有两条明文,一为下后,一为汗后,即"汗出而喘,无大热"者,明确指出了该方的适应证在于表证已罢之时。此例患者麻杏甘石亦非对症之方,似用大青龙汤较为合拍。由于认识不清,识见浅陋,拿不定主见,重剂怕担风险,更怕腾讥医坛,肇事生变,乃以一般辛凉解表之稳妥轻剂与之。究因药不对症,病情有增无减,乃改延前辈老医两剂药而痊愈。窥其方果然是大青龙汤。

考大青龙条文所叙,十之八九为麻黄汤之脉证,所增者惟"烦躁"两字而已。原文中又有"不汗出而烦躁者",说明烦躁的由来为不汗出。大青龙汤之所以获效,系解其表寒又清里热,有其症用其方。

窃思该病之所以日益鸱张者,乃起病之初,未能及时投以麻黄汤。因寒邪郁表,病在太阳,应汗不汗,郁而生热,从当初之微热口渴,继则转为渴饮凉水,咽喉略痛,进为咽喉红肿,声音嘶哑。腠理闭塞,内生之热,更无外泄之门路。因此,炎肺则喘,下趋则便泄,种种见证,概括为"表寒里热"四字而已。事后羞愧倍至,自惭读其书而不究其义,临证慌张,无沉着审辨胆大心细的果断精神,兼之心怀私念,岂医道之所能容忍。

学人之长　断以己律

书本上的经验,固然要学,而老师朋辈中的实践心得,更为可贵。故凡有"一事长己者,不远千里,服膺取决"的治学精神,贵在不耻下问,才能真正学到别人"刀口"上的经验。

（一）片言只语,都有"零金碎玉"　曾治一例失眠患者,颧红升火,彻夜烦躁不宁。多次投以平肝潜阳,养心宁神之剂,连服十多天,药沉大海,并无寸效。老师就在我原方中加入猪胆汁、龙胆草双重苦味药,仅服三剂,即能安然入睡,霍然病愈。老师谓："虚火宜潜,实火宜泄。该病有颧红升火,烦躁不宁者,即肝胆有实火也。"

又一例女童尿潴留,长期导尿,引起下阴严重感染,外阴部红肿溃破,迭经中西药物并治,小便仍涓滴不下,痛苦万分,邀我诊治。认证湿火下注,经治一周,病情未见改善,反而增加肢体浮肿,呼吸气粗,恶风发热。乃请同窗老友会诊,他详询病情,反复检阅所有处理方法,思考再三,若有所悟,告余曰："此实'提壶揭盖'之证也。"即疏生黄芪四两,桔梗六钱,升麻、生甘草各三钱,浓煎代茶,少量多次口服,并以生银花、生甘草煎汤熏洗下阴,每日二至三次。三至四天后,小便已能自利,取出导尿管,嗣后阴部肿胀溃破处亦得逐渐消退愈合。

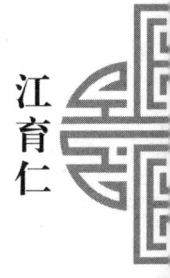

江育仁

"提壶揭盖"法,为癃闭少尿症中属于气虚下陷者,理法并非陌生,而下阴部红肿溃破,明为湿火证,加之小便涓滴,似与证情有违。孰知肺主一身之气化,肺气不足,气化岂能下达州都。生黄芪配伍升麻、桔梗,既益其气,又举其陷。且黄芪托毒消肿,对久溃不敛之疮疡有生肌收口作用,为外科之要药。医学是至精至微的一门学问,由于读书不十分仔细,不求甚解,囫囵吞枣,就会成为头痛医头、脚病治脚的庸医。

（二）点滴经验,实包含着普遍性规律在内　"痢无止法"是一个普遍性规律,但并非所有的痢疾病人,都不能用止和补的方法。"暴痢属实""久痢多虚",也是基本的规律,但亦不能奉为一成不变的定律。

忆随师诊治一痢疾患者,缠绵病榻已三月余,形瘦骨立。夏秋患病,已值隆冬,痢仍不止,赤白夹杂,日行无度,量少不爽,腹痛后重,纳食则恶,胃气索然,面色萎黄,精神极为疲弱,舌苔干而呆白,质淡红,边有碎腐。遍阅前方,皆为补涩止痢,亦有温运脾胃者。当时认证:中气已虚,邪毒内踞,胃阴耗伤,脾阳已困。欲导其积,正气益伤,温中则耗劫胃阴,滋阴则脾阳益困,治疗上大有顾此失彼之虑。老师挠首寻思,毅然投以温通并用,药仅大黄、肉桂二味,不用煎煮,而以泡浸,取其气味,药后下宿积脓血便甚畅,臭秽不堪,证情逐渐好转而愈。

按此证乃由失治而来,使邪积留于大肠屈曲之间,因病致虚,非因虚为病,故虽见大羸但有大实。不用攻补,而以温通之法者,恐参、术碍脾之运,且阻大黄通下之功。肉桂性温理气,监制大黄之苦寒,得脾阳之鼓舞,而助大黄推荡之力,达到相辅相成的协同作用。当时还恐一泻而脱,在床边置以糯米稀粥一盏,得泻后即温取饮下。法颇可取,考虑亦极周详。后来我把该方改为粉剂,用于小儿的迁延性菌痢以及急性菌痢中经抗生素治疗效果不佳的病例,常获得较为满意的疗效。

(三)学习"刀口"上的经验,贵在"活"用　所谓"刀口"上的经验,就是说在学术上具有独特的见解,在临床上经得起重复,能解决"关键"性的问题。这种经验贵在其是通过长期实践总结出来的。

昔年从上海徐小圃氏学习儿科。他以擅长使用温热药而著名于时,常在小儿急性热病的重危病例,特别是麻疹合并肺炎时运用温药。当时我很不理解:①麻疹为温热病,温病怎能用温药治疗?②小儿纯阳之体,为什么不禁忌温药?③温药与寒凉药同时并用时,其作用和意义何在?我真正弄通这些问题,花了好几年的时间。第一,徐老所治的急性热病中的麻疹肺炎,基本上属于麻疹中的坏证和变证,临床具有面色灰滞、精神淡漠、脉细数无力之气阳不足证。从现代医学看,多数是肺炎并发心衰竭、呼吸和循环障碍等虚证。故病不在邪盛,而在正虚。及时应用温阳救逆法,以防其脱变。如待脱象毕露,则已晚矣。徐老之所以善用温药的经验,关键在于抓得早,抓得准。第二,关于小儿生理"体禀纯阳"的问题,虽有不同的理解,但在病理上的"易虚易实""易寒易热"是客观存在的。因此,温热病中使用温药并非常法,而是治其变。第三,温清并用,古已有之,虽非徐氏所创,但徐老对温清并用确有独特之处。尤其对一些急性热病中出现邪毒盛而正气不支的重危病例,在温阳救逆法中参与苦寒解毒之品,确能起到良好的作用。过去,我们在收治"麻疹并发肺炎"时,对合并腺病毒感染或金黄色葡萄球菌感染的病例,通过中西医两法长期治疗无效时,在正不胜邪的情况下,使用上述方法而获效者,亦屡见不鲜。我们还对某些合并化脓性病灶的病例,在未见正气衰败时,重用生大黄通腑解毒,效果也是可喜的。

求古训 走新路

作为一个年资较高的中医,身负着承前启后的双重任务,肩挑着医疗、教学、科研几副担子,责任是重大的。事物在发展,形势在前进,应当活到老,学到老,不断实践,不断探索,向新的水平迈进。近年来,我是这样做的:

(一)对待不同的学术观点,要立足于实践 关于小儿时期的生理体质特点,历代的儿科学者,长期以来就持有"纯阳之体"和"稚阴稚阳"的不同观点,对后世的影响很大。持"纯阳"立论者,认为小儿体禀纯阳,罹病之后,易化热化火。所以在治疗上要重视寒凉药物的应用,力避辛温之品,因温药能助热化火,列为禁忌。而持"稚阴稚阳"论者,则认为幼儿时期,生机蓬勃,正在向完善、成熟方面发展。在发育的过程中,依阳以生,赖阴而长,然而阳既不足,阴又未盛,所以在治疗上要注意卫护阳气。为了进一步学习这一不同的学术观点,我们从三百例住院病例中的六十一例危重病儿中,做了偏于伤阴和偏于伤阳的初步比较。六十一例中二岁以内的有四十一例,二至六岁的十二例,十岁左右的八例。病种方面,以急性病为主,其中以小儿肺炎、中毒性消化不良、伤寒等占多数。入院时病情都较严重,且有十九例已伴有心衰竭和循环障碍。我们根据病情记录及用药法度来探索其"稚阴稚阳"在疾病过程中的临床现象及其实际意义。

1．颜面望诊。以青灰㿠白为多,占总病例的50%以上。年龄愈小,其出现的机会愈多。

2．精神状态。多见者为萎靡淡漠,目光无神。幼、婴儿表现更明显。

3．舌苔与舌质。光苔滑白、舌质淡红、淡白者占总数57%；黄苔、灰苔、白苔、舌质红者占总数43%。其舌质舌苔的表现与患儿的临床体征是一致的。

4．脉象。较大儿童的脉象以沉细、细数的偏多。

在六十一例重危病例的治疗记录中,有二十六例是完全使用了以参、附为主的回阳救逆法,十二例是阴阳并伤,以生脉散加附子、龙骨、牡蛎等；单纯用养阴清热、苦寒解毒方法的为十三例,且均为年龄较大的儿童。

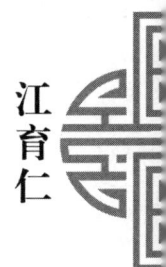

江育仁

通过初步观察，我认为小儿生理具有"稚阴稚阳"的特点，基本上是符合实际情况的。同时，小儿在病理上所表现的易虚易实、易寒易热，也是随着年龄增长而转归的。伤阴与伤阳亦互有转化，多见者如腹泻病例中的中毒性消化不良症，它可先伤胃阴，继伤脾阳，又能在胃阴耗损的同时，既出现口干舌绛、皮肤干燥皱瘪的症状，又有面㿠无神、肢厥脉微的脾阳困惫证，具体反映了"稚阴稚阳"的临床征象。对阴阳两伤的处理问题，往往采取扶其阳而救其阴的方法，但必须审察孰者为主。盖阴与阳虽是不同的属性，但又是互根的。所以阴之滋生，必须赖阳气之濡化；阳可以统阴，而阴则不能统阳。这使我进一步体会到，对待不同的学术观点，只有通过反复实践，才能有较深刻的理解。

又例如小儿的指纹诊，过去有些儿科书籍中，把它讲得神乎其神，而且在群众中影响极为深刻，认为儿科医生就是依靠指纹来诊断疾病的。我们对此也做了一些调查研究，观察了三岁以内的正常儿和不同病证的小儿五百例。看到指纹的三关颜色，在各种疾病中，似未见有明显的特异性诊断依据。有些正常儿的指纹，也有直透三关的。对病情的发生和发展也未发现有一定的规律可循。故初步认为，指纹充盈度的变化，可能与静脉压有关。临床上见到一些心衰竭的肺炎患儿，其指纹可向命关伸展。指纹的色泽在某些程度上可反映体内缺氧的程度，即缺氧愈甚，指纹的青紫色也就愈见明显，这似有一定的参考价值。当然，由于观察的例数不多，方法上是否符合科学性，还有待进一步研究。

（二）总结规律，使来自实践的经验更加科学化　　过去，由于历史条件的限制，有些疾病的诊断概念比较模糊，对临床缺乏普遍的指导意义。因此，在实践的基础上，进行整理和总结，对于提高医疗、教学的质量，可能会起到较好的作用。

例如，疳证是儿科四大证之一，其涉及的范围颇为广泛：它不仅是营养不良的一种现象，而且是多种疾病的综合反映。不但病因复杂，且命名繁多。历代以来，仁者见仁，智者见智，概念亦不够清楚，分类方法更无统一标志。有的以脏腑分类，如心、肝、脾、肺、肾的五脏疳；有的以症状分类，如疳渴、疳肿等；有的则以病位分类，如眼疳、鼻疳、牙疳等；也有的以病因分类，如蛔疳、哺乳疳等等。临床实践中，疳证的症状是错综复杂的，很少以独立的症状出现。为此,我们做了五百三十三例各类疳证的临床观察,并从病因调查、症候分类、诊断依据、治疗法则以及并发症的产生等几个方面进行了分析。在五百三十三例中,属于喂养不当的有三百零五例,占57%(其中包括营养过剩);由于病后失调的有一百七十一例,占32.1%;属于先天不足、后天失调的五十七例,占10.7%。说明古代医家指出的"诸疳皆脾胃为病"的论点,是符合实际的。我们将各类症候的表现和不同疳证的名称,根据"有诸内必形诸外"的理论,结合患儿的临床特征,把疳证列为三大类证:一为形体比正常儿消瘦,食欲不振,大便欠调者,本组中有一百九十六例,占总数的36.8%,属疳之初期,称为"疳气"证,其病机为脾胃失调;二为能食不充形骸,肚腹膨大,甚则青筋暴露,形如橄榄,多有合并肠寄生虫者,有二百五十六例,占48%,名为"疳积"证,其病机属脾虚夹积,虚中夹实;三为极度消瘦,状如皮包骨头者,有八十一例,占15.2%,乃疳证之晚期,诊为"干疳",病机为气血津液亏耗。在治疗上,"疳气"以和为主,"疳积"消补并施,"干疳"则以补为主。并发症属本病的兼证,不作病名分类。如口疳为心脾积热,眼疳为肝阴不足,疳肿胀为脾虚气弱、水湿潴留等等。虽然还很不成熟,但对临床医疗总结经验,尚有一定指导意义。

又如流行性乙型脑炎的治疗,各地均积累了不少的经验。在病因方面,中医学者认为属于温病学说的"暑温"范畴。按温病的传变规律,一般均由卫及气,由气入营入血。而本病特别是重症病例,发病急骤,往往起病即见昏迷、抽风等营血症状,如沿用卫气营血辨证,则难以合拍。且急性期与恢复期、后遗症期的病因机制,亦无统一的认识。因此,对本病的病因机制,形成了阶段之间的割裂,对医疗教学亦带来困难。为进一步探索本病的发病机理及其辨证治疗规律,我们有意识、有目的地对一百二十一例"乙脑"急性期及一百三十五例恢复期和后遗症期的病例进行了全面观察。根据"乙脑"急性期所出现的高热、昏迷、抽风三大主症,恢复期、后遗症期的不规则发热、意识障碍、吞咽困难、失语以及强直性瘫痪、震颤样抽动等症状,均具体表现了热(发热)、痰(意识障碍和颅神经症状)、风(抽风)等三大症候。而热、痰、风三者又互有联系、互为因果。如热极可以生风,风动生痰,痰盛生惊,它既是症候,又属病机。虽然三者之间可以同时存在,但必有主要的一个方面。不过,急性期的热、痰、风证,实者为主;恢复期、后遗症期的热、痰、风证,则以虚者为主,或虚中夹实。

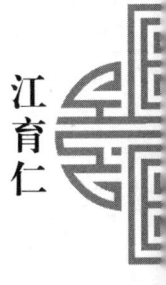

江育仁

为了进一步明确辩证，又将急性期热证，按其不同的属性，分为温、热、火三个类别。痰证为意识障碍，其狂躁不宁者为痰火，深度昏迷者为痰浊。风证中头痛项强，有表证者灼热无汗为外风，惊厥反复发作，持续不止而有汗者为邪陷心包、肝风内动之内风。恢复期及后遗症发热，有阴虚和阳虚两点（感染性发热例外），强直性瘫痪为风窜络道，震颤样不自主动作的抽风为虚风。对吞咽困难、失语、痴呆者均列入痰浊证。通过多年的实践证明，运用热、痰、风理论指导"乙脑"的辩证施治，似有一定的规律性。对今后进一步探索其机理，也提供了初步的参考资料。

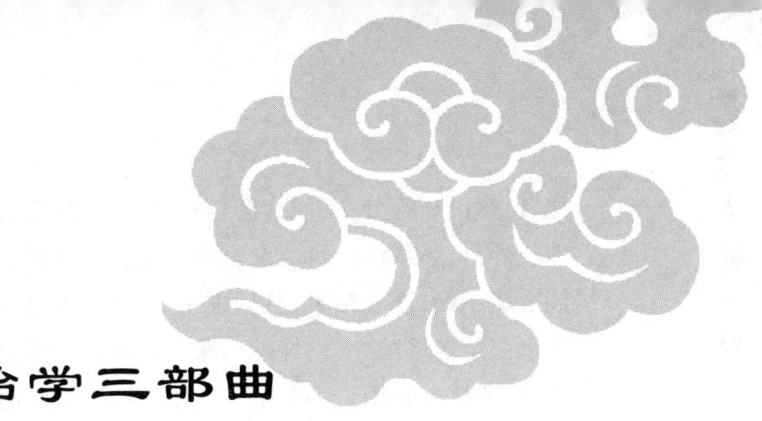

治学三部曲

中医研究院研究员　　朱仁康

作者简介

朱仁康(1908~2000),江苏无锡人。从事中医事业五十余年,于疮疡皮肤外科有较高的造诣。治学衷中参西,多所创新,著有《中西医学汇综》《实用外科中药治疗学》《朱仁康临床经验集》等。

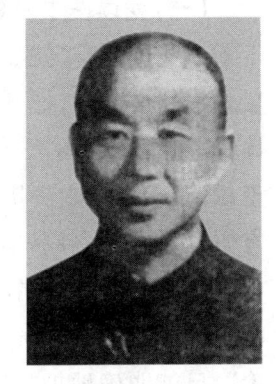

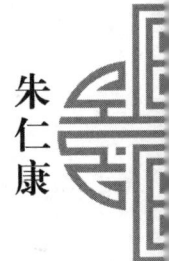

朱仁康

⟪ 在名师指点下苦练基本功 ⟫

我出身于一个小市民家庭,家父是粮店职员。其时军阀割据,战乱频仍,兵匪横行,民不聊生。我家食指浩繁,入不敷出,只能东挪西凑,苦度日月。尽管如此,家父还很注意对下一代的培养,不惜债台高筑,设法资助我弟兄上学。我读完高小后考入中学,仅读了一年,因多病而辍读。

少年时,我家赁居无锡南郊。当时外科名医章治康氏因避兵乱,由郊区乔迁来城区与我家合居,方圆百里,慕名而来求治者络绎不绝。凡贫困患者,章氏非特分文不取,甚至相赠药金,故深得百姓爱戴。章老先生不但专长外科,亦熟谙内科。余家人有病,经其诊治,无不霍然而愈。某年家父因心境不畅,郁火结聚,脑后发疽,肿痛日厉。章氏为其遣方用药,并嘱家人宰三年老母鸡一只,炖熟与服。初疑不敢从命,章谓此乃以毒攻毒,坚议不妨,才放心服用。不久疮头收束,顶透脓泄而愈,阖家信服。俟后朝夕相处,与家父交称莫逆,家父遂有使我两兄弟从师学医之意。我哥长余四岁,先从章氏执弟子礼,三载学成,悬壶锡地郊区行医,余全家亦移居相随。我即从兄长随诊抄方学习,因而亦尽得章氏薪传之秘。

章氏对疮疡外科有独到之处。常惯用虫类药如山甲、全蝎、斑蝥、蜈蚣之类,配成秘方丸散,用以内消疮疡,功效卓著,故能驰名于世。

我学医过程中,一则从小长期与名医相处,耳濡目染,有所熏陶;再则由于长兄提携督促苦练基本功,打下了良好基础。以下谈几点经验体会。

(一)我读医书从《汤头歌诀》及《医家四要》启蒙 初学时无门径,亦走了一些弯路,单就《汤头歌诀》来讲,不知背诵了多少遍,还是前记后忘,后来找到了窍门,把各类方剂经过分析、对比异同,便能牢记下来。以后再读《医方集解》,深入了解方义,就更牢固了。在读外科专著方面,由于师承相传,我最推崇高锦庭《疡科心得集》一书。盖明清两代在外科史上虽有明显发展,外科书亦不少,但大多陈陈相因,多所雷同,唯此书一反既往以疮疡部位编次的惯例,而首创以两病或三病骈列立论,辨其异同,条分缕析,既便于辨病(现在所谓鉴别诊断),更有助于辨治。例如"辨附骨疽、附骨痰论",已能明确地把骨髓炎、骨结核区别开来。又如在脑疽论中,首先提出三陷变局,对全身化脓性感染——败血症与脓毒症,已有很好的认识。如是之处皆发前人所未发,确实在中医外科史上有很大的贡献。我对此书曾反复攻读,受益匪浅。体会到高氏组方用药,偏重于清热解毒,毕竟疮疡属于火毒,阳证多见,观其所创新方如清营解毒汤、银花解毒汤、羚羊角散皆属此类。据此我认为当时高氏是受到温病学派卫气营血理论的影响所致。

我既以熟读《疡科心得集》先入为主外,亦参阅了外科名著,如《外科正宗》《医宗金鉴·外科心法》等,做了摘录,博采众长,从中吸取精华,充实了师承经验之不足。

此外,我接受前人"治外必本之内,知其内以求其外"及"治外而不知内,非其治也"的教诲,重视学外科医必须熟谙内科基础,为此我先后读过

《素灵类纂》《时病论》《伤寒来苏集》《温病条辨》《本草从新》等书，为我后来树立整体观，主张疮疡皮肤外科诸症应着重内科，打下基础。

回想起我学医的方式，基本上是以师带徒的方式。我白天协助长兄（亦说是随师）临诊、抄方、配药，夜晚才有时间攻读书本，因此常夜以继日，不敢偷懒，曾作"十七而学论"以自励。我深深体会到，我这样的学医方式，临床实习与理论知识紧密结合，收获大，进步快；缺点是理论基础差些，不能像在医学院学习的那样系统、扎实。但目前的学习方式，先学理论，后再临床实习，二者似有脱节，因而实际掌握医疗技术就欠缺些。

（二）学外科与其他科不同，必须配合外用药，炼丹制药乃是一项必须掌握的专门技术　过去师徒之间，保守思想严重，向有传子不传婿之说。灵丹妙药视为囊中之宝，秘而不宣，唯恐外传。外科常用红升、白降二丹，视为不可或缺之品，必须亲自动手炼制。炼制时应掌握好火候（文火、武火、炼取时间），否则，必遭失败。如炼升丹，火候太过则丹药发黑，弃之无用；火候不足则丹药发黄，功效不著。熬煎膏药亦如此。熬油温度在400℃以上，必须滴水成珠，方是火候到的征候，这时下丹，才能熬成乌黑光亮。这些都要经过亲自实践，反复试验，才能制好。有好多外用配方膏、丹、散、水、酒等，都有一套工艺方法、先后次序，功效好坏，与此大有关系。这些基本功，必须掌握好。

（三）开刀技术，首先要掌握好辨脓法。全靠手指按摸，判断有脓无脓　深部脓疡辨之较难，尝有似脓非脓、气肿、血肿，易于误诊，均要经过反复实践方可取得经验。中医开刀，向以小切口为主，辨脓疡深浅，定切口部位，浅则浅开，深则深刺，恰如其分。反之，过浅则未到脓腔，脓不外泄；过深则伤筋动络，甚至大出血。开口过小则脓出不畅，造成蓄脓；脓未成熟而切，及脓成而过时不切，均非所宜。此一基本功，亦得打牢，掌握分寸。

由于长兄的谆谆教导及自己的苦学多练，用了不到三年的时间，初步掌握了一般医疗技术。为了减轻长兄挑起全家生计的重担，我开始自立门户，离开长兄，去相隔五十里之遥的苏州郊区开业行医。初出茅庐，对过去学医时常见的病，治好不难，但遇到以前不常见的病，甚至从未见过的疑难之症，就不那么简单了。毕竟实践不够，经验不足，又无师可问，只能从书本上去找办法，自己揣摩，真如所谓"初学三年，天下通行；再学三年，寸步难行"了。我曾碰到这样一个病例，虽事隔五十年，迄今记忆犹新。患者蔡

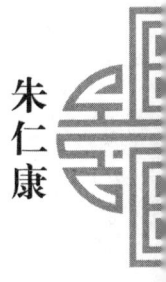
朱仁康

某，男性，农民，二十余岁，遍身起青紫斑块，状如葡萄，两腿青肿，满口牙龈糜烂，血从外溢，不断吐出青紫黑红夹杂的血块，臭秽之气冲人。其家属惶惶然，来所求治。余自忖行医方始，此病从未见过，如何处理，心中无数，初思牙龈属胃，现今腐烂出血不止，想是胃火上炽，遍身青紫斑块，良由邪热伤络、血溢脉外所致。筹思有顷，蓦然想起方书有消斑青黛饮一方，或许尚能合拍。故拟先用犀角尖（镑末）五分，以银花露送服，继拟方用鲜生地、川黄连、黑栀、知母、青黛、生石膏、丹皮、赤芍、元参、鲜芦根与服，另以五倍子末外搽牙龈以收敛止血。两剂后复诊，龈血明显减少，周身青紫斑块亦渐消退，仍宗前方，去犀角，加侧柏叶、大青叶等增损，六剂后痊愈。阖家称颂不止，余亦深感满意。事后查察《外科正宗》《医宗金鉴》诸书，此症均称青腿牙疳及葡萄疫，与现代所称坏血病相似。而消斑青黛饮一方，出自《伤寒六书》，治邪热入胃，里实表虚，阳毒发斑之症，亦见合拍。余开业伊始，不意能旗开得胜，初建奇功，私自庆幸。

从此以后，我经常把每天看到的病摘记下来，写成临诊笔记。一般病例简录，疑难危重病则详记。诊疗之暇，细察认证识病，处方用药有无差错，有无药不对症之处。哪些药该用的未用，不该用的却用了，经过思考，以备下次改正。遇疑难病或罕见之症，必经多方查书，一求明确诊断，二求想方设法。遇危重症，事关患者生命安危，责任重大，不但临诊时要详细检查，慎重推敲后方遣方下药，且诊后又要考虑下一步方案，常致夜不安枕，必待来朝看到病人转危为安，才放下心来。我这样做，多年如一日，认为有下列几点好处：①边看病，边查书，学以致用，学用结合，有利于逐步提高医疗水平。②既有成功的经验，及时总结；亦有失败的教训，随时改正。③对病人负责，免于差错。④日积月累，便于摸出规律，总结提高。

衷中参西　为我所用

我初登医林不久，除从事中医外科专业外，因惑于社会上有中医长于内科，西医长于外科之说，思想有所触动。当时有上海汪洋办的西医函授学校，编有一整套的讲义，我就抽诊余时间来自学，还涉猎其他西医书籍，得以略窥门径。我认为中西医各有所长，各有所短，何妨中西会通，采长补短。后来看到唐容川氏《中西医学汇通》一书已先得我心，深有启发。我先从中西病名对照着手,待抗战前夕迁居上海后,即广泛搜集资料,结合自己见解,写成《中西医学汇综》一书,初步体现了我的设想。我在序文中写道:"中西医不可偏废,允宜兼收并蓄,取长补短,融会贯通,共治一炉。""医学无分中外,拯人疾患,其道则一,他山之石,可以为错。"盖因当时中西医间存在隔阂,各立门户,相互攻讦,有水火不相容之势,深以为憾。后又在我主编的《国医导报》中重申此旨,有中西医长期共存、互相结合之意。我三十年代发表的《外科新论》及五十年代写的《实用外科中药治疗学》,都是以中西病名对照、中西学说互参的方式来写的。

解放后,参加革命工作以来,中西医结合在一起,有一个共同的目标,为发扬、整理、提高中医学而做出努力。在实际工作中,我常认为中医辨证、西医辨病(当然中医也讲辨病),是目前做好中西医结合工作的两个主要环节。要做到这一点,中西医应互相学习。中医要熟悉西医诊断检查的一套方法,西医也要深入了解中医辨证论治的特点。这样,中西医间才有共同的语言,知己知彼,百战不殆。

我在临床实践中,遵循中医辨证论治基本精神,以证为主,既可异病同治,亦可同病异治,同时吸收现代医学的理论学说,衷中参西,洋为中用,提高了临床组方用药的针对性及整体性。如扁平疣、带状疱疹,就西医来说是属于病毒性皮肤病,我就采用清热解毒药组成的马齿苋合剂治疗,取得了较好的疗效。又如银屑病,鉴于西医抗肿瘤药物有效,但不良反应较大。我就根据此证有血热、血燥的特点,适当配合清热解毒药(初步认为具有抗癌作用的中药),亦取得较好疗效,且不良反应较少。

❧ 用辩证法指导实践 ❧

我以为学习唯物辩证法并用来指导临床实践,很有必要。所以读一读毛泽东同志的《实践论》《矛盾论》及《人的正确思想是从哪里来的》三篇著作很重要。

(一)学习中医基本理论及前人经验,是十分必要的,但决不能脱离实践 因为基础理论毕竟是原则性的东西,若不结合临床实践加以阐发验证,就不易深入,碰到实际问题,就无法处理,所谓"熟读王叔和,不如临证多"。前人学说经验并非都是金科玉律。学派不同,立论各异,各有所长,

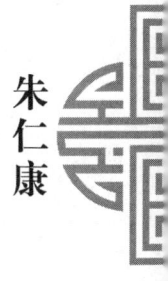

朱仁康

各有所偏,常瑕瑜互见。既要尊重古人,但由于时代的局限性,亦不要迷信古人。前人的经验,不等于就是自己的经验,必须通过自己的实践,临床验证,或成或败,从实践中来认识所学,检验所学。

(二)我们认识事物,有两个过程,就是从特殊到一般,又从一般到特殊 认识疾病也是一样,例如,中医所谓的异病同治和同病异治,就是这个道理。

在临床中要大量积累病例,首先从中找出其普遍性(共性),拟定通用方,经过验证,便于推广。其次是找出其特殊性(个性),摸出规律,进行辨证论治。个别亦可求大同存小异,进行加减。这样从一般到特殊,又从特殊到一般,实践、认识,再实践、再认识,使我们更前进一步。

更重要的要认识到矛盾互相转化的规律。矛盾的双方,依据一定的条件,各向其相反的方向转化。我带着这样的认识,来解决慢性湿疹长期不愈的问题。过去对这种病,束手无策,只认为湿疹就不离乎湿,用片面的、静止的观点看问题,常用苦寒燥湿或淡渗利湿的方法来处理,结果越治越坏。原因是没有认识到长期不愈、渗水日久已重伤其阴,矛盾已经转化,出现舌绛、苔光剥等证。于是考虑到用滋阴的方法。但又注意到,如单用滋阴,就会助湿。于是,最后采用了滋阴除湿同时并用的方案,用生地、元参、丹参等滋阴而不助湿,茯苓、泽泻除湿而不伤阴,并随时注意到矛盾双方互相转化,如阴伤现象重时,就重用滋阴,湿象又明显时,则重用除湿,随时分析矛盾,解决问题,从而收到较好的疗效。

此外,在外科领域里,阴证转阳证,阳证变阴证,亦并不少见,应随时注意矛盾的转化。我在临床中,常采用消托兼施、攻补并进的方法,亦是这个道理。我等读前人书,要经过思考,学其合理部分,舍其偏见之处。就治疮疡三大法之消、托、补而论,能消则消,不能消则托,此乃常法。但在具体运用中,应灵活掌握,不可拘泥。王洪绪虽有"以消为贵,以托为畏"之戒,我则赞成其前者,而不同意其后者。王治疮疡以犀黄丸、醒消丸、小金丹之类,以期内消,免于刀针之苦,是其可贵之处。若治之已晚,能消者无几,予常以消托兼施之法,间有可消之机,即使不克内消,亦能移深居浅,脓泄而愈,乃是上策。因此认为托法并不可畏。即以仙方活命饮为例,亦是消托兼施之剂,未成可消,已成速溃。我用托法,如疔疮火毒结聚,坚不化脓,肿势扩散,则宜清托,使其疮头早破,疔毒外泄,不致内窜走黄。又如脑疽发背,疡不高肿,平塌不起,则宜补托（补正托毒），不致正虚毒陷。如阳虚毒陷,则宜温托,以挽颓势。此外,予治肠痈（阑尾周围脓肿）、瘰疬等症,亦用消托兼施之法,达到内消目的。

（李博鉴整理）

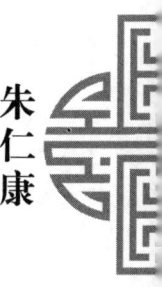

朱仁康

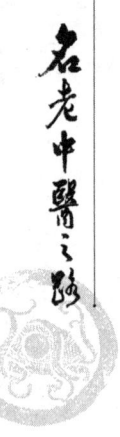

医 海 春 秋

辽宁中医学院副院长、教授　　孙允中

作者简介

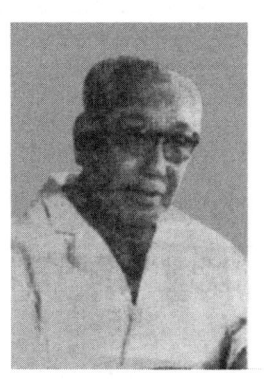

孙允中(1902～1993),辽宁省沈阳市人,从事中医工作五十余年。对于胸痹、贫血、肝病、肾病研究方面取得一定成绩。著有《儿科病中药疗法》《孙允中临证实践录》。曾编写《伤寒》《金匮》等讲义多种。历任中华全国中医学会理事、辽宁省中医学会副会长、辽宁省五届人大代表等职。

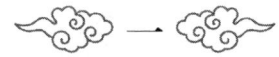

　　我祖籍沈阳,父亲是位遐迩闻名的医生。在家庭熏陶下,我九岁的时候,就已认识一些中药了。但是,这个本来是得天独厚的条件没继续多久,十一岁母亲死后,后娘入门,我这个曾经是双亲的宠儿,一下子变成了家庭的弃子。多亏姨妈把我收养起来。大概是"寒梅初放"的缘故吧,我十六岁就发愤学医,手捧"四小经典",每至午夜。两年逝去,我念熟了《药性赋》《汤头歌》《濒湖脉学》和《医学三字经》。以后,继续以三年时间背完了《医宗金鉴》的全部内容。这样,我粗知了一点正骨和运气学说，略通了一些四诊和名医方论，熟悉了伤寒和各科疾病的预后转归、审因辨证及治疗方法，且已经能够处理一些多发病和常见病。于是，便在沈阳泰和堂顶门立户，挂牌行医了。

俗话说："秀才行医，罩里拿鸡。"就是说没有文化，此业难立。而仅仅念过几天私塾的我，恰恰面临着这样一个问题。深奥难明的医学理论和诘屈聱牙的诸家典籍像座大山，拦住了我深造的道路。于是，在诊务之余我开始学习《古文观止》等古文书籍，力求以最大的努力来补救自己文化根底的浅薄。但是，由于中医学精髓的形成历尽数代，源于百家，医书汗牛充栋，文词衍变甚大，春秋和秦汉有别，唐宋与明清不一，没有相当的水平，根本无法登堂入室，所以我又于一九二九年二月，毅然决定赴沪学文。

在上海新民大学的生活是十分艰辛的。为了支付简朴的费用，有空就得打些短工，尽管如此，依然是捉襟见肘，债台高筑。在饥寒交迫之中，学习了中国文学发展史和精萃著作，研究了历史上不同时期的语言特点及写作风格。

我的学文，绝非弃医学文，而是为了更好地学医。在考究战国时期文学的同时，我三阅十八卷《黄帝内经》的一百六十二篇文章，参照了诸位名家的评注，认真探求了阴阳五行、脏腑经络以及刺法、病因、病机、诊法、治则、摄生等系统理论。这部"医家之宗"引起我浓郁的兴趣。在学习汉代作品的时候，又自修了《伤寒论》，钻研了《金匮要略》，详读了《神农本草经》。

一九三三年，我怀志而归，于沈阳天益堂又开始了杏林生涯。基础提高了，我开始扎扎实实地探索临床问题，苦心实践，惨淡求知。十八年里，吃在柜上，睡在诊室。白日治病救人，穷思于方脉之间；夜晚闭门思过，远虑于成败之上。说是忘了家，忘了己，不为过分。人曾笑我"什么也没得到"。是的，现在想来，只有为之奋斗的事业中取得的微小成绩，像一丝光亮一样，鼓舞着我茹苦如饴，不断前进。

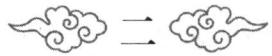

二

祖国解放了，党的光辉照耀中医事业，也光顾了我这个普通中医学者的悲苦凄凉的心。

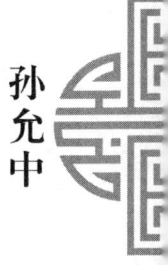

一九五二年，沈阳中医诊所成立了，年过半百的我，第一次把自己的救人之术，真正自觉地同人民联系在一起。从此，在党的关怀下，学术始向成熟。如果把我的学习历程分为三个阶段，即"少年起步，青年架梯，晚年登堂"的话，那么，这个时期应该说是我努力登堂入室的真正的黄金年华。

在此期间，我为了得心应手地驾驭中药，曾汲取了前辈之说，借鉴了诸家之长，记录了一己之得，汇集成册，名为《神农指迷》。这本读书笔记从药性分类，区别寒、凉、温、热、平的差异，并探讨了反佐的应用；以升、降、浮、沉分类，详述了茎、根、花、叶、果的特性，并结合了三焦的理论；从药物归经分类，尽列一药多能，并重视了脏腑学说；以药物功效分类，注明特殊作用，并强调了辨证用药。全节从人的整体和局部，药的共性和个性，具体分析了饮片的灵活运用、剂量选择、加减要点和组方原则。

中医初学者都会感到记住方剂不易，理解方剂更难，为了解决这个困难，我做了一个尝试。

我们知道，《汤头歌》通篇七言，背诵中难免混淆。鉴于此因，我做了补偏救弊的努力。除了一般七言之外，力求字数多样化。编有三言句，如麦门冬汤（人参、麦冬、半夏、粳米、甘草、大枣）：参麦草，半粳枣，无粳米，用山药；编有四言句，如荆防败毒散（荆芥、防风、柴胡、枳壳、前胡、川芎、茯苓、桔梗、羌活、独活、甘草）：荆防败毒，柴壳前胡，川芎苓草，桔梗羌独；编有五言句，如三仁汤（杏仁、苡仁、蔻仁、半夏、川朴、滑石、竹叶、木通）：三仁苡蔻杏，半朴滑竹通；编有六言句，如一贯煎（沙参、麦冬、生地、川楝子、当归、枸杞子）：沙参麦冬生地，川楝当归枸杞；还编有长短之句，如萆薢分清饮（萆薢、乌药、益智、石菖蒲、茯苓、甘草、食盐）：温小肠，分清方，盐苓草萆益乌菖。这样字数不等，体例不一，比较易于记忆。如果方中有方，就力求简单化，不再混为一体，如化癍汤（犀角、玄参、生石膏、知母、甘草、粳米）：化癍白虎臣，犀角共玄参。其一经缩减，倏忽可记，也有助于体会方义。在可能的情况下，力求谐音化，衍变成常用语，如久咳饮（半夏、枇杷叶、郁李仁、杏仁）：夏李杷仁，谐为"下里巴人"，令人印象深刻。按以上方法，共编写了二百多首方歌，自己深受其益。

我曾研究了引经药，重视它们在方剂中不可低估的地位。血府逐瘀汤中柴、半、桔、枳的上下升降，通窍活血汤中葱、姜、麝香的升散开窍，少腹逐瘀汤中茴、姜、肉桂的温通下焦，身痛逐瘀汤中芄、龙、灵脂的祛风通络，膈下逐瘀汤中乌、枳、香附的疏肝理脾，补阳还五汤中黄芪、地龙的补气熄风，引经药都起着重要作用。方中活血药可以更替,而此等药不能偏废。否则一方可代六方,就没有区分血府、通窍、少腹、身痛、膈下和补阳还五的必要了。有些人拟方之后即云某某逐瘀汤加减,实际不过是满纸活血药而已。当然不能说它毫无作用,但至少疗效不著。对此我进行了长期观察,不止几个逐瘀汤这样,诸如逍遥、养心之类也是这样。

我还对佐药的积极因素,进行了推敲和验证。如真武汤仲景用心良苦,方内白芍恰到好处,既可缓和附子辛热之性而不致伤阴,又能引导附子达下元而不得上窜。与附子相配,阴阳互济;同术、苓为伍,利湿外出。倘若去掉白芍则方义大变,稍微不切就有火盛耗津之虞。如果重用白芍则功力又进,敛阴涵阳,可治虚阳欲浮之证。显然,那些恐其恋邪和视其无功,便弃之不用的人,是千虑一失了。无数的经验证明,方剂中佐或反佐的应用具有实际意义,真武汤如此,芍药汤、达原饮等方也是如此。

此外我还结合五行学说分析方剂的内在联系。如甘露消毒丹治疗湿热黄疸就是一个典型。众所周知,木气太过必然克土侮金,母病及子,肯定火为所伤,子病及母不免水受其害。本方茵、芩、薄荷清泻肝木,蔻、菖、藿香芳化脾土,贝母、射干清宣肺金,通、滑、连翘既降心火又利肾水,一举三焦全理实较茵陈蒿汤更胜一筹。这样体现祖国医学整体观念的实例,绝非仅此而已,像六味丸、一贯煎等,不胜枚举。

必须指出,强调使药而不能以使代君,重视佐药而不能以佐废臣,提倡五行演绎而不能牵强附会。否则,难于取效。

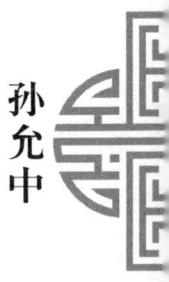

三

一九五五年四月,我被派往锦州省中医进修学校任教。在担任古典医籍和临床课的讲授过程中,我钻研了阴阳五行学说,写了《论阴阳学说的哲学思想》一文,以天平的形象作比喻,并阐述了阴阳的斗争、互根、消长和平衡。将《内经》所说的"阴平阳秘,精神乃治""阴阳离决,精气乃绝"的理论运用于临床。在一九七二年三月十日诊一农民,张姓,男,四十九岁。主诉:五天前,突发咽紧喉痒,胸闷脘痛,恶心呕吐,赴我院急诊。心电图测知为后壁心肌梗死,血压为零,经西医抢救,证见好转,血压尚低(70/50毫米汞柱左右),胸痛彻背,恶寒踡卧,四肢厥冷,神疲无力,面色苍白,唇甲皆青,尿频、大便溏,舌淡苔白,脉迟微弱不起。此为胸阳不振,寒邪太盛,气失宣达,心脉闭阻,治以回阳救逆,用益气复脉:熟附子、干姜、肉桂、白术、红人参、茯苓、陈皮、半夏、五味子、炙甘草,生姜为引,水煎,二剂。

三月十四日复诊:胸痛顿轻,恶寒大减,血压渐升(90/60毫米汞柱),脉来较前有神,此时必于"阴中求阳",改拟益气养阴,通阳复脉,用生脉散加熟附子、干姜、炙甘草,水煎,六剂。

三月二十三日三诊:胸痛续减,手足转温,唇甲红润,二便改善,血压逐增(104/70毫米汞柱),舌淡红,苔薄,脉缓。重按略嫌无力,再予平补气血、通阳复脉:党参、麦冬、生地、丹参、桂枝、生姜、大枣、炙甘草,十剂。

八月七日四诊:基本康复,气力觉充,血压回升(160/90毫米汞柱),时有轻微胸痛,再以上方加瓜蒌、薤白,续进十剂,症状消失。

按:本例乃"厥心痛",为阳气衰微,阴邪痹阻所致。当务之法,通阳复脉,遵循"无阴则阳无以生,无阳则阴无以化"之义,初用回阳救急汤,使"阴消阳长";二诊以四逆汤合生脉散,防其"阳极反阴";三诊投炙甘草汤更令"阴平阳秘",运筹两全,不致偏伤。此即张景岳所谓"善补阳者,必于阴中求阳"是也。我对五行学说的实际意义进行了研究,认识到生、克、乘、侮是人体生命过程中的运动形式,无论已病或未病,皆不例外。这一学习心得,对我理解脏腑的生理、病理以及研究临床的诊断、治疗,帮助极大。

读书贵在存疑。我学完《医学三字经》已历时四十年了,但其中"胀满蛊胀篇"所谓"单腹胀,实难除。山风卦,指南车。易中旨,费居诸"一段,一直未能了了。陈氏云云,后世相因,皆以抑木培土出其方药,结果不治者多,回春者鲜,这激发了我的求知之心。于是,深究了《周易》,联系了中医理论,明确了歌诀含义。简赅说来,"风"属木属肝,"山"属土属脾,二者合成蛊卦,其刚上,高亢而不下接,其柔下,退缩而不上交。两不相通,胀病遂成。然此证非但有"木乘土"之由,而且存"土侮木"之因,况暂病则实,久病则虚,疏泄失司,运化无权又属势在必然。缘肝为系血之脏,初为气滞,渐为血瘀,且脾乃仓廪之官,先必湿停,后必纳呆。拟以四消汤,理脾与疏肝同施,补益和消导并用,行气与活血相协,芳化和淡渗共济,常常疗效满意。由此体会,先精后博,博而后精,温故知新,不断修学,是从无知到有知,从知之甚少到知之较多的唯一道路。

自从走进辽宁的中医最高学府——辽宁中医学院,在学习条件上我得到了我想得到的一切。在这里的第一个收获是脉学,我结合教学,阅读了《内经》《伤寒论》和《金匮要略》的脉学部分,学习了《脉经》《三指禅》和《濒湖脉学》的全部章节,结合长辈的传授及个人的体会,写成了读书心得——《指下权衡》。将二十八种脉象按浮、沉、迟、数、虚、实,归纳深浅、大小、粗细、长短、清楚与模糊,加以鉴别,指出它们所主病症的程度差异。以关前关后、左手右手相互比较,提示上下虚实、气血盈亏、阴阳盛衰的不同情况。肯定了心肾不交、脾肾阳虚、肝气乘脾、脾肾阴虚等十七种并病的复合脉象,阐释了可能出现的细微变化。并在脉象上主张形容简赅,反对比喻繁杂。说明了取法与指下感觉。

其次,我又对舌诊进行了研究。在了解基本知识和变化规律的基础上,重阅先人记载,综合临证拾遗,从简到繁,由粗而精,将舌质分为六纲,并与深、浅、老、嫩相参,分析病机,推测趋向,把舌苔分为四十九目,且同厚、薄、润、燥合论,指明病因,谈及胃气。将舌态分为十类,并与质、苔、脉、症共议,分析病所,细述利害。意在以纲带目,以证言类,使一般之中不漏特殊,灵活之时不失规矩。

我还对"宣可去壅,通可行滞,补可扶弱,泄可去闭,轻可去实,重可镇怯,滑可去著,涩可固脱,燥可胜湿,湿可润燥"的十剂之说,有选择地收集了牛榔散、二妙散、左金丸、交泰丸、丹参饮、生脉饮、芍药甘草汤、三子养亲汤等二百多个药少力专的小验方,既可调理阴阳、寒热、表里、虚实、气血之变,又能解除肿胀、痛麻、吐泻、秘淋、喘咳之苦,便于调节方剂中补泻并进的比重和标本兼施的缓急,不至于忙中智昏,手足无措。但强调选用小方,必须在精通常用代表方剂的基础之上进行。只有如此,才能信手拈来,运用自如。

在临床中我体会到,应态度严谨,稳中求效。如此,我为自己立下了"六宜准则",即:实宜量重,虚宜剂平;缓宜味多,急宜方精;轻宜缓图,危宜速功。此外,还拟定了"十防纲要",即:脉浮防火郁,脉大防暴厥;面青防风动,面赤防阳越;寒证防戕阳,热证防耗液;久病防卫虚,表病防内邪;渴甚防脾呆,湿肿防津竭。这些看似简单,实为重要,若稍有失慎,轻者贻误病机,重者杀人致命,诚不如防患于未然之时。

记得一九七一年五月十七日,治一女性患者,三十二岁,感受风温半月有余,初起恶寒发热,鼻塞流涕,咳嗽气急,右胸疼痛,铁锈色痰。经西医检

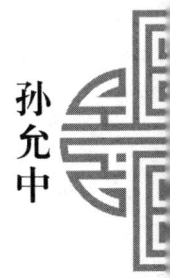

孙允中

查听诊：两肺散在干鸣音；X线胸透：右肺下有高密度影；化验：白细胞19.3×10^9/L，分叶80%，杆状3%，淋巴17%；诊断为右下叶大叶性肺炎。曾用青霉素、氯霉素、金霉素、红霉素、雷米封等，并服中药加味桑菊饮，高热不退(39℃)，午后尤甚，面色晦暗，精神萎靡，虚汗乏力，胸痛气短，舌红苔黄，脉细数。素体阴亏，感受温邪，留连日久，耗津动液，颇有入营之虞。治以清气透营，滋阴退热。方用银柴胡、胡连、麦冬、白薇、生鳖甲、地骨皮、丹皮、知母、贝母、生桑皮，三剂，水煎服。

五月二十二日复诊：热减(37℃)，症状亦轻，复投三剂，诸症消失，脉静身凉。

按：桑菊饮乃辛凉轻剂，主治风温初起，邪袭肺卫之证，但若热邪不解，留连日久，入于阴分者屡见不鲜，吴鞠通曾立有青蒿鳖甲汤，并指出："邪气深伏血分，混处血络之中，不能纯用养阴，又非壮火，更不得任用苦燥。"要言不繁，阐明治则，案中所用清骨散，即仿其意。

一九七二年七八月间，我在病房用王肯堂《证治准绳》十味温胆汤加强心药，抢救曾十一次心搏骤停的张姓男患者，效果良好。当时诊断为"寒涎沃胆，胆寒肝热，心虚烦闷，心悸不眠之证"。后来在病房实习的青年大夫，看我用十味温胆汤，心有怀疑，径自改用生脉散加减，用完两剂后，心搏骤停又反复发作，于是患者主动要求服用十味温胆汤多剂而愈，后调理月余出院。

一九七五年五月九日应邀会诊一许姓，女，八十一岁，华侨(居菲律宾)，在归国参观途中，至香港偶感风寒，头痛，咳嗽，身冷，乏力，抵沈后洗澡一次，病情加重。某医院诊为支气管肺炎(由葡萄球菌所引起)，用红霉素、氨苄青霉素配合中医治疗。认为邪入阳明，投以生石膏、知母、竹叶等，病势不减。会诊时见其人体质较弱，恶寒发热(38℃)，咳喘，咯稠黏痰，胸闷气短，胃脘饱胀，呕逆不欲饮食，大便溏，面色苍白晦暗，精神萎靡不振。左脉弦细略数，右脉弦数，舌质粗糙，苔白腻。按伤寒六经辨证，此太阳表邪未解，传入少阳。发热恶寒，胸闷呕逆不欲饮食，脉弦，皆少阳证也。古云："有一分恶寒，便有一分表证。"且"伤寒中风，发热无汗，其表不解，不可与白虎汤"。邪在半表半里之间，唯和解经枢，疏表达里，若用大剂寒凉之品，冰伏其邪，易成坏证，宜慎之又慎。治少阳证则小柴胡汤为宜，故取小柴胡汤加味：柴胡、黄芩、半夏、甘草、生姜、桔梗、枳壳、白干参、瓜蒌、杏仁、桑叶、桑皮、紫菀、双花,水煎服,日服三次。

五月十二日复诊:服药后精神转佳,面有笑容,胸闷气短减轻,咳喘亦减,舌质暗红,苔黄白,胃脘稍有不适,二便如常。风寒之邪已从表解。痰热交滞,气机不畅,仍以和解为主,去桑叶之轻宣,加槟榔以疏通气滞。另用羚羊角三分,煎水,随时饮之,以清热化痰。

五月十八日,上方续服,诸症悉失,已下床活动。

按:《伤寒论》指出:"伤寒五六日,中风往来寒热,胸胁苦满,默默不欲食,心烦喜呕……或咳痰,小柴胡汤主之。"本例为年逾八旬之老人,身体素虚,久居热带,不胜风寒,表邪不解,而见苦满、喜呕、不欲食等少阳病主要症候,用小柴胡汤,最为对症。若见其发热、咳喘,便误以为阳明里热,而用白虎汤,则甚不适宜。"有一分恶寒,便有一分表证",表邪不解不可用清法,此为经验之谈。

几个病例可以证实:温病的卫气营血辨证,伤寒的六经辨证,内经的阴阳八纲辨证,杂病的脏腑辨证,如掌握恰当,运用灵活,真能效如桴鼓,药到病除。

(孙继先整理)

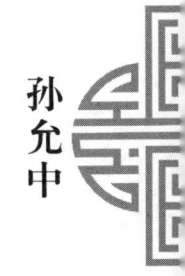

孙允中

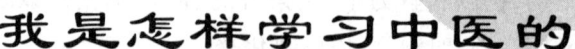

我是怎样学习中医的

中医研究院广安门医院主任医师　　　沈仲圭

作者简介

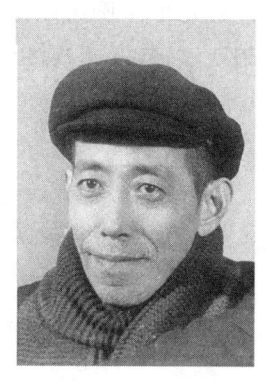

沈仲圭(1901～1986)，浙江杭州人。早年受业于王香岩先生。一九二八年任教于上海南市中医专门学校，一九三〇年任教于上海国医学院，一九三二年又任教于上海中国医学院。抗战期间，曾任重庆北碚中医院院长。解放后先任教于重庆中医进修学校，一九五五年受聘到中医研究院工作。毕生除热心中医教育外，早年起即为多种中医刊物撰文，为普及中医知识做出了贡献。主要著作有《养生琐言》《仲圭医论汇选》《肺肾胃病研讨集》《中医经验处方集》《中国小儿传染病学》等。

我生于一九〇一年，祖籍杭州。父亲是清代两浙盐运使署房吏，家境小康。到我中学二年级肄业时，家已衰败，只得改弦学医，拜本地名医王香岩先生为师。王师为湖州凌晓五门人，擅长治疗温热病，与善治杂病的莫尚古同为杭人所称道。我在师门上午随诊，下午摘抄医案，同时看书学习。

满师后，我一面任小学教员，一面钻研医学，并执笔写文，投寄医刊。当时如王一仁主编的《中医杂志》，吴去疾主编的《神州国医学报》，陈存仁主编的《康健报》，张赞臣主编的《医界春秋》，陆渊雷主编的《中医新生命》

等刊物,登载拙作颇多。

我于一九二八年在上海南市中医专门学校任教职,该校为孟河丁甘仁先生所创办。我在该校执教时,丁氏已去世,长孙丁济万继其业,在上海白克路悬壶,同时主持校务。所用教材,有的是自编讲义,有的选用古今名著。教员有程门雪、陆渊雷、时逸人、余鸿孙及我等。

一九三〇年下半年至一九三一年,我再次到上海国医学院任教职,该院系陆渊雷、章次公、徐衡之三人所创办,聘章太炎为名誉院长。陆渊雷讲授《伤寒论》,章次公讲授药物学,徐衡之讲授儿科,我讲授中医常识及医案。由于师生共同努力,造就了一批优秀人才,如中国医学史专家范行准、浙江中医学院教授潘国贤,均在该院毕业。

一九三二年九月至一九三三年七月,我第三次到上海中国医学院任教职。该院系上海国医学会设立,实际上由上海名医朱鹤皋出资兴办,教务长为蒋文芳。教材全用讲义,有的参以西医学说,有的纯是古义。学生大都勤奋好学,成绩斐然,如著名中医师肖熙即是该院高材生。此为三个医学院校的概况。

那时中医界出版的医学刊物可分为三个类型:一为中医学术团体主办的,如《神州国医学报》《中医杂志》等;一是以研究学术、交流经验为宗旨的,如张赞臣主编的《医界春秋》,陆渊雷主编的《中医新生命》等;一为宣传中医常识,唤起民众注意卫生的,如陈存仁创办的《康健报》,吴克潜创办的《医药新闻》,朱振声创办的《幸福报》等。但总的来说,当时研究学术未成风尚,刊物稿源常虑不足,因此更促进了我对写稿的兴趣。

另外,那时要在十里洋场以医业立足,颇不容易,大都先做善堂医生,取得民众信仰,然后自立门户。如陆渊雷是善堂医生,章次公是红十字会医院医生,徐衡之家境宽裕,自设诊所。由于当时政府崇西抑中,设备完善的西医院专为官僚富商服务,贫困的劳动人民只能到善堂求医。即如《神州国医学报》编辑吴去疾终因业务萧条,抑郁而离世。又我老友张汝伟,虽自设诊所,却无病人上门,赖其女资助,生活艰难。那时上海虽有声望卓著的中医,但为数不多,大多数中医同道门庭冷落,为柴米油盐操心,哪有心情研求学术。回忆往事,令人感叹不止。

一九二九年,国民党政府第一次中央卫生委员会议通过了余云岫等提出的"废止旧医"案,并提出了消灭中医的六项办法,立即引起了全国中医

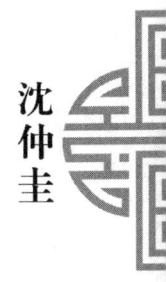

沈仲圭

界的极大愤怒和强烈反对。全国各地中医团体代表聚集上海,召开全国医药团体代表大会,向反动政府请愿,强烈要求取消提案。当时裘吉生、汤士彦和我等,作为杭州代表出席会议,强烈呼吁,一致反对,迫使国民党反动政府不得不取消了这个提案。

抗日战争爆发后,我只身逃难入蜀,到达重庆,任北碚中医院院长等职。

解放后,我在重庆中医进修学校任教,那时副校长胡光慈、教务主任任应秋,均为西南中医优秀之士。我在那里讲授方剂、温病,编了两种讲义,讲义稿后在上海、南京出版。

一九五五年底中医研究院在首都建院,应钱信忠部长的邀请,我与蒲辅周、李重人等从四川调京,参加中医研究院工作迄今,韶华荏苒,匆匆二十五年过去了。

以上谈了我学医的经过。下面再谈谈我的治学体会,约有下列几项。

熟读精思　不断总结

古人读书,有"三到"之说,即口到、眼到、心到。口到是指朗诵,眼到是指阅看,心到是指领会和思考。后人又加上手到,即要求勤记笔记。这四到,概括了读书的基本方法。

我青年时代,因文化程度不高,感觉古典医籍深奥难懂,故采取了从流溯源的学习方法,即先从浅显的门径书学起,逐渐上溯到《伤寒》《金匮》《内经》《难经》等经典著作。和当时一般中医学徒一样,首先读《汤头歌诀》《药性赋》《医学三字经》《濒湖脉学》等书,做到能熟练地背诵,即使到了现在也大半能记得。根据我的经验,年青时要读熟几本书做底子。因年轻记忆力强,一经背诵,便不易忘记,可以终身受益,同时为以后进一步学习打下基础。

我酷爱读书的习惯,即在那时养成。我平生所读之书,以明清著作为多。清末民初,浙江桐乡大麻金子久先生曾对门人说:"《内》《难》《伤寒》《金匮》为医学之基础,然在应用时即感不足,如《金匮要略》为杂病书之最早者,然以之治内妇科等病,不如后世医书之详备。所以唐宋诸贤补汉魏之不足,金元四家又补唐宋之不足,迨至明清诸名家,于温病尤多发挥。"金氏这段话,与我治学之路正复相同。我细心阅读的书有汪昂的《素灵类纂约注》、徐大椿的《难经经释》《医学源流论》,治《伤寒》《金匮》,宗《医宗金鉴》,温病宗《温热经纬》。明·王肯堂《证治准绳》,清·国家编纂的《医宗金鉴》,以及沈金鳌的《沈氏尊生书》,均是煌煌巨著,内、外各科具备,也是我案头必备的参考书。其他如本草、方书、医案、笔记等,平居亦常浏览,以扩见闻,这些书仅是所谓眼到而已,不要求背诵。

从前读书,强调背诵,对初学来说,确是一个值得重视的好方法。清·章学诚说:"学问之始,非能记诵。博涉既深,将超记诵。故记诵者,学问之舟车也。"(《文史通义》)涉山济海,少不了舟车,做学问也是如此。只要不是停留在背诵阶段,而是作为以后发展的基础和出发点,那么,这样的背诵便不得以"读死书"诮之。

熟读了,还要精思,把读的东西消化吸收,领会其精神实质,同时要善于思考,养成一定的鉴别能力,既不要轻于疑古,也不要一味迷信古人,这就是心到。

所谓手到,就是要记笔记。笔记可分两种:一种是原文精粹的节录,作为诵读学习的材料;一种是读书心得,这是已经经过消化吸收,初步整理,并用自己的文字作了一定程度的加工的东西,比起前一种笔记来,进了一步。在学习过程中,这两种笔记都很重要,前一种是收集资料的工作,后一种是总结心得的工作。待到一定时候,笔记积累多了,便可分类归纳,这便是文章的雏形了。

这四到,不仅互相关联,而且互相促进。一九二八年至一九三三年,我在上海中医院校任教时,由于教学须编讲义,写稿须找资料,只好多读多看,勤记勤想,因此在中医理论方面提高较快。

转益多师　不耻下问

韩愈说:"古之学者必有师,师者所以传道、授业、解惑也。"又说:"巫医乐师百工之人,不耻相师。"求师问业,原是中医的良好传统。我早年幸遇名师王香岩先生,经他传道、授业、解惑,为我以后的学业奠定了基础。王师擅长治疗温热病,我学习的基本上是叶派学说。迨至壮年入蜀,接触到不同的学术流派、不同的环境、民情风俗、用药习惯等等,对我理论和临

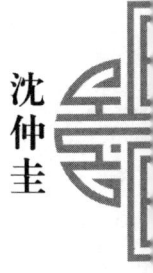

沈仲圭

床的提高起了一定的作用。如江浙医生用乌、附,大率几分至钱许,而川蜀医用乌、附,常用三四钱,甚至有用两许大剂者。解放后到了北京,北京是政治、经济、文化的中心,名医云集,因此得与四方名医时相过从,各出所学,互相切磋,获益良多。

古人为学,提倡"读万卷书,行万里路",这话很有道理。司马迁能写成"究天人之际,通古今之变,成一家之言"的《史记》,一来由于"天人遗文古事,靡不毕集太史公",掌握了大量文献资料,同时他"二十而南游江淮,上会稽,探禹穴,窥九疑,浮沅湘,北涉汶泗……西征巴蜀以南,略邛、笮、昆明",历览天下名山大川,积累了丰富的生活经验和创作经验,这也是一个重要的原因。我国版图辽阔,地理环境、自然条件、风俗习惯、发病特点等,各地有所不同,在长期的发展中,逐渐形成了具有地方特色的用药习惯、医学流派等,这是由来已久了。如《素问·异法方宜论》即曾评论五方的发病、治疗的差别,提出"杂合以治,各得其所宜"的主张。因此,多向各地医药同行学习,吸收他们的长处,不但不耻相师,还要转益多师,不囿于门户之见,也是克服局限性,取得不断进步的一个重要方法。我自己曾从"行万里路"中学到了不少东西,故有深切的体验。

老前辈读书多,经验丰富,并有某种专长,向他们请教,得益甚多。同辈亦可互相研讨,交流经验。例如裴吉生老中医自订疏肝和胃散,治肝胃气痛疗效可靠,方用沉香曲、香附、甘松、元胡、降香、九香虫、刺猬皮、瓦楞子、左金丸、甘蔗汁、生姜汁。我向裴老索方,他即告我,以后我用此方治神经性胃痛、胃溃疡胃痛,均有疏肝和胃、行气止痛之功,但不宜于虚证。解放后,我长期与蒲辅周老中医一起工作,蒲老临床经验丰富,治病颇有把握,我向他学习了不少东西。

各地中、青年中医,与我联系者颇多,对于中青年医生,我总是满腔热忱地希望他们能继承发扬中医学,对他们的请教尽量做到有问必答,有信必复,同时也虚心学习他们的长处,认真听取他们的意见。例如,我在一九七九年曾写了《银翘散的研讨》一文,寄给北京中医学院研究生连建伟同学,请他毫不客气地提出修改意见,结果他果然提出了自己的一些看法,我根据他的意见,对文章中的某些不足之处作了修改。有时遇到疑难病症,我也常常主动邀请连建伟同学一起研究治疗方案,做到集思广益。

努力实践　逐步提高

从前有人说,学习中医要有"十年读书,十年临证"的工夫,读书是掌握理论知识,临证是运用理论于实践。如不掌握一定的基本理论作为实践的根本,比如初学皮毛,辄尔悬壶,以人命为尝试,难免"学医人费"之讥;反之,如有了一定的理论基础,而没有实践经验,纸上谈兵,又易误事,而且理论水平也难于真正提高。青藤书屋有一副对联,写道:"读不如行,使废读将何以行;蹶方长智,然屡蹶讵云能智。"这说出了读书和临床二者之间的辩证关系。

理论、实践是一个反复循环、不断提高的过程,要不断总结临床经验,包括失败的经验。我从前曾写过一篇《肺病失治记》,总结了自己的失败经验。善于总结失败的经验,可以取得教训,使失败成为成功之母,避免"屡蹶"。正反两个方面的经验积累多了,业务水平也就提高了,对理论知识的感受也深刻了。医学理论必须时时和临床相印证,体会才能深刻,自愧数十年来疑难大病治愈不多。但每当运用理论于临床取得预期的疗效时,便感到由衷地高兴,如我曾治疗粒细胞白血病,有两例得到缓解,肝硬化腹水有一例根本治愈,高血压、消化性溃疡病治愈较多等等,反过来,对我的理论水平也有不同程度的提高。我院曾与首都医院协作,临床研究门脉性肝硬化腹水(即鼓胀)之治疗规律,经过临床实践,我深深感到用泄水峻剂,如大戟、芫花、甘遂之类,虽能水去腹小,但不久又复发,反复施用,元气大伤,终至不救。由此体验,益信朱丹溪《格致余论》的一段话,为至当不易之论。丹溪说:"医不察病起于虚,急于取效,病者苦于胀急,喜行利药以求一时之快,不知宽得一日半日,其肿益甚。病邪甚矣,真气伤矣!"故治此症必须"和肝补脾,殊为切当"。

近年我曾用赞化血余丹治愈阳痿一例。患者李某,广西梧州某厂工人,患阳痿已数年,伴有腰酸腿软、心悸失眠等症,来信要求处方。我分析病情,认为系心肾两亏,拟赞化血余丹加减,并改为汤剂。他照方服用月余,诸症消失,一九八〇年四月间来信道谢。

赞化血余丹,方用血余、熟地各八钱,首乌(牛乳拌蒸)、核桃肉、肉苁蓉、茯苓、小茴香、巴戟、杜仲、菟丝子、鹿角胶(炒珠)、当归、枸杞各四钱,人参二

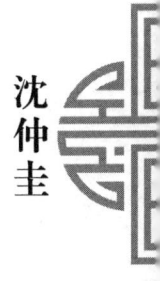

沈仲圭

钱。照方十倍量,炼蜜为丸,每丸三至五钱,饭前服。功能补气血,乌须发,壮形体。按此方补而不峻,滋而不腻,有补气血、益肝肾之效。因历用有效,故附记于此。

长期以来,我还结合临床,努力学习西医知识,以为他山之助。在《新编经验方》等书中,尝试结合西医学理,说明中医方剂的使用,虽然做得不够好,但我一直认为中西医应互相学习,取长补短,共同为人民服务。

自从一九二四年杭州三三医社出版了我先师遗著《医学体用》后,至今我已先后编写了中医书籍十多本。已出版的有《养生琐言》《诊断与治疗》《仲圭医论汇选》《食物疗病常识》《肺肾胃病研讨集》《中医经验处方集》《中国小儿传染病学》《中医温病概要》《临床实用中医方剂学》《医学碎金录》《新编经验方》共十二本。近年来,我又编写了《论医选集》《中医内科临证方汇》两本,共三十余万言,其他论文、医案三十余篇。我年虽老迈,但在有生之年,愿为祖国的四化事业,为祖国医学的发扬光大,不断努力,不断前进。

附小诗一首,借以自勉:

满目医林气象新,姚黄魏紫竞芳馨①。
神功共赞金篦术②,奇效还夸玉函经③。
病翩何须嗟蘐落,奋飞尚拟向青冥④。
欣逢四化千秋业,指路遥看北辰星⑤。

〔注〕
①粉碎"四人帮"后,医学事业出现一派百花齐放的新气象。
②《涅槃经》:"如目盲人为治目,故造诣良医,是时良医即以金篦决其眼膜。"此借用。西医建筑在现代科学的基础上,故长于实验,现闻已将激光用于医学,能在不到一秒钟内,做好复杂的眼科手术,可谓神矣。
③《玉函经》即仲景《伤寒杂病论》别名。中医立足于独特的东方哲学的基础上,以天人相应,整体观为特点,对许多病证疗效卓著,故中西医必须取长补短,通力合作,共同前进。
④我年迈,脾肾阳虚,每日食量不足四大两,体重不足六十市斤。精神体力虽差,但学习周总理"活到老,学到老,改造到老"的革命精神,每日一卷在手,或执笔为文,以此为快。
⑤有马克思主义为指路的北斗星,"四化"大业必能成功,中医事业亦必将有更大的发展。

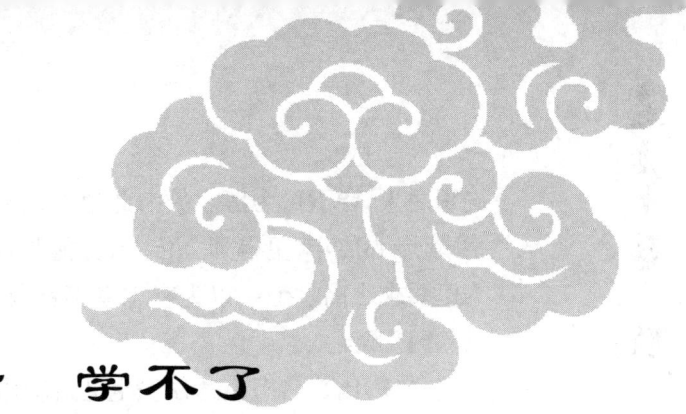

学到老 学不了

上海市华东医院中医科主任　　沈六吉

作者简介

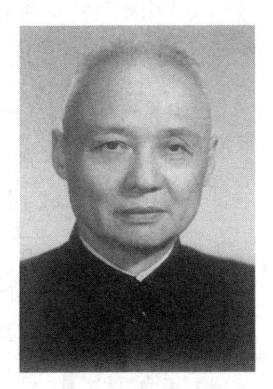

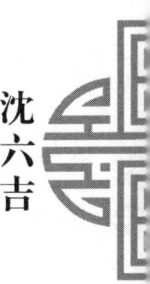

沈六吉(1901～1987)，上海嘉定县人。历任上海市华东医院中医科主任，上海市政协委员。从事中医临床近六十年，解放前即有声于时。一九五六年起供职于华东医院以来，治慢性肝炎、重症肝内胆管炎、胆结石、尿路结石、血栓闭塞性脉管炎、危重血小板减少性紫癜、流行性出血热及严重褥疮等疑难杂症，多获显著疗效。一九七七年十二月被评为上海市先进科技工作者。

　　余十四岁时，母患右胁背剧痛，中午延请邻近医生出诊，直至夜半才姗姗而来。余焦急无计，只恨自己不能医病，私念余若能医，誓必为近邻先诊，从此渐渐关心医疗，喜翻医书。其时，我乡白喉流行，枉死者众。有人印送《白喉治法忌表抉微》，余取而阅之。觉延医之难，如被误治，命即难保，由是学医之志，油然而生。又观沈归愚所作《叶天士传》。叶临终诫其子曰："医可为而不可为，必天资敏悟，又读万卷书，而后可借术以济世。不然鲜有不杀人者，是以药饵为刀刃也。吾死，子孙慎毋轻言医。"徐灵胎亦有"医非人人可学"之说，大致谓"非聪明敏哲，虚怀灵变，勤读善记，精鉴确识之人,皆不可为医。故为此道者,必具过人之资,通人之识,又能摒去俗事,专心数年,更得师之传授,方能与古圣人之心潜通默契。"观此,足见为医要求之高。但余以为有志者事竟成,决不知难而退,凡属利人济物之书,皆喜阅读。

一日,比邻名医吴达候先生见余所作《秋夜泛舟》诗:"明月出高枝,凉生潮长时。书声传远树,渔火映垂罳。露重孤帆稳,风斜一雁迟。江寒万籁寂,侑酒只新诗。"叹曰:年少有此才华,如能学医,必有成就。先君松甫公与余亦心折先生之品性端方,学有根柢,其为医又非时下可及。因于一九一八年夏,受业于其门。师以自撰《内经精要》三十万言授余,抄而读之,并习汉以后诸名著,重视临证实习,大有左右逢源之乐。

达候先生精神饱满,出诊回家,虽在深夜,犹为吾人讲授,其声琅琅,洒然不倦。不独推崇《内》《难》《伤寒》《金匮》《千金》《外台》等书,尝言行医尤要者为以仁存心,见义勇为,如此而不为病人所爱重者,未之有也。

余学医五年,至第三年即为师代诊。从此亲友邻居邀诊者,与日俱增。至一九二三年毕业后,即在嘉定行医,并设分诊所于上海。

一九二九年为反对国民党政府废止中医药之决议,吾师响应上海医药总联合会之号召,邀集同仁成立嘉定县支会,并被推选为执行委员会主席,余任执行委员兼会刊主编。此为嘉定县医药界有公会之嚆矢。是役也,由于全国医药界同志之共同努力,炎黄大业,未至失坠。

一九二四年江浙战争爆发,嘉定县首当其冲。余于秋半避难来沪,虽时只三月,但与上海病家接触渐多。至一九三二年,又因"一·二八"事变,再度避沪。由于治疗流行病及疑难病得手,业务益见忙碌。逮抗战军兴,余乃携家在沪设诊所于凤阳路寓所。

珍 惜 光 阴

光阴最应珍惜。古人惜寸阴、惜分阴,自有至理。余在舞勺之年即觉时人多喜叉麻雀、斗纸牌,夜以继日,虚耗光阴,至为可惜。故余自幼未尝插手赌博。一九一八年习医以后,见中医学典籍,浩如烟海,虽享大年,亦难卒业,乃对时间之宝贵有进一步之认识。且觉吸烟(包括当时之吸食鸦片)之虚耗光阴,未必亚于赌博,而于精神、肉体为害尤大。但旧社会,病家请吸烟(包括鸦片烟)、招赌博以表敬意,不足为奇。因而不能早起,呵欠频仍,懒于事事。且耸肩缩颈,康强难保,遑图长寿。抚今追昔,觉新社会移风易俗,何其幸福。青年如能珍惜光阴,前途何可限量。

年少未免好奇,好奇须防为一切恶习所侵袭。族伯邺亭公嗜鸦片,年才六旬,骨瘦如柴,不离床榻。一日谓余曰:"鸦片吸几口,不会上瘾,汝不妨一尝,可知其中有何乐趣。"余笑辞曰:"余腹中由它少此一味可也。"族伯叹曰:"我只为好奇而无决心,一试再试,以致终身受累,有苦难言。"故年少时,对有害事物应深恶而痛绝之,不能存有好奇之心。务必将有限之时间、精力,集中于毕生事业。

择善而从

余一向认为,中西医学互有短长,应取长补短,择善而从。只要于病者有利,欢迎中西结合,中西会诊。余最初行医时,即采用体温表、开口器、灌肠器等等。解放前,每隔数年,即有一次霍乱大流行。由于霍乱患者吐泻脱水,身冷如冰,脉伏神困,医者率投热药,鲜能获救。余根据烦渴引饮、热深厥深,且以肛表测得40℃左右之体温,乃用黄连香薷饮、驾轻汤、天生白虎汤等,吐去再进,多得转危为安。

肠伤寒用下药,易致肠穿孔与肠出血,以致不救,故怕事者竟一任病者便秘。曾遇一患者,便秘二十余天,高热持续不退。余急用甘油水为之灌肠,出大量结粪,热度随即下降。《伤寒论》早有猪胆汁导、蜜煎导,后世又有酱姜导、酱瓜导等通便方法,自亦可用。但不如甘油水、甘油锭使用方便,故不妨代用。若二十天、三十天便秘,犹置之不理,难免产生不良后果。故余主张急病人之急,择善而从也。

不尽信书

《医宗金鉴》称:外科若无升降二丹,决难立刻取效。余屡用二丹于蚀漏管死肌,生肌收口,功效卓著。但某些对砒、汞过敏之患者(用后赤肿痒痛、腐烂加剧),应立即更换他药,不可勉强。然徐灵胎、王洪绪、张梦庐等名家,只知其祸,不信其功,概以为烂药,相戒勿用,则诬此良药矣。所以,为医宜联

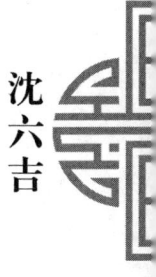

沈六吉

73

系实践，不能听信一偏之见。再如苍耳一物，其实有毒，而《苏沈良方》谓："花叶根实皆可食，食之如菜，亦治病，无毒，生熟丸散无适不可，多食愈善，久乃使人骨髓满，肌理如玉，长生药也。"《救荒本草》谓："苍耳嫩苗，煠熟水浸，淘拌食，可救饥。其子炒去皮，研为面，可作烧饼食。"然一九五九年吉林省通化民间食苍耳子粉所为饼，致三十五人中毒，七人死亡。该省向上海卫生局告急，余曾参加抢救之会议。又上海某医院根据《千金方》治大腹水肿，煎服苍耳一两者中毒，几至毙命（《救荒本草》及《千金方》所述，并见《本草纲目》苍耳条下）。番木鳖有大毒，用量稍大，即可致人于死。《本草纲目》竟言无毒，而《中国医学大辞典》承讹袭谬，未予纠正。以上两书为医家日常用书，故尤其值得注意。

古法以五铢钱抄药粉不落为一钱匕。故一般药粉一钱匕不等于一钱，约合目前二分。而今某手册，竟改十枣汤每服一钱匕为一钱。十枣汤中，甘遂、大戟、芫花皆为毒药。《伤寒金匮方》之用十枣汤送下，正欲缓和其毒。现无故将剂量突增五倍，岂能避免中毒。又备急丸每次剂量为小豆（指赤豆）大三丸，约合今六厘。丸内有巴豆，过量易中毒。而今某手册改为每服五分左右。诸如此类，不一而足。现略举数端，说明学医者看书之难，难在书难尽信。仲景主张勤求古训，博采众方。看来尚嫌不够。即现代一切医药报道、国外记载，均应关心也。

⁀⊙⊰ 温 故 知 新 ⊱⊙⁀

读书只知背诵得滚瓜烂熟，而无感情，又不联系实用，则难免旋得旋失，前读后忘。诊病者若忙得应接不暇，许多疾病难与过去所学相印证，则岂能得心应手。因此，余每将日间所治之病，夜间翻阅前人之各种记载，了解各家如何处方解决，其善者勤而习之，其不善者则引为鉴戒。余一生从无烟、酒、赌、弈之癖好，故有充分时间，翻阅中西医籍。至于西医书籍，既要看新书，又要看旧译，不可偏废。

记得一九五三年有一病者，在长沙得病，诊断为肺结核。回沪后，历医既多，摄片成堆，其人萎黄羸瘦，颈、股、胯淋巴结肿胀，高热持续，肝脾肿大，虽不断使用抗痨药物，而病势有增无减。余从多方面观察，诊断为结核病并发霍奇金病。病家愕然，以为闻所未闻。余代延西医会诊，西医闻余诊断,笑为奇谈,转疑为黑热病,而查不出病原。最后经由红十字会医院做活检始确定余之诊断无误,但已不及治疗。余所以做此诊断,一是已用链霉素不少,而症状日渐严重;二是结核病至晚期所发热,非消耗热而为回归热样热型;三是肝、脾肿大。此病较少见,故新译内科学,记载简略,不若旧译《欧氏内科学》所述为详细。余以为新书当然要看,旧书亦有参考价值,故笃信温故知新。

陋室扁舟　读书临证

　　为医不可不读书,不可不多读书。读书须幽静之环境,无俗客闲人干扰。读书又要有名师益友指教。记得余在随师学习时,因老师屋宇较多,便自择无人进出之后客堂一角,阅书动笔,顾盼自如。

　　随师临证,多坐扁舟,携书满篓,橹桨呵呵,绿水涟漪,开卷阅读,胜似与昔贤相晤对,至理名言,回肠荡气。吾师一枕醒来,奇文共赏,疑义皆析。且看病阅书,互相印证,不致书是书,我是我,浮光掠影,转瞬即忘。故余陋室读书,扁舟临证,自得至乐,所获独多。

治病必求其本

　　有朱姓妇人,右脸通肿,称疔疮而求治。余见其颊已有刀尖戳破六七处,细询起因。据云:五六天前患牙痛,昨就诊于某外科,以为疔疮,因急刺肿处,岂知面部肿痛转剧。余为掀唇察看,见龈肿脓熟,盖牙痈也。遂为刺挤排脓,敷金黄膏于面部。次日,肿消痛止而愈。

　　一妇产后不久,因幼儿通宵啼哭,引起失眠,头晕脑痛,不能支撑,乃来就诊。余问小儿带来否,其丈夫即抱小儿来前。余解其襁褓细看,见小儿腹背皮肤亦肿,即与针刺线勒,敷以香油。当夜小儿不复啼哭,产妇亦得安睡。盖产妇之失眠,乃因小儿患赤游丹肿痛,彻夜啼哭之影响所致。如不察儿病,则啼哭不止,安能治愈产妇之失眠。

　　有二十岁少女,头部脱发,十去其七,戴假发而来诊,据云在外治疗多年不效,精神异常紧张,细询经量殊少,经来腹痛,失眠多梦。余研究其年龄、情绪、睡眠与月经情况,如不做综合治疗,而仅注意其毛发之生长,必然

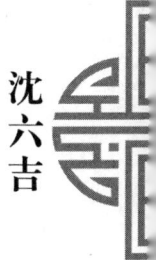

沈六吉

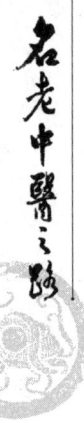

徒劳无益,决难如愿以偿。由此,足见古人云"见痰休治痰,见血休治血,喘生无耗气,精遗勿塞泄",非故作惊人之语,实重视于治病必求其本。余于处方前,先做思想工作,首先保证其头发必可重生,但痛经与失眠多梦,应先治愈,精神切忌紧张,使之深信恢复健康不会旷日持久。余之经验,对此等病,医者切忌愁眉苦脸,应全面考验,以绝对乐观口吻劝慰,再加精心治疗。否则,仅仅患者之紧张情绪,便足以使内证加剧,而脱发亦将有加无已。

既和蔼可亲　又严肃认真

对病人既要和蔼可亲,又要严肃认真。和蔼可亲,则病人能将所苦尽情讲明。盖主观症状,最关重要,如略无隐匿与疏漏,则为医者省得暗中摸索,似是而非。但也须严肃认真,使有些难以告人之病症,亦得无所顾虑,交代清楚。如此于诊断治疗,极有帮助。例如梦与鬼交之症(性器官触幻觉),古代虽有记载,而近代医案则殊少提及。非今日已无此症,实因门诊病人众多,患者难以隐情相告。若为医者举止严肃而又认真为病人解除痛苦,患者为求病愈,便愿尽情倾吐。余曾治一子宫结核伴发梦与鬼交之患者,彼罹疾已久,身体羸弱,五年不能上班,抗痨药物亦未能解决问题,而恶梦萦缠,积年累月,至为痛苦。余只因摸清情况,治疗不久,即得痊可。患者喜而告余,比如挂钩之鱼,忽得解脱,何快如之。

急人之所急

旧时吾乡农民比较贫苦,在二十年代,识字者不多,罹病多求神乞巫。直至病人昏迷不省人事,或大热持续不退、胸高气急,或吐血、衄血或血崩不止,始在半夜三更,急叩医师之门求治。然城乡相距少则五里、十里,多则二三十里,加以配方、煎药,常因种种之耽搁而坐失抢救时机。

余学医毕业后,未忘师训,急人之急,如己之急。夜半闻病家敲门声,即披衣急起,问所患何病,并即嘱来人先购若干种应急成药(无钱即为代赊),争取时间,以便救治。

有章某,修缸瓮为业,因与妻争吵,愤而饮所贮盐卤自杀。其女见状哭告邻人萧某。萧奔往附近西医许某处求救。许称此毒甚剧,且无治疗经验,拒不出诊。萧即转求于余。余令速购甘草四两,萧身未带钱,便以一元授之。随即赶至病家,嘱其邻居相助,取浴盆注入井水,浮大碗十余只,俟甘草汤煮成,便分注各碗冷却之。一面劝喻章某,使连饮数碗,再劝喝豆腐花数碗,因而获救。冷甘草汤救盐卤中毒见《重庆堂随笔》。

处方之外　关心病人

为对病人负责起见,医生不应写出药方,便算了事。对病者煎药、服药,亦应关心。其牙关紧闭无法灌药者,须用开口器或鼻饲管,尽量灌入。如病家不善灌药,或因呕吐药汁狼藉口外,须立即设法补足,以免影响疗效,耽误病机。

一九四〇年病者温仲禄患斑疹伤寒,神昏痉厥,其状可怖,所延医师皆望而却走。至夜半,延余往治,余询得症状,急令买至宝丹四丸,但家属灌药不得其法,药汁流出口外。余即用开口器抉灌之,药汁留咽不下,则振动其颈部,始得入腹。余坐候一小时许,初闻肠鸣,后见睛动眼眨而苏。先后以清瘟败毒饮加减调治获安。为医者临危用药,犹如救火,不能顾虑太甚,在向病家说明其病情严重后,即应沉着应付。如畏首畏尾,贻误必多。

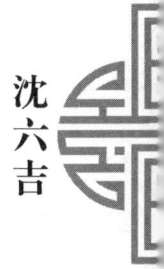

沈六吉

旧时我乡农民不讲卫生,苍蝇极多,霍乱大流行时,患者吐泻物随意倾入河中,污染转使疫情加重,常见全家死亡。有挑痧老医王坤玉,在一村挑痧回家后,即吐泻致死,故谈虎色变,人人自危,致车夫拒绝载余至农村出诊。经再三劝导,始允驾车至村前为止。余进村后,见家家门前皆置棺木,人烟稀少,触目惊心。患者八口之家,已死七口,仅剩一奄奄一息之青年,经施治,才得存活。因悯病家不知此病传染之烈,与苍蝇之危害、饮水之污染,最有关系。诊病后,余与村人反复讲解卫生之重要及预防之方法。

三十年代前,吾乡不信西医补液之治疗,而霍乱患者之家属亦怕请中医服药,因一般处方日服汤药一剂,而药汁入口随即吐去,鲜能奏效。病家以为徒然,故多主挑痧、针刺。余鉴于此,每嘱病家一次购药五剂,先煎三剂,吐出再服,务使有相当药汁摄入。如此,则往往不及五剂,吐泻即止。

为医不可不识药,尤不可不懂贵重成药之配伍是否可靠,剂量是否准确。如局方至宝丹,多用于严重昏迷病人,如成药质量有出入,生死立判。

其他抢救必用之药,无不如此。

余曾诊治一昏迷女孩,见病家所买之至宝丹成分不佳(并无冰麝香味),即嘱换到真货,亲为研调灌服,数小时后即清醒。又有昏迷病人,前医已给服至宝丹,但过夜尚未回苏。余细究其因,认为药轻病重,无济于事,因倍量再灌,才能获救。

胆欲大而心欲小

李梴曰:"唐时医道大衰,孙思邈因知医而贬为技流。朱子惜之,故小学引其言曰:'智欲圆而行欲方,胆欲大而心欲小。'此真医学之秘诀也。世有善记诵古今医籍而治人无效者,非失之方而不圆通,便失之心粗而胆小耳。"看病以治愈病人为重,切忌瞻前顾后,太为自身的利害打算。故既要胆大,又要小心。如胆大而不小心,则迹近妄为;妄为则以药饵为刀刃也,与心粗胆小之为害无异。

一九二七年余仅二十七岁,行医只四年。有某局长之妻,因小产误服破血去瘀药太多,血崩不止,大便溏泻,面无人色,筋惕肉瞤,昏晕懒言。所延妇科医师皆见而辞谢,不肯处方。余为诊脉后,说明患者去血过多,令速弃苦草汤(即益母草汤)等破血药,改以香砂六君加黄芪、当归、白芍、肉果、破故纸煎汤服之,幸得转危为安。妇科医师见而却走,实因患者丈夫为局长,病势又重,如挽救不应,深恐被累。如此只替自身打算,不顾病者危急,乃胆小心粗之故耳。

想方设法为病人

为医以替病人解除疾苦为唯一宗旨,故应想方设法去为病人。余开始在嘉定行医,了解乡间多数病家,进益有限,生计困难,故不定诊例,用药则选有效而价廉者为主。如脑脊髓膜炎流行时,当时医家动辄用犀角、羚羊,一剂数十元,不足为奇,而疗效并不显著,中等之家往往倾家荡产。此等处方余极注意,不用犀、羚、珠、黄等贵重药品而能解决问题时,坚决不用。三十年代,苏北逃荒来我乡者,多靠劳力度日,生计艰难。某日,一十四岁苏北女孩患臀痈就诊,因肿势甚剧,高热弯腰,由其父搀扶而行。余即问:"病得如此严重,为何不请老专家治疗?"其父嗫嚅久之,云:"已走几家,皆拒不医治。"良以当时医家,惧万一出事,便多麻烦,故拒绝治疗。余以为不急治,恐无生理,便为开刀,出脓半痰盂,再赠以黄芪内服。脓净肿消,热解而愈。

又我乡间渔民笃信割螳螂子(乳儿两颐内肿胀,不肯吮乳,俗称螳螂子),往往因割伤血管,出血不止而死。徐灵胎有斥海滨妖妇割螳螂子误伤人命之记载。余用林屋山人法,将生地黄酒浸捣(贴脚心,男左、女右),赠送病家,以抵制割螳螂子之风,免于枉死。

农民离城镇较远,有病求药比较困难。一九六五年,余在上海七宝镇附近农村巡回医疗中,见农村中草药为数不少,因在一次为农村卫生人员讲课时,提出几十种有效单方,以"就地取材,俯拾即是"为题,详为讲解。例如香葱捣烂炒热敷跌打损伤形成之血肿;麻油内服外敷,治汤火烫伤;蒲公英捣涂,治痈肿热疖;脱力草煎服,治贫血萎黄;夏枯草与肉骨头煮汤,治肝、胃气痛;茅根煎服,治鼻衄、尿血等等。信手拈来,即可解决问题,故听者欣然有味。

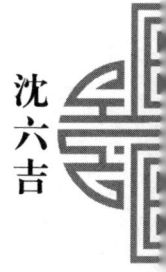

沈六吉

结　语

余觉少壮之年,精神最为充沛,所读之书不易遗忘,故为一生最宝贵之岁月,自古有为之青年,皆知于此努力勤奋,以图有所成就。如诞谩悠忽,轻易放过,至为可惜。语云:"少壮不努力,老大徒伤悲。"实为若辈敲警钟也。余觉少壮一过,则人事日烦,精力渐减,即有阅历,亦易遗忘。但此期间,难免有种种之干扰,需善加克服。至如烟、酒、赌博、戏谑闲淡之类,宜避而不涉。否则,所谓宝贵之岁月,又能剩几何耶?故唯专心致志,泰山崩而色不变,麋鹿游而目不瞬者,足以保证耳。韩昌黎云:"业精于勤,荒于嬉。"旨哉言乎!余虽垂老,觉须学之事尚多,真有学到老,学不了之慨,而祖国四化之实现迫于眉睫,因愿与诸同志共勉!

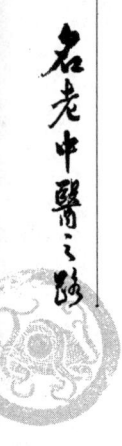

治 医 一 生

天津市立儿童医院中医科主任

中华全国中医学会理事　　　何世英

作者简介

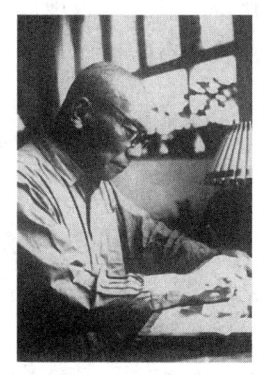

　　何世英(1912~1990),天津市人。早年自学中医,一九三六年卒业于华北国医学院并悬壶于天津。毕生致力于中医内科和儿科,临床经验丰富。著有《儿科疾病》《何世英儿科医案》等。历任天津市政协委员、天津市科协常委、天津市中医学会会长等职。

　　我出身于贫苦家庭,小学卒业后,父亲叫我去学徒,我不同意,勉强继续升学。嗣因军阀混战,民不聊生,失业大军日益扩大。为了免于冻馁,只好学点技术糊口,这是我当初学医的目的。为什么选学中医呢? 因为学西医,一是学历不够,二是学不起。

　　我先在一位中医帮助下进行自学,前后背诵了《濒湖脉学》《药性赋》《本草备要》《汤头歌诀》,并浅尝了《内经》《伤寒》《金匮》等书。后值施今墨先生创办华北国医学院登报招生,便在亲友的资助下进入该校学习。

　　进入华北国医学院学习的第一天,施今墨先生在开学典礼上讲话,指出两点:一为中医一般技术水平太低,滥竽充数较多。一经错误治疗,虽然不见得马上致命,但病情逐渐发展,以致最后死亡,而病人无法察觉,这就叫"庸医杀人不用刀"。一为中医必须发展提高,走科学化道路。它好比破旧王府,已经不适合时代的要求,如能利用原来良材改建为新式楼房,既壮观又坚固实用,岂不更好? 办国医学院的目的,就是要培养出骨干力量改进中医。施今墨老师的讲话,对我影响很大。

施先生认为,中医应该走结合西医、以西医之长补充中医之短的道路,主张中西医学熔于一炉,不能有门户之见。因此,在学校的课程安排上,是中西医学齐头并进,而以中医为主。执讲者皆当时医界名宿,如周介人、朱壶山、方伯屏等。西医课多由平大医学院教师兼任。施先生由于诊务繁重,仅担任高年级医案课并亲带实习。

由于学校成立较短,图书馆尚未建立,为了充分利用业余时间多读一些书籍,我每天下午下课后,到西四牌楼一带街旁粥摊吃顿简单晚饭,便到北海旁国立图书馆看书,一直到闭馆。阅读的书籍,除医学典籍外,还浏览一些文学、历史等书,坚持三年之久,笔记积累了百余本。

这个学校是四年制,当我上满三年时,参加天津市官厅举办的中医考试,侥幸考中并名列第一。在毕业以前,我就领照开业了,由于学校的特殊照顾,准许我参加毕业考试,并取得毕业证书。

开业之后的考验

我正式开始行医,是在一个药店坐堂。当时自己感到很空虚,治病没有把握。逢巧开业就遇到了三位疑难病人:第一位大概是心肌梗死,来诊时行走自若,只是稍感胸闷,精神比较紧张,但脉象未见特殊。病人回家后,药未入煎,突然死亡。当我听到死讯,一惊非小,及知尚未服药,心情才平定下来。第二位病人是晚期肺结核已临垂危。出诊一次,并未回头。病人与当时某名老中医是朋友,这位老中医为了考验我的医术,特向病家推荐。后来我知道原委,感到很羞愧。第三位病人是精神疾患,已经五年。症见经常嗝气,两手垂放,不能贴身和接触外物,触即打嗝,面部㿠白虚肿,食欲不振,身软无力,精神抑郁悲观,自谓必死,遍历全市中西医,治皆无效。我先后予以舒肝理脾、调气降逆之剂治疗十余日,毫无效果。

这三位病人给了我很大压力,甚至使我产生了后悔不该学医之念。但

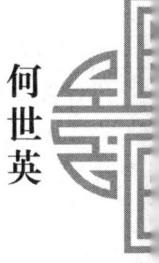

何世英

同时也使我想起《东莱博议》中"楚人操舟"的一段,认识到遇见逆风,正是对我的考验和锻炼。假若开头就逢顺风,极易产生轻敌思想,容易招致身败名裂。最后认识到,正确对待困难和战胜难关,才有可能提高技术水平。随着思想的改变,也就开拓了新的思路。

我认真分析了第三位疑难病症。根据具体症情,肯定是精神疾患。看来单独靠药物治疗,已无能为力。朱丹溪曾有对精神疾患者"宜以人事为之,非单纯药石所能全治"之语,可见古代医家也早有这样的见解。当时发现病人每次打嗝,必先躬身低头。我想病人如果主动不躬身低头,则打嗝有可能控制住;但又考虑打不出嗝来,必然气滞胸闷,那只好说服病人了。于是我决定停开药方,改做思想工作。

首先对病人解释不开药方的原因及本病预后良好的道理,然后要求病人尽量克制躬身低头的习惯,鼓舞勇气,挺胸竖头,以不怕苦、不怕死的精神努力与疾病作斗争。试做一次,病人立感憋闷,痛苦难忍。鼓励其回家继续试做,并再三对病人讲:"意志坚强与否,是决定这一痼疾能不能痊愈的关键。如努力为之,虽五年之病,旦夕可瘳。"

经过病人自己的努力,坚持了两天,打嗝基本停止,面容及精神也明显好转。后遇心情不快,间又发作,卒以意志坚决,终获痊愈。

这一病人的治疗结果,使我受到极大的鼓舞,为以后努力提高技术,积极解决疑难病症,增强了勇气。

经方、时方与综合运用

在我早期临床中比较侧重以六经辨证指导外感热病及其变症,不少病人有显著疗效,深受患者好评,例如:

患者,男,三十岁。素有痰饮留伏的哮喘宿根,因受外邪而复发,半月不解。中西医药罔效,病势垂危,已准备后事。证见喘息鼻煽,张口抬肩,胸高气短,头汗如珠,面色发青,烦躁不安,舌苔白腻,两脉滑大而数,沉取无力。据证论治,认属痰气交阻,闭塞气道,邪盛正衰,肺气欲绝。乃以扶正降逆定喘化痰之法,投麻杏石甘汤、葶苈大枣泻肺汤加重剂人参治之,药未尽剂而喘已定。

某老翁,初秋突发高热,日泻十余次,中西(日医)医共治疗三天无好转,病势危殆,乃约余诊。见其精神恍惚,烦躁气促,遍身炽热有汗,泄下褐色水液而恶臭,腹痛不著,纳呆不吐,溲少而赤,舌质红,苔黄腻,脉弦滑而数。当时按太阳阳明合病、挟热下利之表里证论治,而以葛根黄芩黄连汤治之,一剂而瘳。

一老妇年近古稀,外感高热四天,热退匝月,日夜不能合眼瞬息,西药安眠、中药安神俱无效。精神烦躁,痛苦难堪。舌质光红而干,脉弦细而数。当时按少阴热化、水火未济,而以黄连阿胶汤治之,一剂酣睡,再剂乃安眠。

又患者,男,五十岁。先发热十天,退热后二十天不饮,不食,不语,仰卧,昏睡而不闭目,有时长出气,半月无大便,舌苔白腻遍布,两手俱无脉。中西医均拒绝治疗,已备好衾椁,等待气绝。余按邪热内陷、痰热郁结、阻滞中脘、气机痞塞论治,而予小陷胸汤原方。服后两小时,病人即能闭目深睡,减少了长出气。翌晨突然坐起,诉饥饿,索食物,家人反而惊惧,以为"回光返照"。疑惧稍定,姑与之食,见其食后又安睡,知其已有生望,于是由惧转喜,再邀复诊。继续以小陷胸汤加元明粉予之,翌日得畅便。由此神态自如,其病若失。

经方用之得当,效如桴鼓,这是历代医家共同的体验。但我通过临床认识到,囿于经方一隅,是不能解决一切外感热病的。在某些情况下,必须用温病辨证及应用时方才能取得效果。例如神昏一症,完全按照《伤寒论》胃家实处理,是不符合实际的。又如外感热病初期之属于温病的,依然坚持"一汗不解,可以再汗"及"下不厌迟"的原则,也是不合理的。更以流行性乙型脑炎为例,如以六经辨证,则只能受到阳明经证的局限。在把好乙脑三关(高热、惊厥、呼吸衰竭)中,即使对退高热有利,但也不能控制惊厥和呼吸衰竭,何况乙脑在临床上常表现为暑温证和湿温证不同的类型。所有这些,都不是六经辨证所能指导,也不是单用经方所能解决的。由于历史的条件,《伤寒论》决不可能概括万病,它的理法方药,也决不可能完全适用于一切外感热病。温病的学说是在《伤寒论》基础上发展起来的,二者都代表外感热病。从整个发病过程中,由初期、中期到末期,都有其不同的临床特点。可以说,伤寒与温病是外感热病的两大类型,每一类型包括若干病种,同一病种也可能在病程中出现不同的类型。这两个类型既有所区别,又各有特点,而且它们的理论核心,都是落实到脏腑经络之上,《伤寒

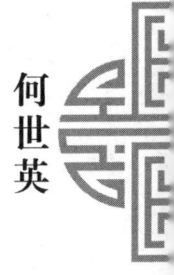

何世英

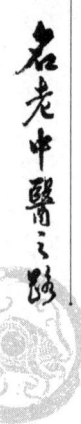

论》一些方剂,仍为温病所沿用。因此,六经、三焦、卫气营血辨证应该密切地结合在一起。根据具体病情,灵活掌握,经方、时方统一运用,不应继续存在几百年来所谓寒温门户之见。个人早期临床既在经方上有所收获,但以后也常应用时方而收效。因此,我个人既不是经方派,更不是时方派,而是综合派。

继承师学与独立思考

施今墨先生治病,博采古今南北各家之长,遇有疑难之症,必参合医理,穷源溯流,深思巧构,疗效突出。其临床特点很多,外感内伤均所擅长。举如急性传染病、呼吸、消化、循环、泌尿,特别对神经系统疾患,均有独到之处。

施师尤擅长妇科,特别注意调理气血,强调"气以帅血,理血必先理气"之旨。对功能性子宫出血、子宫脱垂、闭经、滑胎、妊娠恶阻、盆腔急慢性疾患等,疗效极为显著。

施师处方,喜开"对药",如厚朴花与代代花连用,生地黄与熟地黄连用,砂仁壳与豆蔻壳连用,苍术与白术连用等。用药剂量非常谨慎,麻黄均用蜜炙且分量极微,一般三至五分,很少用至一钱。常谆谆告诫同学慎用葛根,必要时以青蒿代之。

我多年来秉承师法,每获良效,但有时也要跳出老师的框子。施师慎用葛根,而我经常应用,并无不良反应发生。施师对某些药使用剂量甚微,而我根据病情需要,往往超量应用始能奏效。例如施师用葶苈子经常不超过五分,而我则用至三钱。又如麻黄定喘,对急性呼吸道疾患,虽小量亦效;但对慢性者,墨守微量,往往无济于事。施师治疗头风证中的神经性头痛,喜用虫类平肝熄风药,一般地用地龙、僵蚕,稍重用全蝎,特重用蜈蚣。施师用蜈蚣,每剂从未超过一条,我则根据病情需要,每剂最多用至十六条,并未发生中毒反应。举例如下:

宋某,男,三十一岁,某面粉厂工人。1956 年 2 月初诊:头痛四周,阵发性,痛时剧烈难忍。一周前头痛突然昏倒,手足厥冷,当时由厂医送往某医院脑系科住院检查。医院考虑脑肿瘤,决定开颅探查。患者不同意手术,于术前一日自动出院来诊。

当时精神紧张,头痛时额汗如珠,常有幻视,夜梦纷纭,不能酣睡。舌质暗红,苔少,脉象弦数。证属肝风上扰,头风重证。宜镇肝熄风,处方:天麻、豨莶草、菊花、白蒺藜各三钱,桑寄生五钱,代赭石六钱,山慈菇三钱,煅磁石一两,川连、胆草各一钱五分,蜈蚣三条,全蝎三钱,水煎服。

上方加减服至2月28日,头痛好转,但头部有时有上撞感。睡眠时间略长,但梦多、幻视已轻,脉象弦数转缓。改定处方:紫石英八钱,煅磁石一两,生龙齿、代赭石、茺蔚子各五钱,生石决明一两,全蝎三钱,僵蚕、胆草各一钱五分,菊花、地龙、钩藤、天麻、豨莶草各三钱,蜈蚣四条。

从2月28日起,依上方加减服至4月4日一个多月中,蜈蚣用量陆续增至16条,头痛全止。再服五六剂后逐步减量。一般情况仍好,乃停药观察,后到某医院脑系科复查,已无阳性体征,恢复工作。

当然,在临床方面,每人经历不同,故有不同的经验积累。但是新的经验积累,必然是在前人的基础上建立起来的。如我喜用葛根,系我的启蒙老师——津市已故名医陈泽东亲传。陈老以善用温燥药而闻名,里证动辄姜、附、桂,表证常用苏(苏叶代替麻黄)、葛、柴。我虽然投入施门,但对陈派用药已先入为主,故对施师深恶葛根,反滋疑窦,而我以后在长期临床体验中,葛根用之得法,其妙无穷。因此,既兼采各家之长,又要独立思考、推陈出新,才是治学治医的必由之路。

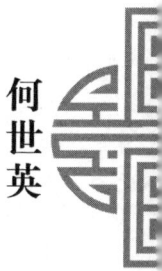

⌘ 儿科特点与提高方向 ⌘

在我学医时对儿科比较感兴趣。学校聘请施师胞兄光致先生主讲儿科。光老对儿科很有造诣,临床经验丰富,个人受益匪浅。

自专业儿科后,发现存在许多问题阻碍着中医儿科的发展,其中最为突出的是剂型问题。小儿服汤药很不方便,煎多了无法吞服,煎少了又容易碳化。其实这一实际问题,早就引起古代医家的重视。公元十一世纪《小儿药证直诀》中所载一百三十二方,就有一百二十四方属于丸、散、膏、丹、药饼子等易服易用的剂型。这种适应小儿疾病的特点,便利小儿服药的传统有效方法,是应该继承和发展的。

过去虽有一些儿科古方和验方成药,但配方几经删改,多数盛称百病皆治,疗效不专。解放后经过审订,淘汰了一些品种,现有的仅能治疗小儿部分疾病,大部分疾病缺少专药。

为了解决这一问题,从一九六〇年开始,总结个人经验,筛选出疗效比较满意的方剂,由本单位制成便于服用的成药,包括片、丸、冲剂、糖浆、水剂、散剂、软膏等二十余种,一般常见病几乎都有专药(参阅《中医杂志》1965,11、12两期)。其中大部分做了系统的临床观察,并反复修正了配方,经过长期临床应用,颇受患儿及家属的欢迎。当然,成药有它的局限性,至于病情复杂等特殊情况,仍需要服用汤药,不能削足适履。

配制成药的目的,固然是解决剂型问题,但更重要的是提高临床疗效。以最常见的急性扁桃腺炎来说,由于对抗生素敏感的减弱,有些病儿往往服用西药多日不能解热而转看中医。我观察到患本病的小儿,除局部病变及全身的高热外,多数伴有口唇特红、脐腹疼痛、大便秘结等特征,这是西医儿科教材所没有,中医儿科教材有也叙述不全的。

从患儿多数舌红、苔薄黄、脉弦数来看,风热相搏,来势甚暴,其病机则里热偏重。据此治以清热解毒、化瘀通便,配制成"清降丸"一药。服后一般翌日或当日必大便,便后热退,病灶随之改善。仅此一药的推广使用,便节省了大量的抗生素。

中医儿科也存在诊查方法问题。儿科又称哑科,既不能自诉病情,家属反映情况也不见得完全可靠;小儿精神容易激动,脉象也不稳定;儿科特殊诊法的指纹观察,又难以掌握标准。因此,中医儿科诊查方法必须扩大,诊查指标要求尽量客观化,应适当结合西医诊查方法。几十年前中医儿科很少使用体温表,现在不是普遍应用了吗?为了便于了解呼吸道疾患病情轻重以及心功情况,没有理由拒绝采用听诊器。为了有利于鉴别诊断,根据需要,还应做必要的实验室检查及其他检查。如肾炎,当临床症状已经消失,而尿化验仍不正常,如果只凭临床现象,主观认为痊愈,岂不误事?从病人实际出发,我认为中医儿科工作者必须打破保守,虚心采用西医之长,补中医之短,才能有助于提高疗效。

中医儿科当前存在的最严重问题,是没有接触急症及急性传染病的机会。像我单位门诊急症中医不能插手不说,由于未建立传染病科,平日既不收也不看急性传染病(只夏秋季开病房收治乙脑)。中医儿科本来长于治疗麻疹,现在也看不到了,经验成为书本上的空谈。长此以往,确实要像有人指责的那样:中医不会治急病。

上举三点，前二者可以通过中医本身努力来改进，但最后一点，涉及某些问题，则无能为力。从长远看，这一点能否改进，是关系到中医儿科能不能长期存在的重大问题。

扬长避短与发挥优势

诊断明确，应急措施多，是西医之长；辨证施治，灵活性强，是中医特点。二者结合起来，扬长避短，发挥优势，就能提高临床疗效。以收治乙脑为例，从一九七三至一九七八年间统计我单位共收治乙脑三百六十二例，通过中西医结合以中药治疗为主，平均病死率仅 2.8%（参阅《天津医药》1980.7，"流行性乙型脑炎的中医治疗体会"）。

中医中药单独治疗急性传染病，疗效还是比较满意的。一九五九年津市白喉流行，我单位接受临时收治任务。因白喉类毒素供应不足，除开两个西医病房外，又开了一个中医病房，专以中药治疗。当时并发症很多（主要是心肌炎），症势险恶。我在临床观察中，发现这年白喉病儿有如下特征：发热不高，日暮较甚，既不恶寒，也不恶热，身软无力，口干不喜饮水，咳嗽无痰，咽痛不重，舌质光红微干，脉弦细而数等，无一不切合阴虚证。前人认为阴虚肺燥是白喉发病的病理基础，是完全符合实际的。于是在治疗上便确定以"养阴救燥"为治则，并以吹喉药配合汤剂治疗。对于合并心肌炎，则按病情轻重，辨证论治处理。这个病房共收治白喉病儿一百零七例，仅一例死于并发心肌炎，临床呈现阴分已竭、阳气虚脱的严重败象。另外，有两例病儿并发皮肤白喉（疮面培养证实）而以吹喉药外用，迅速取得脓消疮愈的意外效果（参阅《天津医药杂志》1960.7，"中药治疗白喉107例初步总结"）。这里附带说明，在治疗白喉的西医病房中，不少患儿对白喉类毒素过敏，而改用中药治疗，无一例失败。

中医儿科在临床上有很多经验可以补充现代西医儿科之不及。例如肠麻痹症，西医常需肛管排气，而效果有时不理想。中医辨证有属肺气不宣、大肠壅滞的实证，也有脾阳虚衰、运化失调的虚证。我对前者常用"小儿一捻金"或"牛黄夺病散"收效，后者则以温脾消胀之剂取胜。

清热利湿治疗新生儿高胆红质血症，凉血散瘀加镇摄治疗过敏性紫癜，清热解毒、逐瘀化浊治疗肺脓疡，淡渗去湿、驱风止痒治顽固性皮肤过

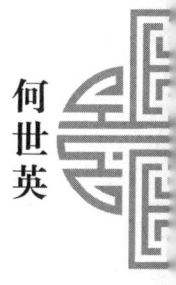

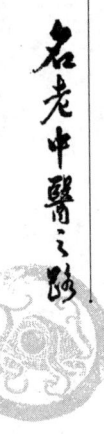

敏性疾患等,疗效均比较突出。

　　又如脑昏迷病人的尿闭,不论程度轻重,只要指压利尿点(病儿仰卧取平,从脐眼至耻骨联合上缘,连一直线,在二分之一交点处),立即排尿,而且通畅彻底。自从我在《天津医药杂志》1965 年 7 期发表"指压利尿法治疗昏迷病儿伴发尿潴留八十例临床观察"一文后,我单位迅速推广,医护均能掌握,一直到现在,重复可靠,效果显著。

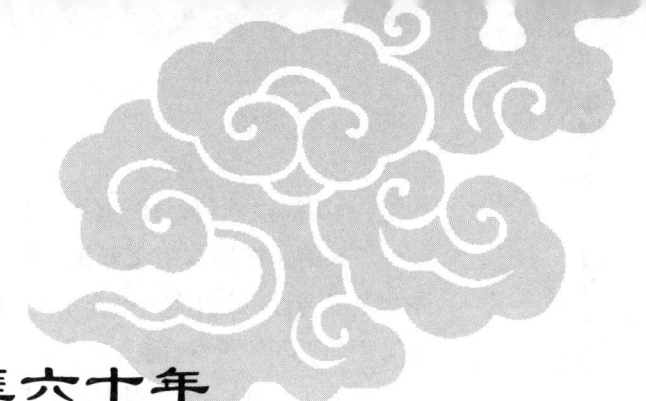

医学生涯六十年

重庆市中医研究所顾问　　陈源生

作者简介

　　陈源生(1897～1992),四川铜梁县人。中医世家,致力于中医临床工作六十余年。对《伤寒论》《金匮要略》的临床意义多有阐发;善于汲取各家学说的长处,对中草药的研究尤具心得。治病不拘成法,主张轻灵巧取,在内、妇、儿科临床上,有较深的造诣。著有《临床常用中草药选编》《简便验方歌括》等。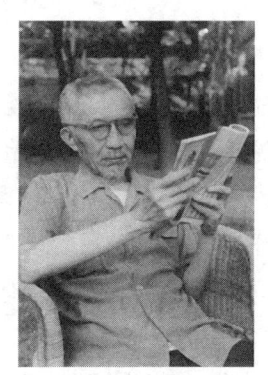

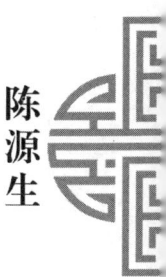

陈源生

　　在崎岖的医学道路上,我虽已经历了六十多个寒暑,但仍不敢妄言医道精微。只能把一些点滴的经验教训披陈如下,以与同道共勉。

由诵习方药入手,从流溯源

　　我家世代以医为业。叔祖父陈济普,以内、妇、喉科见长,在铜梁一带行医数十年,名噪一方,家父及兄长皆从其学。我九岁发蒙读私塾,两三年后,父亲就叫我在课余背诵《药性赋》。所赖年少,记忆力强,不多久,寒、热、温、平几百味药性背得滚瓜烂熟。紧接着又背诵了《药性四百味歌括》。一切都很顺利,对医道兴趣倍增。继而征得塾师之允,遂与儒书、医书合炉共冶。按照叔祖父安排,进一步就读《时方歌括》《时方妙用》。因先背熟了药性,虽初读方书亦不感到陌生。叔祖父对我讲:"虽说'医不执方',而'医必有方'。前人立方,皆遵法度,故学方易知法。法与方,犹藤与瓜之关系,欲临证者,当先从方与法入门。"之后,又读了《成方便读》《成方切用》等书。在熟悉了基本治法与方剂后,开始读《医学三字经》。背得了《医学三字经》,叔祖父嘱我再读《医学心悟》。并说:"《心悟》一书,其精粹又在'医门八法'篇中,务必要熟读、精思,最好背得。"确如其言,"八法"篇颇切实用,我临证以来,立法处方得程钟龄先生益处不小。除陈、程这两本书外,还陆续读了一些入门书籍,由此而具备了浅显的理论及一般的临证知识,为学习经典医著做了一些铺垫。

攻读经典的方法:相互参证,学用结合,反复精思

"不读《内》《难》《伤寒》,不可言医。"这种说法是有道理的。我学《伤寒论》是先从原文开始的。惜乎条文古奥,错简晦涩之处,实在不懂。还是经叔祖父指点,以《伤寒来苏集》《伤寒贯珠集》与仲景原文相互参证,读而思,思而再读,反复多遍之后,感到见效确实快些。据我的学习体会,学《伤寒论》和《金匮要略》有两把入门的钥匙,就是陈修园著的《长沙方歌括》和《金匮方歌括》两本书。陈氏方歌铿锵顺口,或概括重点条文,或列治法原则;既有药味组合,又详分量加减;对于理解和熟记条文、方药,皆有帮助。至今,这些方歌我都牢记未忘,我觉得这是一条学习仲景著作的捷径。

还是如上述方法,我从《内经知要》开始学习《内经》。同时又以张、马所注《内经》和张氏《类经》互勘互学。当时,长辈并没有要求我在短期内把《内经》学深、学精(事实上也不可能),只是力求从概念上了解中医基本理论,为今后深入学习而奠定基础。

十年私塾之后,我即随叔祖父临证写方,并没有因家学必传后代而稍有懈怠。白天诊病,夜晚就恭候叔祖父身边,从临证病案所记,常究疑难于叔祖,必得晓畅理法而后可;而他老人家则是有问必答,更使我心悦诚服,获益良多。如此,学用结合将近两年时间。

悬壶知医难：疏忽与失误，难忘的病例

一九二〇年，我开始在铜梁、凉水、侣俸等乡镇行医。假先辈声誉，尚未因初出茅庐而坐冷板凳。随着求治者日众，困难更增多。由于学未精深，临证往往缺乏定见，以致认证不准、方药失当者有之，迟疑不决、贻误病机者有之，反正失败的教训很多。那段时期，有几个病例给我留下很深的印象。

乙卯年除夕之际，母亲患头痛甚剧，痛位偏重巅顶，手足逆冷，胸口冷痛，时欲作呕，脉微几不应指，我认定是吴茱萸汤证，乃放胆原方书之。殊料药后病增而吐剧。惶然不解，求教于叔祖父。叔祖父曰："辨证无误，方亦对路，而药后病剧者，吴萸之量过重耳。汝母素弱，得大剂辛烈之吴萸，故格拒不入，我寻常用吴萸恒嘱病家泡淡入煎，汝正疏忽于细微之处。现仍以原方，吴萸量减其半，泡淡，并加黄连五分以制之、导之，汝母之疾可一剂而安。"我遵嘱处理，果药到病瘥。

我有一婶娘，孀居有年，素患饮疾。时感外邪，其证恶寒无汗，头身疼痛，胸闷咳喘，脉浮，既不缓亦不紧。再三思之，辨证为外感风寒、内停水饮，开了一张小青龙汤原方。那知药未尽剂即大汗出，胸闷咳喘加重。叔祖父闻讯来诊，急投大剂真武汤救之。我当时还不明白错在什么地方。叔祖父说："误在诊断不详，虚实未分。汝婶素多带下，阴精暗耗，兼尺中脉微，证属气阴两虚，凡见此证此脉断不可汗，仲景早有明示。小青龙汤虽有芍药、五味之缓，亦难任麻、桂、细辛之峻，加之药量过重，错上加错。程钟龄有云'当汗不可汗，而又不可以不汗，汗之不得其道以误人者'，正此之谓也。汝虽读《医学心悟》，却未彻悟。初诊若能以扶正解表、理气豁痰之参苏饮治之，倒颇为合拍。"我回答说："婶娘是老辈，不便询其经带，尺中脉微，并未细切，既然初治药量已嫌过重，为何真武又须大剂？"叔祖正言斥曰："胸中易了，指下难明，切脉不真倒未可厚非。但是，'妇人尤必问经期，迟速闭崩难蕴断'。《十问歌》忘记了吗？老辈子就该舍去问诊吗？治病岂能分亲疏？汝婶初治以重剂辛温解表，是犯虚虚之戒；药后大汗出，已有亡阳之兆，必得重剂真武救逆而冀安，所谓'无粮之师，贵在速战'。用药的轻重，当权衡病之浅深、虚实及传变而慎所从违。'谨守病机，各司其

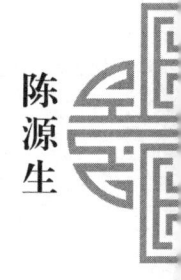

陈源生

属',经旨昭昭。看来,汝读书不求甚解,只知其然,未追思其所以然,今后须下点苦功夫才行。"他老人家语重心长,历今六十载,言犹在耳。

∽∾ 放眼百家,广开学路,博采众长 ∽∾

疾病总是千变万化的,同一种疾病可因时、因地、因人而证相径庭。徒执古人有限之方,以临今人无限之病,实践证明是不可能的。所谓"经方""时方"之争,实际上乃伤寒与温病两大学派之对垒,这是阻碍学术研究的一种偏见。我临证以来,逐渐认识到了这一点。

记得正是开业的第二年,家乡温病流行。我接治的第一个患者是一位青年农民,其证壮热恶寒,口渴心烦,周身疼痛,咽喉肿痛,溲黄便秘,苔腻脉数。先投银翘散,继以白虎、承气,病势不衰。次日午后,旋即喉肿欲闭,水难下咽,证情恶变,我技已穷,不知所措,急请叔祖父会诊。叔祖父诊后,嘱开升降散加味煎服,外用家传吹喉散,很快痊愈其病。那时,我还没有读过杨栗山《寒温条辨》,也不知道升降散方竟有如此神效。

一次,邻里一行商患泄泻腹痛有日,我以理中汤治之不中,乃执案求教于叔祖父。他告诉我:"再详审脉证,究明其属中焦虚寒,还是中气下陷;既然理中未效,或可升提为商。"果然,投补中益气汤加减而泻止痛安。当然,此例失误在辨证不确,选方失当,非理中汤之无功。不过,也说明了补中益气汤治疗中气下陷所致之泄泻确有著效。此方并非"经方",但是,根据《内经》"清气在下,则生飧泄"的病理变化,东垣制升阳举陷的补中益气汤不也是和仲景一样,源本《内经》并发展《内经》而独具匠心吗?

实践告诉我,只有广开学路才能迅速提高医疗水平。程钟龄有两句话我很赞赏:"知其浅而不知其深,犹未知也;知其偏而不知其全,犹未知也。"从其言,首先在思想上摒弃"经""时"两派的陈观,以临床疗效为标志,对各家理论求实择善采之。中年以后,乃悟各家学说皆源同流异而已。从而认识到:对各家学说合读则全,分读则偏;去粗取精,扬长避短则可,盲从偏见,顾此失彼则非。临床上断不可因麻桂治伤寒著效,而毁荆防银翘轻描淡写如儿戏;决不因补中益气汤之"甘温除热"就曰"古方不能治今病",而取代小建中汤。凡如斯者,皆宜共存以取长补短。

学问并非尽载名家论著。广采博搜,不嫌点滴琐碎,"处处留心皆学问"。举两个例子：

同乡有李姓草医，祖传疳积秘方，以其简便验廉，远近求治者不少。该医视为枕中之秘。为学习伊之长处，乃与其结交至好，并于医道共相切磋，久之情深，伊知我乃方脉医，非卖药谋生，渐去戒心，偶于醉后道出真言，曰："一味鸡矢藤研末即是。"事虽小而启发大。鸡矢藤一药，我几十年来屡用于肝胆脾胃诸病，证实其有健脾消食、行气止痛、利水消胀的良好效果。

《金匮》治肺病、肠痈皆用冬瓜子，而冬瓜乃瓜果菜食之物，其子何能有此效？常见冬瓜子抛入猪粪坑中而不腐烂，次年凡施用猪粪之处可自然生长冬瓜。于秽浊中生长的冬瓜，其味甘淡，甚为爽口。我注意观察了这一现象，从而省悟此物极善浊中生清，其子抗生力强，更属清轻之品。根据冬瓜子升清降浊、轻可去实的特点，用治咳喘脓痰、肺痈、肠痈、妇女带下以及湿热病过程中出现的浊湿阻滞上焦和中焦的症状都有显著疗效。

由于理论的渐次提高，经验点滴积累，临证就踏实得多，治有疑难复杂疾病，一计不成，亦有他计可施，处方用药也自然灵活了。于是，愈信秦越人"人之所病，病疾多；而医之所病，病道少"之言，洵不我欺也。

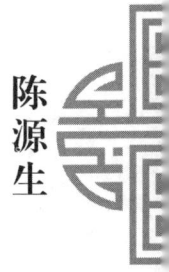

陈源生

～ 学贵沉潜，融会贯通，执简驭繁 ～

一九三八年我来到重庆行医。时值抗日战争期间，各地名医先后避难到后方，一时间，重庆医界，高手云集，这对我来说无疑是一个很好的学习机会。如全国知名中医张简斋在渝期间，我常从病人处研究其处方，发现张老极善轻灵，药虽一钱几分，每起沉疴。当时，我正盲目崇拜重剂，自谓"胆大"，对照张老经验，深有触动。我初到重庆，人地两疏，无名小卒较之诸名家，诊务清淡；正因为清淡，又造就了重新学习的环境。条件允许我每治一个病人都详细立案，反复推敲，病家服药后，必询疗效，甚至登门随访以察究竟。临证遇难，遍检医书以求答案；读书有悟，践之临床以期印证。如斯者有三四年光景，使我在学术上长进了很大一步。

我在青年时代就背熟了几百首成方，满身皆是法宝，有时治一个较复杂的病，前后往往用上十余首方。表面上似炫广博，实际上胸无定见，杂乱无章。晚年来，情况发生了很大的变化，只要诊断一经明确，治则一经拟定，并不需要考虑许多成方，甚至依法选择几味药，同样愈病。如治肝病，历代治肝成方总有数十之众，内容固属丰富，但毕竟嫌其驳杂难以择采。我曾用"四逆散"为疏肝、解郁、行气之主方，"四物汤"为补肝、养血、活血之主方，"当归四逆汤"为温肝散寒之主方，然后在主方的基础上各随兼证而加减，收到了执简驭繁、"异病同治"的效果。不过，"异病同治"或"同病异治"都只能在辨证论治法则内实现，脱离了这个法则，就不能由博返约，更谈不上执简驭繁了。

有些青年中医总感觉老中医手中似乎有什么诀窍。我常常用两句话回答这一问题："活泼圆通医家诀，不离不泥是津梁。"通过熟悉和掌握辨证论治的法则，从而步入"谨守病机，各司其属"的境界。诀窍，也许就在这里。

有一同道之孙女，年仅两岁，患腹泻。先以渗湿分利无效，继投温中健脾，泻仍不止，乃邀会诊：视患儿形瘦，面色无华，汗多烦躁，常夜啼惊醒，指纹青淡，日泻七八次，食油泻甚。我根据《灵枢》"阴阳俱不足，补阳则阴竭，泻阴则阳脱，如是者可将以甘药，不可饮以至剂"的原则，权借《金匮》治妇人脏躁之甘麦大枣汤，假其至平至甘之性，调治"阴阳形气俱不足"之疾，并于方中酌加蝉蜕、仙鹤草、楂炭，处方共用六味药，服二剂而泻止神安。

大约是在一九五六年六月，当时我在中医直属门诊部妇科应诊。一妇女以白带多而就诊。自述心烦、心慌、胸闷呃逆，常坐卧不安，失眠多梦。并云脾胃素弱，近来便溏，带下特别多，医治月余无效。诊其脉细中稍有数象，舌质淡而苔微黄。追询病史，知月前曾患外感风热。综观脉证，认为患者虽属虚体，而现证余热未清，补之无益；倘若徒清其热，又恐虚虚其体。思之再三，乃从《伤寒论》栀子豉汤立法。但又考虑到便溏非苦寒之栀子所宜，时值栀子花盛开的季节，不妨来个"偷梁换柱"之法，爰拟一方：栀子花七朵，香豉三钱，腊梅花四钱，佛手花二钱，远志一钱三分，甘草一钱，另以冬瓜子二两单煎代水。诸药先浸泡半小时，微煎数沸，分次温服。患者接过处方，颇为不悦。认为慕名求诊，不料处方只见几味市售观赏之花，莫非敷衍塞责？我向她耐心做了解释，劝其姑且试服，以观疗效。三天后，患者高兴地来门诊部致谢，谓服药后顿觉心胸开朗，烦闷若失，眠食亦香，带下随之而愈。

另有一妇人患崩证，血大下不止。察其脉证，寒热皆无明显之征，唯询得血下时阴中觉热，我根据平素审苗窍诊断疾病性质所积累的经验：血下阴中觉热，必属血热致崩。乃出方：地榆四两，米醋同煎，单刀直入，期冀速效。患者昼夜连服二剂而血止。事后，跟随我临床的西医同志问我："老师治病，用方极其平常，且少执全方，选药亦属平淡，剂量轻重不定，为何收效同样显著？"我回答道："遣方不以罕见邀功，用药不以量重取胜，关键在于辨证准确，立法吻合病机，方药切中病情，虽四两之力，可拨千斤之重，神奇往往寓于平淡之中。"我常常对学生讲："智欲圆而行欲方，胆欲大而心欲小。"孙思邈这两句话，言简意深，临证者当镂刻铭记。

中医宝库包罗万象，不可小视草药单方

人们常以"浩如烟海"一词来形容中医药宝库内容丰富。广阔的海洋总是由大川涓流汇集而成。中医学体系也正是由各家学派，中药、草药，甚至散在民间的单方、验方、秘方等各个部分所组成。不能一谈到继承就只想到几部经典著作。就连清代崇古遵经的医家徐大椿都承认：单方、验方，"病各有宜，缺一不可"。他在《医学源流论·单方论》中提出了颇有见地的主张。我个人数十年来，每治疑难险证，常在辨证论治法则指导下，选择适宜之单方、验方以辅助主方，"且为急救之备"、衰其标邪，"或为专攻之法"、顿挫病势，收效显著。例如，治疗鼓胀、积聚、癃闭等证，凡在虚不任攻，虚不任下，而又不能不攻、不能不下的情况下，我往往用新鲜马蹄草冲绒，合以白酒炒热包肚脐。可收攻而不伤正气、下而不损阴液之效。再如《济生》乌梅丸，书载治疗便血淋漓。我早年试用于西医诊断的肠息肉（其症表现为便血）获效，因此，进一步深究该方僵蚕、乌梅、蜂蜜三药组合之义，始知该方合于《素问》"热淫于内，治以咸寒，佐以甘苦，以酸收之，以苦发之""燥者润之……坚者软之……结者散之，留者攻之"的理论。继而推之以广，用治多种息肉及子宫肌瘤等，皆历验不爽。诸如此类之单、验、秘方，不仅需要继承和发掘，更应该通过科学实验，复经临床验证，由此及彼，逐步摸索出一条使专病治有专方的路子，这对发展祖国医学是很有意义的。

早在农村行医时就广泛采用草药治病，人颇称便。到了大城市，为避"俗嫌"，曾中断使用草药。解放后，由于当局重视中医药的发展，我又重

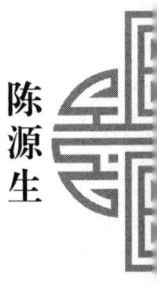

陈源生

新研究草药。常思古代神农为研究药物的治疗作用,尚可"尝百草"而不畏其毒伤身,虽系传说,然这种身体力行、实事求是的科学态度却是值得学习的。为了证实《本草纲目》上关于葎草、鼠曲草(四川民间称清明菜)等草药的确切疗效,我曾不顾年老体弱,数临悬崖峭壁,采集标本,并先在自己或家人中试用。经过反复试验,证实了葎草对西医诊断之肺结核、肠结核、肾结核、淋巴结核等有显著的疗效。此外,我还广泛运用其治疗尿路感染、风湿、低热、肺炎、尿毒症等,都取得较理想的效果。我自己患咳喘,曾煎服鼠曲草月余,不仅收到止咳、化痰、平喘之效,而且未见任何不良反应。再如腊梅花,人皆知为观赏之品,鲜见入药。我从古人"稀痘汤"中用此解先天胎毒受到启发,用其治疗咽喉、肝炎、肺炎、流感等由病毒感染所致之疾病以及尿毒症,收效显著。据个人观察,腊梅花擅长疏肝解郁却无香燥耗阴之流弊。

多年来,我一直主张中草药合用,力图按传统之中药理论,从"四气五味"来归纳草药的主治范围,以便临床时能循理遵法地组方,充分发挥药效。惜乎这方面的工作还做得很不够。

观今宜鉴古:古为今用,探索新知

"古方不能治今病",这种认识肯定不对。不过,对前人的著作必需去粗取精,扬长避短,从而使之"古为今用"。比如,杨栗山著《寒温条辨》,制升降散为代表的十四个方剂为"天地间另为一种偶荒旱潦疫疠烟瘴之毒"所致疾病而设,并谓升降散一方主治"表里三焦大热,其证不可名状者"。在消灭了瘟疫这种严重危害人民健康的疾病的今天,治疫专方之升降散还有作用吗?每于诊余之暇,我常潜心杨氏《条辨》,参诸明清温热论著,琢磨有年,始渐悟得升降散痊病愈疾的机理就在于"升降"二字,杨氏也正于升降出入手眼独到。所谓"升降"是指气化功能而言。经谓"百病生于气""气乱则病""气治则安"。因此,在湿热、疫毒疾病的某些病变阶段,予以疏动气机,调节升降,无疑是很重要的一环。从该方组成药味僵蚕、蝉蜕、姜黄、大黄、蜂蜜、黄酒来分析,亦深得《内经》风淫、热淫、湿淫所胜,治以辛凉、咸寒、苦辛,佐以甘缓、淡泄之旨。其功效则通里达表、升清降浊、清热解毒、驱风胜湿、镇惊止痉。使用在临床上,对外感热病,尤其流行性感冒、麻疹、风疹、咽喉疾病等,都有很可靠的疗效,决非银翘散诸方所能代替者。

作为一个缺乏现代医学知识的老年中医,探索新知的唯一手段只能借助临床观察,并以临床疗效为标志。一九六二年,我所名老中医周湘船邀我会诊一尿毒症患者。病人已神智不清,躁扰不宁,大小便三日未解,历经中西医两法治疗,几次导尿,收效不显。其人年逾七旬,证涉险境,命在垂危。诊毕,我对周老说:"巧取或可冀生,猛攻必然毙命。"经协议处方:以滋肾通关丸为煎剂内服,外用莱菔子、生姜、火葱加白酒炒热,温熨腹部,内外合治,希冀于万一。上午药后,下午得矢气,尿通。不料,通而复闭,又增呕吐,再施前法加减失效。怎么办?夜间殚思极虑,穷究良策,偶然翻到王旭高治肿医案一则,案云:"肺主一身之气,水出高原,古人'开鬼门,洁净府',虽曰从太阳着手,其实亦不离乎肺也。"这几句话使我茅塞顿开:此证何不下病上取,导水高原?进而联想到《金匮》治百合病亦不离乎肺,其症状描述与此患者颇多吻合之处,又何不权借百合病诸方以治之:清肃肺气,百脉悉安;导水高原,治节出焉。翌日,陈所思于周老,遂与百合地黄汤、百合知母汤、百合滑石代赭石汤三方合宜而用,并加琥珀粉、腊梅花,煎水频服;外治法改用新鲜马蹄草冲绒,炒热,加麝香少许包肚脐。经内外合治幸得吐止,二便通快,神智渐苏。如此,随证加减,月余而竟全功。通过此例治疗后,近十余年来,陆续又治了七八例尿毒症患者,只要其证偏于肺肾阴虚而伏内热者,沿用此法,咸可奏效。从以上这些病例的治疗获效,使我深刻认识到:中医学不仅有丰富的遗产亟待继承,更重要的尚有许多未知数需要我们去解答,需要我们探索新知。

沙里淘金费苦辛,愿得几番百年身

"沙里淘金费苦辛,医中奥妙细追寻。天然璞玉精琢磨,愿得几番百年身。"这首打油诗是我学医、行医几十年之切身体会。"业患不能精""行患不能成"。每念及此,辄觉心里空虚。忆往昔,岁月蹉跎,颠沛半生,术业未能精深;观如今,政策英明,百花齐放,却又风烛残年,无所作为。但是,由于党的关怀,同志的帮助,病员的信任,鞭策着我不敢因衰老而懈怠学习,激励着我不断求知,还想在术业上精益求精。近于病榻中读到报刊有关气

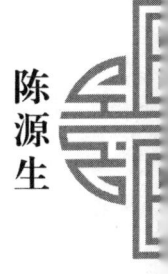

陈源生

功研究的报道:通过医学科学研究气功原理,发现肺还具有调节血流、转化和释放激素、摄取和利用葡萄糖,以及防止呼吸道感染等非呼吸功能。中医学认为,人体的阴阳平衡是依赖气血的调整来维持的。中医常用益气固表之玉屏风散防治体虚易感风邪者,我运用百合病诸方,从治肺着手,治疗尿毒症收效,是否与此有关?由此联想到还有很多疾病是否也可根据"肺主一身之气""肺朝百脉"的传统理论,结合现代研究,通过治肺而取得意想不到的疗效呢?目前,这些想法已经有了初步概念,只不过我太缺乏现代医学科学知识,加之其他条件的局限,致使这一设想还极不成熟。正因为如此,我特别寄希望于青年中医和西医学中医的同志能够艰苦学习,以振兴中医学为己任,使中医事业代有传人。作为一个老年中医,虽不能跃马横枪,冲锋在前,而老马则应效识途之劳。我愿意和一切志诚中医事业的有识之士"红专道上争先进,宏开宝库同战场"。为使古老的中国医药学焕发青春,为早日实现我国统一的新医药学而奋斗。

(袁熙俊整理)

我的学习方法和临证体会

上海中医学院针灸系副主任

上海市针灸研究所副所长　　　杨永璇

作者简介

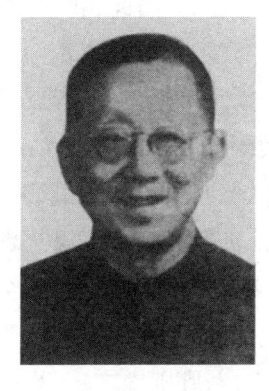

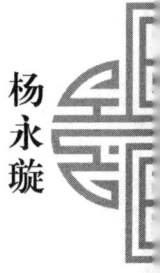

杨永璇(1901～1981)，上海市南汇县人，著名中医针灸学家。致力于针灸事业六十余年，兼通内科，医术精湛，医德高尚，有较高的声望。历任中华全国针灸学会委员，上海市政协委员，上海市中医学会常务理事，上海市针灸学会主任委员、顾问，上海中医学院针灸系副主任，上海市针灸研究所副所长，上海中医学院附属曙光医院针灸科主任医师等职。著有《针灸治验录》等。

　　我幼年时，上海市郊缺医少药，眼见亲邻苦于病痛，为求医常需驱车步行，往返数十里，费时旷业，引为憾事。因此，在我十七岁完成了私塾学业后，就立下了学医志愿。父西庚公对我有志学医甚为赞许，闻川沙唐家花园王诵愚先生医术高超，誉满乡里，德高望重，甚为敬仰，乃命我拜王先生为师。三载后满师，遂返回故里开业，并到上海行医。解放后进入国家医疗机构工作。

注重熟读博览

我在三年随师学习中,王诵愚先生辛勤教诲,督导谨严。首选《内经》《难经》,有全读有选读,均经讲解,并指定或熟记,或背诵;而《本草》《脉诀》《汤头歌诀》,均在背诵之列。年少之时,记性较好,多读数遍,就能背诵,时至今日尚能脱口而出,临诊处方时时可用,这都应归功于少壮之年所下的功夫。所以说读书没有什么诀窍,只要在弄懂内容之后,反复朗读背诵,可以受用一生。中医的理论是相互贯通的,内、外、妇、儿、大、小、方、脉,相辅相成。吾师虽以针科为专长,但内外妇儿各科亦均精通。他常常告诫我,要解除病人疾苦,不但要会针灸、拔火罐,也要会处方,还要能用汤药熏洗、按摩推拿,医术越是全面就越能取效于瞬间。他说古代名医扁鹊、华佗,都是多才善医的典范,他们能用汤药、针刺、熨灸、按摩以及五禽戏治疗疾病。因此,我在学医的经历中,除精读《针灸甲乙经》《针灸大成》之外,还兼学《伤寒论》《金匮要略》。吾师特别推崇张介宾的《类经》,既指定选篇背诵,又要求逐篇披览。先师的教诲,使我对张氏《类经》的阅读坚持数十年,深感要成为一名针灸家就必须通读《类经》十九卷至二十二卷。以上四卷归纳和总结了古代医家针术的各种见解,熟读之后才能了解后世针灸专著的学术思想渊源。下面举十九卷之七"用针虚实补泻"为例,谈谈我学习中的点滴体会。

《灵枢·九针十二原》曰:"凡用针者,虚则实之,满则泄之,菀陈则除之,邪胜则虚之。"这一段经文,揭示了针灸治疗的法则,沿用至今,依然指导着针灸临床。《类经》把《素问·针解篇》和《灵枢·小针解》的原文归并在一节中,前后参照,起了自身注解的作用,对理解著者的原意很有裨益。"虚则实之",其意如何?"小针解"曰:"所谓虚则实之者,气口虚而当补之也。""针解"曰:"刺虚则实之者,针下热也,气实乃热也。"几篇谈虚实的原文集中一处,可以互相弥补,易于理解。虚是指正气虚。寸口之脉呈虚象,采用针刺的补法,使针下热。现今我们所常用的热补手法或烧山火手法,都是从《内经》这一治则的基础上发展起来的。"满则泄之。""小针解"曰:"满则泄之者,气口盛而当泻之也。""针解篇"曰:"满而泄之者,针下寒也,气虚乃寒也。"满者盛之意,指邪气满盛。气口即寸口之脉象盛实,为邪盛之脉,当用针法以祛邪。张介宾注:针下寒者,自热而寒也。寒则邪气去而实者虚矣,故为泻。当今常用的凉泻手法或透天凉手法,就是这一治则的演变。"菀陈则除之者,去血脉也。""针解篇"曰:"出恶血。"意思更为明了:有瘀积恶血之病症,以针法祛除恶血,达到活血祛瘀的作用。本人曾用七星针浅刺加拔火罐方法,拔出凝聚之恶血,起到祛瘀生新的作用,治疗各种固定性的疼痛证和血瘀证都收到一定的效果。"邪胜则虚之",是谓"诸经有盛者,皆泻其邪也"。"针解篇"所谓"出针勿按"亦即泻其邪。这节的原文对后世补泻手法的发展和应用都起了重要的作用。"小针解"曰:"徐而疾则实者,言徐内而疾出也。疾而徐则虚者,言疾内而徐出也。"这就是近代所采用的徐疾补泻方法的渊源。本节还有开阖补泻的记载:"徐而疾则实者,徐出针而疾按之;疾而徐则虚者,疾出针而徐按之。"所以说熟读张氏《类经》对了解针灸理论的来龙去脉很有帮助。

　　博览群书,为我所用,是我学医历程中的又一体会。拜师学医固然是医学入门的第一步,但从师学习在一生中,毕竟只是短暂的时间,满师之后,贵在自学。我在临诊中遇到疑难杂证,常从阅读医书中得到启示。如李东垣的内伤学说和脾胃论对我的治疗技术帮助很大。李氏认为内伤的形成,就是人体"气"不足的结果,其根本是由于脾胃受损。他在《脾胃论·脾胃虚则九窍不通论》中说:"真气又名元气,乃先身生之精气也,非胃气不能滋之。"针灸治疗,重在调气,用补益脾胃之气,常能扶正达邪。在我临诊中遇肝胃不和,胸脘痞满,针刺胃之募穴中脘,出针后拔以火罐,既能宽胸消痞,又能降气和胃,应用在虚阳上扰所引起的眩晕症也有显效。此外,对卒中的认识在我六十年的临床中也是逐渐深入的。在随师中,先师坚持《内经》和《金匮》的中风理论,重视风邪为病,此风邪当然是泛指外风和内风,治法上强调祛邪为主的原则。当时,他很赞赏孙思邈的综合疗法。孙思邈在《千金翼方·针灸》中说:"良医之道,必先诊脉处方,次即针灸,内外相扶,病必当愈。何则?汤药攻其内,针灸攻其外。不能如此,虽有愈疾,兹为偶差,非医差也。"因此,先师在临诊中常针灸和中药同时并用。卒中的早期治疗,他是以平肝熄风、豁痰开窍的腧穴为主,如百会、风池、廉泉、天突、外关、合谷、足三里、太溪、太冲。针刺手法以补健侧,泻患侧。认为患侧为风邪所侵,邪留经脉,气血因而失畅,用泻法取其祛邪之意也。补健侧,是借健侧之健,推动气血之运行,包含有左病治右,右病治左

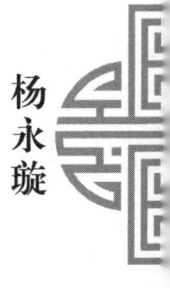

杨永璇

之意。卒中两周之后,针灸治疗只取患肢腧穴,如上肢取肩髃、曲池、合谷、外关,手臂挛屈者加刺尺泽、曲泽,下肢取环跳、风市、阳陵、足三里、丰隆、飞扬、昆仑、太冲,以催气通络法疏通经脉。在处方用药上也重用祛风通络、平肝熄风、豁痰宁神之品,例如明天麻、嫩钩藤、炒防风、蔓荆子、嫩桑枝、络石藤、竹沥半夏、九节菖蒲、广郁金、珍珠母、石决明、广地龙、柏子仁、炙远志等等。我在临床上对卒中早期的治疗,针灸和中药并用,能收到较好的效果。但是部分高年体虚的中风患者,往往出现邪去正衰的征象,偏枯的肢体恢复活动比较缓慢。内服汤药当从何法呢?乃博览医书,渐有所悟。叶天士云:"大凡经主气,络主血,久病血瘀。"王清任的《医林改错》亦以补阳还五汤治疗卒中的手足偏废,加重生黄芪的剂量,以加强补气之功效,气行则血亦行。在近十余年的卒中后遗症半身不遂的治疗中,仿效补阳还五汤的原则加减应用,收到了颇为满意的效果。使我感到:当今所遇奇症顽疾,均可仿效古方古法的宗旨加以发挥。所以,博览群书可以防止一家之偏见,不断修正和补充自己的论点。

注重切脉望舌

人体是一个有机的整体,局部的病变,可以影响到全身、内脏的病变,又可从五官四肢体表反映出来。正如《丹溪心法》所说:"欲知其内者,当以观乎外;诊于外者,斯以知其内。盖有诸内者,必形诸外。"我在临床上体会到四诊的重要,无论吃药或扎针的病员,都需切脉望舌,以便做出正确的辨证。

在诊脉方面,除了必须熟悉和掌握三部九候诊法和二十八脉的不同脉形所反映的不同病机症候外(这是作为一个中医工作者的基本功,分清浮、沉、迟、数、虚、实六脉以统率其他各脉,这些是必不可少的知识),尤其重要的是要识别脉之"有神无神,有力无力"。识得神之有无,才能辨人之生死;识得力之有无,才可辨病之虚实。而后方能拟定治疗法则,或补,或泻,或先补后泻,或先泻后补,或补母泻子等等。但有时脏腑虚实传变,脉气相互影响,致脉形交叉出现,那就需要根据脉诊所得,辨明脏腑、经络、阴阳、虚实、五行生克、相互制约、相辅相成的关系,在经络穴位上运用调剂补泻的方法。例如缓为脾之本脉,如右关出现沉细脉,此为水反侮土;乃从所胜来的微邪,治疗上就要用泻木补金的方法,以水生木,水为木之母,木为水之子,泻木所以夺母气,使水不能反侮土;土生金,土为金之母,金为土之子,补金令子不食母气,使土有休养生息之机而无不足之患,是健脾制水之法也。在切脉诊疗中,五行生克之理,必须推敲,结合临床经验,才能精益求精,避免错误。

不仅要注意切脉,同时还要注意舌诊。《临证验舌法》说:"舌者心之苗也,五脏六腑之大主也,其气通于此,其窍开于此者也。查诸脏腑图,脾、肺、肝、肾无不系根于心;核诸经络,考手足阴阳,无脉不通于舌。则知经络脏腑之病,不独伤寒发热有胎可验,即凡内外杂证,也无不一呈其形,著其色于舌……据舌以分虚实,而虚实不爽焉;据舌以分阴阳,而阴阳不谬焉;据舌以分脏腑,配主方,而脏腑不差,主方不误焉。"舌诊的重要性,由此可见。在临床上的确可以根据舌苔、舌质和舌形,来辨别病变的性质,病邪的浅深和病情的虚实。故有"辨舌质可辨五脏之虚实,视舌苔可察六淫之浅深"的说法。此外,我认为观察舌之形态,仔细辨别舌端震颤程度,可以了解患者的心理和病况。例如,临床上每每遇到类似神经衰弱的患者,他们饮食正常而面容㿠白,主诉繁多而滔滔不绝,由于生活中偶受惊吓或意外刺激,会出现情绪低落而悒悒寡欢,思想疑虑而睡眠善寤,心悸胸痛而心神不宁,脉形濡细无力,有肝胃不和、中气不足的现象。对此种病员的诊断,必须重视和体察舌端有否震颤现象。根据震颤程度不同而有三种诊断可能:一是在舌苔正常而尖端见到震颤的,可以知道该病人胆小如鼠;二是舌苔薄、质淡紫(或绛)而胖的舌尖端出现震颤者,可以拟诊为心脏病态;三是在薄黄(或白)苔的舌中间出现微颤的,才是神经衰弱。据此,可对确诊为神经衰弱的患者,用"心病要用心药医"的办法,耐心细致地做好思想工作,同时用安养心神、调治脾胃的法则进行治疗,务使心无疑虑,或生欢欣,则病慧然若失,再以东垣《远欲》之言说之,患者可破涕为笑而收显著疗效。此乃我临证六十年来诊治神经衰弱的一得之见。

当然,除了切脉、望舌外,还需配合望神色、听言语、看行动、察体位、闻气味、问二便,并详细询问病史,才能全面地了解病情。经过综合分析,从而做出正确的诊断,治疗上才能丝丝入扣,收到预期的效果。

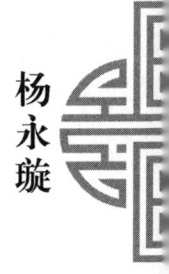

杨永璇

注重经络辨证

经络学说和针灸有着密切的关系。针灸治病所用的腧穴,就是经脉之气注输出入的地方,所以在辨证论治、处方配穴、选择手法等各方面,均不能脱离经络学说的指导。例如针灸治病必先明辨病在何脏何经,然后按照脏腑经络和腧穴的相互关系,采取循经取穴、局部取穴或邻近取穴等方法相互结合而定处方。正如《灵枢·刺节真邪》所说:"用针者,必先察其经络之实虚,切而循之,按而弹之,视其应动者,乃后取之而下之。"就我的经验而言,脱离了经络,开口动手便错。现在常把针灸经络并称,更是说明针灸离不开经络。

经络是内连脏腑、外络肢节、运行气血的通路,腧穴是人体脉气输注于体表的部位。因此,内脏有病通过经络反应到体表穴位上来,常表现为压痛反应。我在临床上,常检查体表穴位的压痛情况,借以分析内部脏器的病变。一般急性病压痛较显著,慢性病压痛范围较小。五脏虽位于胸腹,但脉气发于足太阳膀胱经,故五脏俞均在背部,如咳呛病在肺俞、胆囊炎在胆俞,都有按痛,可作辅助诊断之用。

针刺治疗要有一定的感应,称为得气。我认为针刺感应的放散程度是由经络路线及穴位性能来决定的。如手之三阴,从胸走手。内关、少海清热安神,针感向下;中府、列缺调肺利气,都向下放散。手之三阳,从手走头。合谷能升能散,手法正确,针感可到肩髃,甚至到头颈;曲池走而不守,针感也可向上。足之三阳,从头走足。足三里和胃止痛补气,针感向下可到第二趾;委中清热利湿止痛,感应从上向足跟;阳陵泉镇痉熄风止痛,针感向下。足之三阴,从足走胸腹。行间、太溪向上放散;尤其是三阴交可放散到腹股沟。获得这些放散感应与经脉走向关系较大。阳经有阳经的传导路线,阴经有阴经的感应方向。但这也不是绝对的,扎针时可以用改变针尖的迎随方向,来改变放散路线。如内关穴属手厥阴经,一般感应是向下放散至中指,但也可运用催气手法,使酸胀感应向上放散,越过肘关节上行,使"气至病所",能立止心绞痛等胸痛。因此,在临床上除了要熟悉经络循行,还必须掌握操作手法,才能提高疗效。

循经取穴是针灸临床上常用的取穴法,根据"经脉所过,主治所在"的理论,我认为有时循经远取治疗,比局部取穴效果为好。如咽干,取双太溪,用阴刺法,效果明显;胁痛取阳陵泉,胸闷欲呕泻内关、太冲,急性扁桃腺炎刺合谷、少商,均有较好的疗效。这都属于循经远取法。又如手阳明大肠经在面部循行路线由人中而交叉,故口眼歪斜取合谷,右针左,左针右。

经络之中的十二经筋是随着十二经脉分布的,它循行于体表而不入内脏。在临床上,我对于经筋之病,常用"以痛为腧"的方法来治疗。如网球肘,是较顽固的常见病症,在检查病人肘部时,可发现一局限的压痛拒按处,就在该点上施以较强的恢刺或合谷刺手法,以泄其邪,然后配以艾灸温针,常能缓筋急而收到较好的疗效。

由此可见,经络学说是非常重要的,早在《灵枢·经脉》中已有记载:"经脉者,所以能决死生,处百病,调虚实,不可不通。"中医各科需要经络学说的指导,针灸临床尤其离不开经络理论。

⁓⁓ 注重针刺手法 ⁓⁓

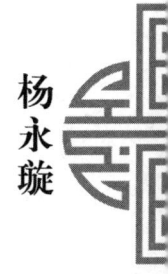
杨永璇

针灸治疗,除诊脉察舌、审证求因外,其疗效与手法关系很大。我对进针手法,主张轻缓,先用左手大拇指爪甲紧切穴位,令气血宣散,然后用右手拇、食二指持针,进针速度很慢,旋转角度要小要缓,缓缓刺入,既可减轻破皮时的痛感,又可不致损伤血管,这样可使初诊惧针病人,乐意接受针刺治疗。但对小儿的进针法就要因人而异了。由于小儿体小肉薄,又不易取得合作,既不宜用强刺久留之法,亦不宜用慢刺捻旋之法。特选用半刺法,单刺不留,易被小儿接受,临床用之,效果亦佳。

对成人当针刺到真皮层,进入分肉筋骨之间时,就得加强捻旋,适当提插,当针下有沉重感觉,病人亦感胀重酸楚,此为得气;如进针后病者只觉刺痛,医者针下好像刺在豆腐中一样,毫无沉紧之感,此为不得气,就要用候气的方法,使之得气,才能获得疗效。正如《灵枢·九针十二原》所说:"刺之要,气至而有效。"这是很有道理的。我行医六十年,曾编成十句口诀:"针灸疗法,重在得气。得气方法,提插捻旋。提插结合,捻旋相联。指头变化,大同小异。纯杂之后,精神合一。"当然得气感应,每个人或每个穴位,并不完全一样,多数穴位能出现酸胀感,有些穴位则出现胀重感或麻电感。临诊时根据辨证所得,选取穴位,进针后运用适当手法,定能获得良好效果。

至于补泻手法,大都均由提插捻旋组成,再加上快慢疾徐和阴阳左右及数字上的九六等综合而成,运用适当,均有疗效。虚证用补法,实证用泻法,先寒后热用先补后泻法,先热后寒用先泻后补法。如遇剧烈疼痛之症,我常用龙虎交战手法,此为补泻兼施的综合手法,以捻旋为主,结合左转九数,右转六数,反复施行,可疏通经气,舒筋活络,以收止痛之效。

注重调理脾胃

中医学认为人在出生以后,主要有赖于脾胃功能的健全,以保证生长发育的需要。"胃主受纳""脾主运化",二者相互配合,消化水谷,吸收精微,以滋养全身组织器官。所以常把脾胃相提并论,称为"生化之源""后天之本"。李东垣据此立论,认为"元气之充足,皆由脾胃之气无所伤,而后能滋养元气。若胃气之本弱,饮食自倍,则脾胃之气既伤,而元气亦不能充,而诸病之所由生也。""胃虚则五脏、六腑、十二经、十五络、四肢皆不得营运之气,而百病生焉。""至于经论天地之邪气,感则害人五脏六腑,及形气俱虚,乃受外邪。不因虚邪,贼邪不能独伤人。诸病从脾胃而生,明矣。"他阐明和发展了"邪之所凑,其气必虚""正气存内,邪不可干"的病机。从而提出了"人以胃气为本""脾胃一伤,五乱互作"和"病从脾胃所生及养生当实元气"的论点,创立了"脾胃学说"。主张用升阳益气、培土固本的温补脾胃法为治。升阳益气足以御外而强中,培土固本,可使元气自充而诸恙悉平。所有虚实传变,都应以治脾胃为本。体现了"治病必求于本"的经旨,这是李东垣《脾胃论》的中心思想。

我对李东垣的《脾胃论》较赞同。在临床上,属肠胃消化系统疾患,固应重在调理脾胃,若其他疾患,不论情志怫郁,饮食劳倦,抑或贼风寒邪,暑湿袭扰之症,在辨证施治时,也以脾胃学说为指导,在治法上,注重调理脾胃,结合对症治疗。

例一、庄某,女,34 岁。患眩晕症已数年,虽经多种治疗,眩晕呕恶仍反复发作,特来针灸。诊得脉形沉细,舌苔薄腻,辨证为劳倦所伤,湿痰中阻,取百会、天柱、大杼、丝竹空、内关、足临泣等穴,用捻旋泻法,以清镇宁神,疏泄肝胆,并加中脘(针后拔火罐)、足三里,亦用捻旋泻法,是用调胃和中之法,以收化湿除痰之功。数诊而眩晕呕吐皆愈,至今已近二十年,未见复发。

例二、姚某,女,64岁。患腰痛不能回顾,甚则悲泣不已,诊为"阳明腰痛"。针双侧足三里,用捻旋泻法,腰痛顿缓,再取肾俞、气海俞,针后拔火罐,转侧回顾均便,满意而归。

例三、曹某,女,23岁,教师。患肠鸣腹泻已年余,神疲力乏,肌肉瘦削,情绪低沉,思想苦闷。由亲友陪同来诊,诊为"脾虚泄泻"。处单方:炒白扁豆肉、扁豆衣各15克,玫瑰花4朵,日服一剂,煎汤代茶。并嘱其注意饮食有节,起居有常,保暖节劳,怡悦乐观。一周后复诊,肠鸣腹泻均有好转,精神亦见振作,乃处参苓白术散方,加玫瑰花,并倍加炒白扁豆肉、衣煎服。两周后再复诊时,病愈大半,原方续进,服药两个月,形体均复,元气充足,即告痊愈。

我认为人身之脾胃,犹汽车之发动机,如发动机受损,则其他配件虽完美无缺,也不能开动。反之,只要发动机正常,零件的维修是较为轻易的。所以在临床上必须重视调理脾胃,扶佐正气。唯元气充足,虽痼疾亦易康复,若脾胃失治,元气大伤,则机体之修复为难矣。正如李东垣所说:"治肝、心、肺、肾,有余不足,或补或泻,唯益脾胃之药为切。"调理脾胃方法很多。我在慢性病的用药时,常男加佛手柑、女加玫瑰花,在针灸取穴时,也常男用足三里、女用三阴交,以健运脾胃,固后天之本,使疾病容易康复。

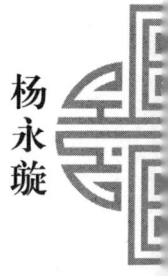

注重七情致病

喜怒忧思悲恐惊,此七情是人体对外界环境各种条件的刺激而产生的精神活动,正常情况下是在体内各脏腑的调节之下进行。但过甚或过久的情志活动影响脏腑调节,遂至损伤脏腑而致病。在《内经》中即有"怒伤肝,喜伤心,思伤脾,忧伤肺,恐伤肾"的论述,后世医家作为病因学的三因之一。

虽说七情均可致病,但临床上以怒、思、忧致病为多见。怒则气机逆乱,肝气郁滞,可见胸闷、腹胀、两胁疼痛、脉弦。由于"暴怒伤阴",阴伤则阳失所制,故常伴有肝火上炎之症,如面赤升火,甚则呕血。忧哀太甚,则肺气抑郁,甚则肺阴受伤,以至形瘁气乏。思虑过度,则脾气郁结,以致胸脘痞塞,脾为所伤,则运化无权,而不思饮食。三志伤人致病,均可使正常运行之气机受阻而郁滞,其怒忧二志常伤脏阴,为患尤烈。

关于治疗,《素问·阴阳应象大论》云:"悲胜怒,怒胜思,喜胜忧……"我认为忧、怒、思三志可使气机郁滞,甚则耗气伤阴。唯喜乐能使气机和顺,情志舒畅,营卫通利,正如《素问·举痛论》所说:"喜则气和志达,营卫通利,故气缓矣。"因此可用喜乐之法而统治怒、忧、思三志。

医生之责,在于要千方百计地治好疾病,当医生在为病者诊察之际,治疗即已寓其中。若能针对病因劝导病者,并采用各种方法,使之心情舒畅,调节好病者的情志活动,常能获事半功倍之效。《灵枢·本神》曰:"故智者之养生也,如顺四时而适寒暑,和喜怒而安居处,节阴阳而调刚柔,如是则僻邪不至,长生久视。"昔张子和以戏言狂谑,使病人大笑不忍,而使心下结块于一二日内皆散。临床上用喜乐之法治疗怒、悲、思所致疾病,从未闻有过甚之例,故不会有"喜伤心"之虞。此外,柴胡疏肝散、逍遥散,是古医家为气郁而设,内关、足三里、中脘等穴,具理气宽中之效,我在临床上亦是经常采用的。

在临床上,待病者的态度应和蔼可亲,诊察上要详审细致,治疗上要认真负责。遇有七情所伤者,更应循循善诱。记得有一位病者,女性,年四十岁,因家庭不和而争吵,遂使两胁胀痛,胸闷,心悸,已有十余天。由丈夫陪同前来就诊,诊得脉形弦数,面红升火。除用疏肝解郁之剂外,并以婉言劝之、导之。翌日,夫妻双双前来面谢,言归于好,诸症皆消。对情志怫郁而致神经衰弱的患者,更应如此。

因情志违和而致病,用调节情志之法治疗已为医者所重视,其具体方法,可因人、因事、因时而异,但其目的为使病者消除不悦之感,而达情志舒畅,身心健康。在临床上,重视七情致病,善用喜乐之法治之,也是中医传统方法之一。

余生平无他好,唯以治病为己任,急病人之所急,唯病人之乐而乐焉。临诊六十余年,虽无建树,但谨慎从事,亦无殒越。孙思邈曰:"胆欲大而心欲小,智欲圆而行欲方。"是为余行医之鉴,终身守之而不失,得益匪浅。上述点滴体会,甚属肤浅,唯读书临诊,均行之有效,不揣浅陋,冒昧录之,难免贻笑大方,幸同道指正。

杨依方　徐明光　张洪度

（　　　　　　　整理）

叶　强　葛林宝

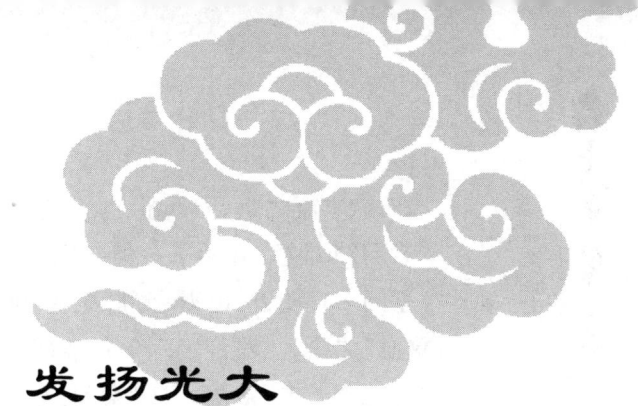

祖述宪章　发扬光大

南京中医学院教授　　吴考槃

作者简介

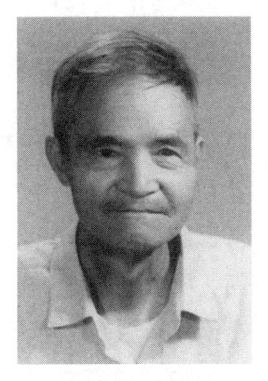

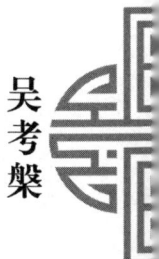

吴考槃(1903~1993),江苏海门人。一九二三年毕业于海门中兴医学校;一九三三至一九五二年间曾任海门保神医学校校长兼教师;后为南京中医学院教授。毕生从事中医教育事业和中医经典著作的研究工作,颇著声誉。著作有《伤寒论百家注》《金匮要略五十家注》《本经集义》《难经集义》《素灵辑粹》《麻黄汤六十五方释义》等。

吴考槃

我学医时,有两种学法:一是从源到流,即由《素问》《难经》《本草经》《伤寒论》《金匮要略》,而后《千金》《外台》,金元四家,明清各家,以及叶、薛、吴、王温热诸书;一是从流到源。我是接受学校规定的从源到流的途径学习的。

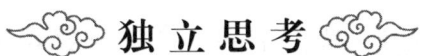

独 立 思 考

我初进学校,老师即说:本校是从源到流授课的。《韩诗外传》说:"源清流清"。唐·魏征《谏太宗十思疏》云:"欲流之远者,必浚其泉源,源不深而欲求流之远,不可得也。"从源到流,很好,这就医学来说,当然即从《素问》《难经》开始了。但《素问》《难经》也是采取群说的综合著作,如《素问·宣明五气》既有"肝藏魂,肺藏魄"之说,"调经论"又有"肺藏气,肝藏血"之语。《难经·六十九难》既有"虚者补其母"之言,"七十五难"又有"母能令子虚"之辞。且《素问》《难经》作者,又各有其师承的不同论点。如《素问·宣明五气》说"脾脉代",而《难经·四难》则说"脾脉在中";《素问·平人气象论》说"厌厌聂聂,如落榆荚曰肺平",而《难经·十五难》为"肝平";《素问·平人气象论》说"如鸡举足曰脾病",而《难经·十五难》为"心病"。如此等等,不一而足。对此,应视为异苔同岑、异曲同工来理解。"肝藏魂,肺藏魄",是以神志言;"肺藏气,肝藏血",是以气血言。二者是一而二,二而一。所以,《灵枢经·本神》即说:"肝藏血,血舍魂,肺藏气,气舍魄。""虚者补其母",是以补虚言,"母能令子虚",是以泻实言。"脾脉代"是言脉象,"脾脉在中"是言脉位,可以两通。至于"厌厌聂聂""如鸡举足",这些俱是形容语,肺平也好,肝平也好,脾病也好,心病也好,不必在形容语上钻牛角尖。

《素问》是部远年著作,累次传写,错字很多,几乎每篇有之,这确实需要解决。如《素问·平人气象论》说:"少阳脉至,乍疏乍数,乍短乍长。"而就在本篇上文则说"乍疏乍数曰死"。那么,乍疏乍数是平脉还是死脉呢?考《难经·七难》说:"少阳之至,乍小乍大,乍短乍长。"这就很明显,《素问·平人气象论》上文乍疏乍数是准确的;下文的乍疏乍数,是乍小乍大的错简了。又《素问·五藏生成篇》说:"诸筋者,皆属于节。"而《太素》卷十七则说:"诸筋者,皆属于肝。"依《素问》下文诸血者皆属于心,诸气者,皆属于肺例之,这又很容易得出"节"是"肝"字之误。而注家随文强解,难以为训。这都应独立思考,自己提出问题,自己解决问题。

融 会 贯 通

《伤寒论》三百九十七法,一百一十三方,字数不多。我认为最好全部或大部背熟,所谓"熟读唐诗三百首,不会吟诗也会吟"。除熟能生巧外,还应过文字关,如必、不、反、当、虽、者等字,也要留神注意。"必"乃"必然""一定"的意思,如必恶寒(3条)(条序依《伤寒论讲义》,上海科学技术出版社,一九六四年版,下同),必喘(76条),必吐下不止(77条),必恍惚心乱(90条)。"不"乃"勿"的意思,如不呕不渴(61条),不恶寒(70条),不大便而呕(233条),不属阳明也(383条)。"反"乃"不该"的意思,如反与桂枝汤欲攻其表(29条),反二三下之(106条),反以冷水噀之若灌之(145条),反发热(301条)。"当"乃"该当"的意思,如当解之熏之(48条),当救其里(94条),当以汤下之(108条),当先解其外(109条)。"虽"乃"纵然""即使"的意思,如虽有阳明证(209条),虽硬不可攻之(235条),虽能食(253条),虽脉浮数者(259条)。"者"乃别事词,如脉阴阳俱紧者(3条),汗出恶风者(38条),病人旧微溏者(83条),噫气不除者(166条)。一条中有两个或两个以上"者"字的,是两个或两个以上证的鉴别的意思,如桂枝二麻黄一汤(25条),是治汗出未彻,与上文汗大出,一正一反对比鉴别。一是服桂枝汤汗出太过,一是服桂枝汤汗出不及。汗出太过,故曰脉洪大;汗出未彻,故曰日再发。脉洪大,是表明汗出太过所引起;日再发,是说明汗出未彻所形成。故一曰与桂枝汤,一曰宜桂枝二麻黄一汤。用两个"者"字,是表明服桂枝汤后所产生汗出太过和汗出未彻的两个症状。葛根黄芩黄连汤(34条),是治下后利遂不止、邪已入里的方法,不是治下后利遂不止而表邪未解的方法。故一曰脉促,明其未离太阳;一曰喘而汗出,证其邪已入里。是以一曰表未解也,一曰葛根黄芩黄连汤主之。表未解也,葛根黄芩黄连汤主之两句,是对比章法。表未解也,是脉促者之断语;葛根黄芩黄连汤主之,是喘而汗出之方治。这与前桂枝二麻黄一汤同一章法。就是说:脉促者,言脉不言证,是言脉赅证;喘而汗出,言证不言脉,是言证赅脉;表未解也,言位不言方,是言位赅方;葛根黄芩黄连汤,言方不言位,是言方赅位的意思。故与桂枝二麻黄一汤同用两个者字,此是《伤寒论》惯用的方法,亦是古文家常用的章法,只要翻看《伤寒论》前后用及者字的原文一看就清楚的。

此外还有药品的去加,是关及药品的适应不适应,也应密切注意。如胸满去芍药(22条),渴去半夏(98条),胁下痞硬去大枣(98条),小便利去茯苓(316条),项背强几几加葛根(14条),喘加厚朴杏子(19条),渴加瓜蒌根(98条),呕加半夏生姜(177条)等。这样将前后上下同类文字对照一下(如23条中就有必、不、反、者四字),就比较容易理解。因很多条文具有互相联系、相互阐发的意义。如血自下,下者愈(109条),是宜桃核承气汤下的倒装句。时时恶风(173条)、背微恶寒者(174条),不是表未解,故下文(175条)说无表证者,白虎加人参汤主之。不言脉者,前(26条)已说过,此就可以以证赅脉了。

✦ 综 合 归 纳 ✦

《金匮要略》二十五篇,一篇一病的有之,一篇二病三病的亦有之。我认为一篇一病,是有独特性的,如奔豚气和其他病很不一样。一篇二病三病,是具有联系性的,如腹满寒疝宿食,都有腹满痛。又趺蹶能前不能却,手指臂肿动,转筋上下行,阴狐疝气时时上下,蚘虫发作有时,其病证表现,一是能前不能后,一是常肿动,一是上下行,一是时时上下,一是发作有时,都有其相对性,所以合为一篇。再是其文与《伤寒论》重复很多,诚如《伤寒论翼·阳明病解》所谓:"见此病,便与此方。"《医学源流论·治病不必分经络脏腑论》所谓"参耆之类,无所不补,通气者无气不通",也是有其一定道理的。

各篇病证,如"痰饮咳嗽病脉证治"列有痰饮、溢饮、悬饮、支饮、留饮、伏饮多种名称,前后说法略有出入,可以用综合归纳的方法来认识。如上及于目、下至于肠的,为痰饮之所及;咳引胁下痛的,为悬饮之象征;流行遍体四肢的,是溢饮之见证;上及头目眩冒,证见胸膈支满不得卧的,则为支饮之现象;胸胁及背下至四肢历节痛的,为留饮之病况;平素喘咳,发则影响腰背身目的,为伏饮之症候。其主要区别,素盛今瘦,为痰饮之特点;痛限胁下,为悬饮所独有;身体痛重,属溢饮之范畴;短气不得卧,其形如肿,为支饮之大要;背冷如掌大,为留饮之确证;发则身瞤泣出,为伏饮之真相。这就比较容易辨认,推之其他病证,也可因此隅反之。

✦ 病 证 分 析 ✦

我对于病证的理解,认为病是证的总称,证是病的表现,故病包括证的大部表现在内,证则总是在病的范围内出现。但病有广义和狭义之分。如同一太阳病,而有中风、伤寒、温病、热病、湿病的名称。如《伤寒论》说:"太阳中风,啬啬恶寒,淅淅恶风,翕翕发热。"(12条)"或已发热,或未发热,必恶寒……名曰伤寒。"(3条)"发热而渴,不恶寒者,为温病。"(6条)《金匮要略·痉湿暍病脉证》说:"太阳中热者,暍是也。汗出恶寒,身热而渴。"

"湿家之为病,一身尽痛,发热,身色如熏黄也。"可见,所谓中风、伤寒、温病、热病、湿病,都有发热,这就要从其同异之间区别了。如恶寒、中风、伤寒可见,热病也可见,湿家可能也见,唯温病则不恶寒。但中风的恶寒发热,伴有汗出;伤寒的恶寒发热,伴有无汗而喘;热病的恶寒发热,是汗出口渴;湿病的恶寒发热,是一身尽痛,或身色如熏黄。温病热病都渴,但热病是伴有身寒,温病是身不寒,还是可以区分的。

又寒热虚实诸病,有但寒不热、但热不寒的,有表寒里热、表热里寒的,有上寒下热、上热下寒的,有先寒后热、先热后寒的,有寒多热少、热多寒少的,有寒轻热重、热轻寒重的,有热寒往来、作止无常的,有真寒假热、真热假寒的,都要做出适当分析。虚实也是这样,有形似虚而实实,形似实而实虚,所谓"大实如羸状,至虚有盛候"。即以真寒假热例之,脉洪大是热,假热也有脉洪大;口渴是热,假热也有口渴。要在洪大中辨其有力是真,无力是假;无力中有时有力是真,有力中有时无力是假。口渴辨其饮多喜冷是真,饮多恶冷是假;喜热不多是假,喜冷不多也是假。

咳为肺病,一般病不及肺,是不会咳嗽的。故《素问·宣明五气》说:"肺为咳。"如咳而无其他症状的,当然就是肺所为病;假如咳而胁痛,胁为肝位,即为肺病及肝;咳而腰痛,腰为肾府,即为肺病及肾。反之,先胁痛而后咳的,为肝病传肺;先腰痛而后咳的,为肾病传肺。又肺病咳喘,肾病亦有喘咳。但先咳后喘,为肺病及肾;先喘后咳,为肾病及肺。

吐血与唾血有别。唾血是唾中伴血属肺肾。吐血势如潮涌,胸满脉实的为热积肺胃;血色紫而面青脉弦的为郁怒伤肝;血鲜而浓,喘咳烦热的为阴虚热扰;血鲜而淡,或如血丝,心烦难寐的为劳神伤心;血浊倦怠的为劳倦伤脾;血紫伴块,胸胁刺痛的为积瘀伤络;血淡无光,脉弱无力的为气虚失摄。

不寐病候,有所谓心肾不交的,一般伴有烦躁不安感。但烦不躁的,是心不下交于肾;但躁不烦的,是肾不上交于心。无烦躁感的,不属于心肾不交。

黄疸病候,大都是目黄、肤黄、尿黄、爪甲黄,同时或先后出现。单独目黄或肤黄及尿黄,不一定是黄疸;爪甲黄,是黄胆的独特症状。

胀满水肿,有先后轻重之别。胀比满为重,满比胀较轻;满是胀的初起,胀是满的加重;肿是胀的发展,胀满是肿的先河。

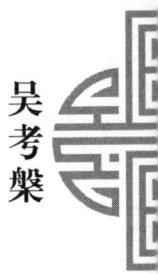

鼓胀非但与腹胀有别，即与其他胀病，也不一样。故如但胀不满，或但满不胀，即是胀病满病，不是鼓胀；既胀且满，亦是胀满病，不是鼓胀；胀满且腹筋起的，乃是鼓胀病。

同 病 异 治

《素问·异法方宜论》说："一病而治各不同，皆愈，地势使然也……杂合以治，各得其所宜，故治所以异，而病皆愈者，得病之情，知治之大体也。"这是说，地有东西南北之殊，气有寒热温凉之异，人有老少强弱之分，生活环境不同，病邪感受当然不是一样，调治方法也宜有所区别，此即一般所谓因人、因时、因地三因说法，也就是所谓杂合以治，各得其宜的方法，是有其一定启示作用的。记得有一次一位老师问我：《素问·异法方宜论》一病而治各不同，是问同病异治的方法，而所答都是异病异治的方法，该如何理解？我说：以前在课堂讲授时是这样说的，此是古人"以宾形主，借宾定主"常用的章法。本篇首尾两段是主文，中间五小段是宾位。所以，但从文字的表面痈疡治宜砭石，挛痹治宜微针讲，是像异病异治。如由"从"字、"来"字、"杂合"字寻求，岂不是可以说：痈疡在砭石外，可以毒药；挛痹在微针外，可以灸熨及导引按跷多种方法。不然的话，"从"讲什么，"来"讲什么呢？"从"与"来"，即是为下文杂合而讲的，否则无所谓杂、无所谓合了。所以有些内科病累治不效，而易以针灸，则很快显效，就是这个道理。《素问》中类似此等文章，不是就此一篇。如"平人气象论"论平脉的文字少于病脉死脉，"刺志论"论虚实文字多于针刺等，同是这样的笔法。《金匮要略》百合病发汗吐下后与未经发汗吐下各异其治，亦是这个意思。再如"妇人妊娠病脉证并治"说："妇人……假令腹中痛为胞阻，胶艾汤主之。""妇人怀娠，腹中疠痛，当归芍药散主之。""妇人杂病脉证治篇"说："妇人腹中痛，小建中汤主之。"忆一九四一年，沈友三夫人妊娠腹中痛，调气和血，多方无效。初投当归芍药散，痛不解；继以小建中汤，痛如故；后以胶艾汤，应手而愈。于此知妇人妊娠，腹中绞痛，或一般性的腹中痛，则宜当归芍药散或小建中汤，非胶艾汤可得而愈。如妇人妊娠腹中痛为胞阻的，则宜胶艾汤主之，亦非当归芍药散或小建中汤所可得而愈的。古人成方，有其传统累验，是要学习再学习的。

异 病 同 治

异病同治之说,《伤寒论》有之,《金匮要略》亦有之。如《伤寒论》说:
"病人藏无他病,时发热自汗出而不愈者,此卫气不和也,先其时发汗则愈,
宜桂枝汤。"(54条)又说:"吐利止而身痛不休者,当消息和解其外,宜桂枝
汤小和之。"(386条)两条病证不同,而前则曰:此卫气不和也;后则曰:当消
息和解其外。外即卫也,是同为卫气不和则一,故可同用桂枝汤和卫。此
即所谓异途同归,二而一者也。再如《金匮要略》虚劳腰痛,痰饮短气,小
便不利,消渴小便反多,以及转胞不得尿。不问小便利与不利,或反多及不
得尿,而其病因由于肾气不力、失约失化则一,亦同用肾气丸主之。《易系
辞》说:"引而伸之,触类而长之,则天下之能事毕矣。"忆曾治一女经闭,是
为气血虚闭,采用十全大补汤,三剂而经潮。后治一女经水漏下,淋漓不
断,是为气血虚而失摄,证虽不同,虚则一也,亦以十全大补汤而愈。又治
一女尿血,仿吐血衄血属热用泻心汤法,认为此女尿血亦属热伤,亦用泻心
汤,很快得效。再治一臂痛,难以屈伸抬举,药后效果不显。我想《伤寒
论》项背强几几,《金匮要略》口噤不得语,都是用葛根汤,因为都是属于经
输不利,葛根为治经输不利药。这个病人,臂难屈伸抬举,亦是经输不利,
即于原方中重加葛根投之,果然效如桴鼓。后来又引伸到"时发热自汗出
而不愈者""先其时发汗则愈",在这两个"时"字、"愈"字上动脑筋,凡遇胃
痛腹痛等属于有时间性的病证,亦告知其先时服药,同样效果很好。于此
知《伤寒论》真是一部经验丰富、取之不尽、用之不竭的好书。

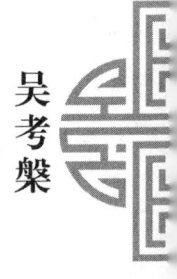

通 常 达 变

病有寒热虚实,药有补泻凉温。寒者热之,热者寒之,虚者补之,实者
泻之,劳者温之,逸者行之,内者内治,外者外治,此大法也。但人事万有不
齐,所谓寒热虚实,又很少单纯出现,而有合并为病,错综复杂情况的。就
是虚而宜补,也有形不足者、温之以气,精不足者、补之以味的不同;实而宜
泻,复有攻表攻里、破气破血、导痰涤饮、消坚逐水的各异。以药品言:人
参、黄芪之补,不等于阿胶、地黄之补;大黄、芒硝之泻,不等于甘遂、大戟之

泻;附子、细辛之热,不等于干姜、肉桂之热;黄连、栀子之寒,不等于石膏、知母之寒。抑且人有老少强弱不同,生活条件悬殊,养尊处优之徒,不等于栉风沐雨之人,其间相去不可以道里计,不能千篇一律。故医必博采众方,灵活变通,而后可以左右逢源,各得其宜。还有一些病人,并非不治之症,不过比较略为复杂,往往跑遍各大医院,经过很多医者看过,寒热补泻,通通用过,就是病不能解。这类病人,为数不少,医者经常可以碰到。有一次,我碰到一个病人。处方刚完,病者即说:这些药品过去吃过。意思是说,不能治愈其病的。对这等病人,不做说服工作,就是方药对症,也是无有多大作用的。因之就说:医者处方是依据病的情况而定。这些药品,我也知道你是大部或全部吃过,同时也知道你是有这种看法的。但你只看到相同的一面,未有看到不同的一面,所以你的病证,迄今未有看好。现在我可这样说:某几种药,你在某一方内吃过的;某几种药,又在同一方内,我可知你未有吃过。即使曾经吃过,药量一定不是一样的;如果一样,那就不是医师处方,而是医书的印抄方了。要之,此中同中之异,是同门异户,毫厘千里,这是方药的关键所在,也是方药有效无效的区别所在。此类例子很多,如《伤寒论》的桂枝去芍药加附子汤和桂枝附子汤、桂枝麻黄各半汤和桂枝二麻黄一汤,就是因药同而分量不同,而治各异宜的。所以医者治病,当然要有责任心,而病人亦当具有信仰心。《素问·汤液醪醴论》说:"病为本,工为标。标本不得,邪气不服。"《素问·移精变气论》说:"标本已得,邪气乃服。"就是这个道理。

以上肤浅体会,揭开天窗说亮话:"智者千虑,必有一失;愚者千虑,必有一得。"各人看法不同,大家取长补短,共同进步,更好地为四化建设出力。

(吴莲芳　吴承玉整理)

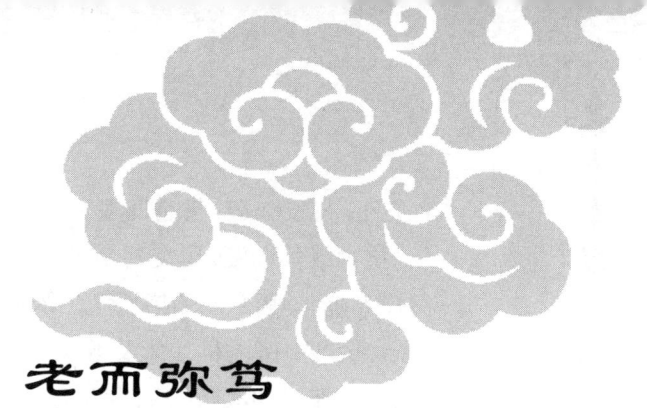

精研覃思　老而弥笃

上海中医学院教授　　张伯臾

张
伯
臾

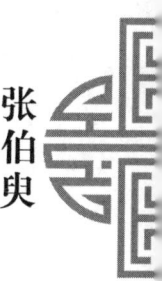

作者简介

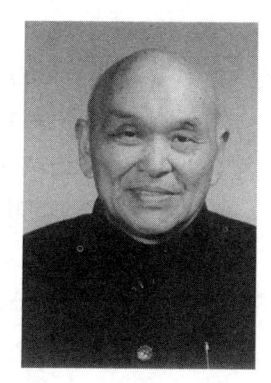

张伯臾(1901～1987),上海川沙县人。一九二三年毕业于上海中医专门学校,后又在丁甘仁先生门下学习一年,深受教益。一九二四年返乡行医,一九三七年又在沪悬壶。一九五六年应聘到上海第十一人民医院(后改为上海中医学院附属曙光医院),从事中医内科和教学工作。中医临床前后凡六十年,长于内科杂病,辨证细致,分析精当,疗效卓著,深得病家信仰。撰有《张伯臾医案》《中医中药治疗急性心肌梗死的经验》等。

我幼年在农村中度过。当时农村哀鸿遍野,疫病流行,农民染病之后,常无力求医,倒毙者不可胜数。这对我童年的心灵触动很大。

记得当时孟河名医丁甘仁先生在上海创办了中医专门学校,名噪大江南北,它是许多有志于岐黄之术青年的向往之所,我也是其中一个。经过努力,终于在十八岁那年考入了该校,成为该校第三届学生中的一员。

入学后,同窗学友多有聪慧敏捷者,而我自知性较钝缓,故加倍努力,以勤补拙,终于获得较为优异的成绩,于一九二三年毕业。旋又师事丁甘仁先生,得蒙深造,获益良多。一年后,返乡梓行医。一九三七年"八·一三"抗日战争爆发,兵燹延及浦东,全家移居市区,设门诊所于当时的"中医疗养院"。解放后,应聘到上海第十一人民医院(后改为上海中医学院附属曙光医院),从事中医内科临床及教学工作。十年内乱期间,虽身遭迫害,犹潜心医业。粉碎"四人帮"后,我虽已年届耄耋,但党和人民仍然给了我"中医教授"及"上海市科学大会先进个人"的光荣称号,这对我来说是且感且愧的。在有生之年中,除了加倍努力,做好工作,以报答党和人民的恩情之外,其余一切皆无所萦怀。下面就自己在学习过程中的点滴体会,简要陈述于下,或与年轻一代有所裨益。

治学尚实 不拘门户

中医治学之道,以《内经》《伤寒杂病论》为基础,但同时又必须撷采众长,这样才能增进学识,提高医术。然而,中医书籍中有不少门户之见,故阅读医书,不能盲从,不能不加思索地兼收并蓄,重要的在于认真地进行临床验证,方能学得真谛。例如,徐灵胎评注的《临证指南医案》,是我一生爱读的书。叶、徐两家均是一代名医,但在学术见解上,常有相佐之处。如《临证指南医案》的吐血门中,叶氏常用麦冬、五味子、玉竹、沙参等品。徐灵胎持不同意见,认为:"吐血咳嗽乃肺家痰火盘踞之病,岂宜峻补""今吐血之嗽,火邪入肺,痰凝血涌,唯恐其不散不降,乃反欲其痰火收住肺中,不放一毫出路,是何法也!"对此两说,在我始学之时,确有莫衷一是之感。为释疑团,我在临床中留心十余年,始有所悟,遂作批语如下:"徐叶两家之言,似乎背道,实乃相辅而不悖。吐血咳嗽而痰火恋肺者,麦冬、五味之属,当在禁用之列,以免助纣。然临证中,所遇肺阴已伤,舌红绛,脉细数而咳痰吐血者不少。以阴虚为重,沙参、麦冬、玉竹等药,均属对症佳品,岂能废用?徒持苦寒,反伤胃气,非其治也。故徐、叶之说,未可偏废,须相机而用,取效临床。仲景有麦门冬汤,麦冬半夏同伍,补阴而不窒腻,遣方之妙,诚可取法。"可见,大凡治学,不能轻率随和一家之言,总应潜心研讨,方能融为己见。

贯通"寒""温"　论治热病

一九二四年，我回乡行医。当时，乡间农民生活极为贫困，积劳成疾，故病多危重，尤多热病重症，如霍乱吐泻、高热痉厥逆等等，病情凶险复杂，倏忽多变。面对棘手之症，我在钻研叶天士《温热论》、吴鞠通《温病条辨》的基础上，又勤读雷少逸《时病论》、吴又可《温疫论》、戴天章《广温疫论》等医籍，掌握了一般温病与时行疫毒的治疗差异，体会到但持桑菊、银翘辈轻清之剂，常无显效，而投以治疗秽浊戾气的方药，使疗效有了提高。然而，我又深感温病诸书，虽对保津开窍之法颇多发挥，但对厥逆之变的辨治，尚有不足之处。如当时霍乱流行，病死者甚多，其症见卒然暴吐泻，手足厥冷，汗出，大渴引饮，得饮即吐。一般医家从温病之法，投甘寒或苦寒清热之剂，活人者鲜。而我据仲景所论，投白通加猪胆汁汤，获效者不少。从中得到启发，必须进一步深研《伤寒论》，以补温病之不足，并借鉴《伤寒指掌》一书，探索融会六经及卫气营血辨证，以为救治热病重证的方法。古人说，对待伤寒与温病，须纵横看，我觉得此语甚妙。纵横交织，本一体也。无可否认，就二者方药论，各有偏重专长，只有融会贯通，方能左右逢源于临床。

例如：方某，男，25岁，某院会诊病例。病者原患有肾病综合征，住某医院内科病房，使用西药噻替哌。在第十七次治疗后，白细胞突然下降至0.2×10^9/L，并伴高热，体温40.5℃，两次血培养均有金黄色葡萄球菌生长，西医诊断为败血症，继发性再生障碍性贫血，立即停用噻替哌，并用多种抗生素静脉滴注及肌肉注射五天，高热不退，证情凶险。一九八〇年十月二十五日我应邀往诊，证见高热六天不退，入夜口渴，便秘，两下肢红斑（出血点），苔黄腻根厚中裂而干，脉象虚细而数，病系正气大亏，客邪乘虚而入，邪热亢盛，炽于气分，灼伤阴津，且见入营之势。治应扶持正气，清化邪热，投人参白虎汤，参以凉血救治之。方用生晒参、铁皮石斛益气保津，石膏、知母、银花、连翘清热透泄，赤芍、丹皮、旱莲、泽兰取其凉血散血之意，以杜传变。全方"清""透""养"三法同用，服药二剂，高热得平，白细胞上升至4.9×10^9/L。病房医师以此方为清热妙剂，故又嘱患者续服原方三剂。至十月三十日再邀会诊，病者出现嗜睡懒言，面色萎黄，汗出较多，口

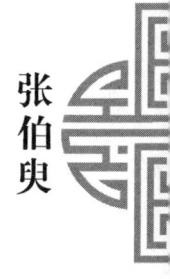

张伯臾

119

渴胁痛,苔根腻,舌淡红中裂,脉细数,重按无力等症。我考虑此由邪伤气阴,又过服寒凉清热之剂,以致阳气伤损,有虚阳外越之兆,邪热虽化未彻,而有内传少阴之虞。故治疗重在扶养正气,佐彻余邪。方中重用吉林白参、黄芪、当归补气血以托邪,牡蛎、白芍和营卫以敛汗,柴胡、银花、连翘以透余邪,佐入麦冬清热养阴。服四剂后,热病告愈,两周后复查,两次血培养未见细菌生长。

本案治疗,我先宗温病,后法伤寒,不拘一格,努力做到立法用药,知微杜渐,防变于未然,这样才掌握了主动权。

谙熟医理　治贵达变

我自农村到市区行医后,临诊时内、妇杂病渐渐增多,间遇达官大贾,治病遣方须小心谨慎。在诊病之余,我深入研读东垣、丹溪、景岳等名家医论及《名医类案》《柳选四家医案》《临证指南医案》,并常置《类证治裁》于案头,随时翻阅。且到沪以后,也常有机会与老同学程门雪、秦伯未等互相切磋。经过二十余年的学验结合,视野遂广,意境渐上。一九五六年我参加曙光医院工作,病种接触面更为广泛,并担任了高等中医教育的内科临床教学任务,从而迫使我把所掌握的中医理论系统化、条理化。然而,我总感到自己的经验比较局限,临床疾病又千变万化,不胜尽治,因思古人"天下无不可治之疾,有不可治之医"的告诫,认识到关键是在医者必须熟读经典,旁通诸家,又善守常达变,付诸临床。这正是医道的至要所在。例如:

樊某,女,46岁。

一九七四年九月二十一日初诊:患者由车撞致脑外伤昏迷,经某医院治疗二十四天,仍神志昏迷。右手有无意识动作,左手及两下肢不能活动,脉弦数,舌苔干腻。头脑受伤,血瘀阻络,拟醒脑活血通络,投通窍活血汤原方加菖蒲、郁金、至宝丹。

二诊:神志时清时昧,头痛烦躁狂叫,日夜不休,便秘腹痛,舌苔转淡黄腻,脉弦小数。骤受撞伤,瘀热凝阻,有如《伤寒论》蓄血如狂之症,与阳明热盛发狂不同,拟抵当汤加味,化瘀清神。方用水蛭、虻虫各三钱,桃仁四钱,当归六钱,山栀五钱,红花三钱,生大黄二钱(后入),鲜石菖蒲五钱,郁金、茯苓各三钱。

三诊:前投抵当重剂加味,服至第四剂时,左手及两下肢已能活动;故七剂后又服十剂,烦躁狂叫大为减轻,神识渐清,但不能言语,昨日便软三次,腹痛已止,舌苔黄腻,脉弦小。脉络血瘀渐化,唯痰湿热尚阻中焦,再拟活血和中而化湿热。黄连温胆汤合通窍活血汤(去麝香)加菖蒲、蔻仁。

此后,烦躁惊叫除,神志渐清,但时有幻觉,据证予活血清神、和中舒胃以及调补气阴,佐以清化之剂治疗,症除病愈。先后共调治五十余天。

《伤寒论》蓄血膀胱是指太阳腑证,瘀热在里,可见"如狂"一证。而与本例发狂,虽病变部位不一,然病机雷同,皆瘀热犯于神明所致。且抵当汤方用水蛭、虻虫,峻猛破瘀逐血,又合桃仁、大黄破血荡热,导瘀下行,颇合本病治则,故我广其意而用于本例治疗,收到了满意的疗效。

又如,《伤寒论》中的桂枝汤,其适应证何尝仅止于太阳病中风证。按其组方,当有和营温经、振奋脾胃、缓急止痛诸作用。因此,我把它广泛地应用于慢性泄泻、慢性胰腺炎、胃痛、虚劳以及神衰等属虚寒证者,效果良好,这是桂枝汤的达变于临床。

由上而知,学习《伤寒论》《金匮要略》等原著,须重视其辨证之细致、用药之精当,从中寻绎其旨意,再据"但见一证便是,不必悉具,知犯何逆,随证治之"的精神,于临床中灵活应用。当然,在对待其他医家著作上,也同样如此。

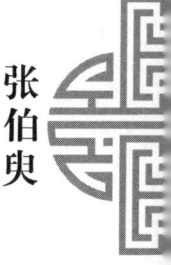

张伯臾

不囿成说　抒发己见

我常对学生说:"精通医学以熟谙医理为首务。但是,欲求发展,又不可因循沿袭,为成说所囿,不敢越雷池一步。须结合临床,深入体察,勤于思考,善于总结,以得真知,抒发己见。"近三十年来,我也是这样要求自己,以求得学术上的进步的。

如对肝脏阴阳的认识,古人谓肝脏体阴而用阳,肝阴肝血其体可虚,而肝气肝阳其用总属太过。在数十年临诊过程中,我常思索这一问题:五脏皆有阴阳,均可见有阴阳之虚,何唯独肝气肝阳之无虚?!此说片面可知。纵然,吴澄、唐容川等医家曾提及肝气虚、肝阳虚,但乏于阐述,未能付诸临床。其实,临床中肝气虚、肝阳虚何尝少见,在肝炎、肝硬化病例中尤属多见,其症如胁肋隐痛,或胀痛绵绵,劳累则增剧,神疲乏力,腹胀纳呆,面色灰滞萎黄,悒悒不乐,其或畏寒肢冷,舌多淡红胖,苔白或腻,脉虚细弦或沉细无力,并常与脾气弱、脾阳虚同见,治疗当以益气温阳、补肝健脾为原则,用参、芪、附子、白术、茯苓、细辛、白芍、酸枣仁、乌梅、木瓜之类。对此类病人,如执持成说,反用疏肝泄肝,投以大量理气活血之品,必致戕伐太过,更虚其虚。兹举我用附子、白术合桂枝汤温振肝脾阳气治疗早期肝硬化的案例如下:

王某,女,49岁。

一九七四年十一月五日初诊:患者罹早期肝硬化,近年来肝区胀痛,神倦纳呆,面色灰黄,月经二月未转,畏寒肢冷,盗汗,脉沉细无力,苔白滑。肝气虚,脾阳弱,气血不足。拟温阳而补气血:熟附子、炒白芍各三钱,鸡血藤五钱,白术三钱,炙甘草、青陈皮各一钱半,桂枝二钱,当归四钱。

二诊:肝区胀痛得减,畏寒肢冷依然,经停已转,寐则多汗,面色萎黄,神疲纳增,脉细,苔白润。方药合度,仍守前法,以冀进步。前方去青陈皮,加红花二钱、炙鳖甲六钱。

服上方后,症情又见好转,再守方参入枣仁、牡蛎、党参、川芎等药,连服二月,肝区胀痛得除,形寒肢冷转温,面有华色,艰寐盗汗亦瘥。蛋白电泳的γ球蛋白从12.5%上升至15.5%,血沉降率从35~65毫米/小时下降至正常范围,并恢复工作。随访年余,证情稳定,未见反复。

又如急性心肌梗死,很多学者认为属中医"真心痛"的范畴。据临床体验,对照《金匮》及有关医著的记载,我认为本病不仅属于"真心痛",还应属于"胸痹"范畴。大致可作如下划分:右胸疼痛剧烈,或者手足青至节,并在二十四小时内死亡的,为"真心痛";痛虽剧烈,但不迅速死亡的为"胸痹"。《金匮》论"胸痹"曰:"阳微阴弦。"乃指心胸阳虚,阴寒痰饮乘于阳位所致,故治疗也局限于补阳益气、通阳散结、豁痰化饮之剂。近十多年来,据我临床所见,《金匮》所论与实际不尽相合。就本病病机而言,本虚标实确是心肌梗死的特点所在。但本虚非徒阳虚,尚可见气虚、阴虚、阴阳两虚,甚或阳微阴竭、心阳外越等;标实也非仅痰饮为患,尚有气滞、血瘀致害,又有兼寒兼热之不同。同时,标本之间多相互影响,未可执一而言。因此,在治疗上也不能拘泥于《金匮》,应随证遣方,灵活掌握。我根据本病发生发展的规律,总结了三个治疗要点:一是处理好"补"和"通"的关系,掌握好"祛实通脉不伤正,扶正补虚不碍邪"的原则;二是防脱防厥,要细致观察患者在神、气息、汗、疼痛、四末及素体温度、舌苔、脉象等方面的变化，随时警惕厥脱的发生，用药也宜于厥脱之先；三是关于通便问题，本病患者常见便秘一证，因大便不畅引起心搏骤停而死亡者并不少见，故及时而恰当地通便，为治疗心肌梗死的重要方法。立法用药时应分清阳结阴结，采取"先通便去实，然后扶正补虚"或"补虚为主，辅以通便"等法，以助正气的恢复(详见《上海中医杂志》一九八一年第十期)。

类似上述的例子，在临床中比比皆是，不胜枚举。我觉得，面对临床实际，敢于提出新说，以发展中医学，这是我们义不容辞的责任。

杂症施治　遥溯《千金》

在我年轻的时候，曾读《千金要方》，难解其意，视为"偏书"。解放初期我曾见方行维老先生治病用药甚为夹杂，每每认为是无师传授的结果。近二十余年来，我所遇疑难杂症，与日俱增，投以平时熟用之法，取效者不多，常百思不解。在这种情况下，遂再次攻读《千金要方》。随着阅历的加深，读起来就别有一番感受。我感到该书医学理论纵然不多，而方症记录朴实可信，其表里、寒热、补泻、升降、通涩等药常融在一方之中，可谓用心良苦，奥理蕴在其中。所谓疑难杂症者，大多症情错杂，非一法一方所能应对，当须详细辨证，切中病机所在，方能奏效，而不能被某些狭隘的理论所束缚，更不能受流派所承的学验所限制，必须扩展视野，进一步研究《千金》组方之杂，观察其临床之验，我想这是探索治疗疑难杂症的重要途径之一。例如：

姚某，女，75岁。

一九七五年十一月十五日初诊：素有痰饮，近加外感，咳嗽气急口渴，自觉内热，高年心气不足，四末欠温，水湿潴留于下，二足浮肿，脉小数促，苔薄白腻。正虚邪实，寒热夹杂。拟标本兼治，益心肾而清化痰热：净麻黄一钱半，杏仁三钱，生石膏八钱，泽泻六钱，炙甘草一钱，党参、熟附片各三钱，开金锁(另蒸冲服)、鱼腥草各一两，防己四钱。

二诊：咳嗽减轻，气急渐平，咯痰亦少，胸闷不痛，心悸且慌，四肢渐温，脉细数促不匀，舌质暗。太阴痰热日见清化，心肾亏损亦得好转，再拟养心活血佐以化湿肃肺：熟附片五钱，党参四钱，炙甘草二钱，泽泻、当归各五钱，麦

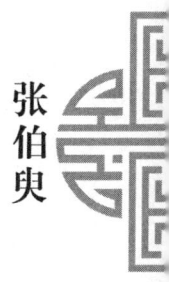

张伯臾

冬三钱,炒川连八分,丹参五钱,红花二钱,防己四钱。

本例素体肺气虚,痰饮内停,久而及于心肾,复又感受外邪,引动宿疾,遂致咳喘脉促,饮溢经络。患者又有口渴、内热、四肢欠温等症,寒热错杂之象,必探其本而标本兼治之。未可一昧治标,故以麻杏石甘汤合参附汤,寒热并用,扶正祛邪,仅服七剂证情大减,继以温阳养心肃肺活血之剂而收功。此乃宗《千金方》寒热补泻相兼组方之意,结合具体病症加以运用,从而使本例重病得到缓解。

时某,男,52岁。

一九七三年二月二十八日初诊:患者于解放战争时期有脑震荡史。从一九六〇年起常有嗜睡或不眠之象,证情逐年加重。近四五年来,嗜睡与不眠交替而作,眠则三四十天日夜不醒,饮食须由家属呼而喂之,边食边睡,二便亦须有人照顾,有时则自遗;醒则十数天日夜不眠,烦躁喜动,头晕且胀。平时腰酸怕冷,手足逆冷,面色晦暗。得病之后,曾赴各地迭治不效,遂来沪诊治。刻下,神倦呆钝,边诊边睡,家属诉纳食尚可,口干,便艰解燥屎,苔白腻,舌边紫暗,脉沉细濡。多年顽疾,寒热虚实错综复杂,恐难骤效。书云"怪病属痰"。痰浊蒙蔽心窍,神志被困。姑先拟清心涤痰镇静宁神法,以观动静:炒川连六钱,茯苓四钱,橘红一钱半,制南星、郁金、石菖蒲各三钱,磁石一两(先煎),当归、钩藤各四钱,白金丸一钱半(吞),淮小麦一两,礞石滚痰丸三钱(包煎)。

二诊:神倦嗜睡之象略见好转,便艰亦顺,然手足依然逆冷,面色晦暗,脉舌如前。筹思推敲,审证求因,恐由肾阳不振,阴霾弥漫,痰热内阻,瘀凝气结所致。治当标本兼顾,故投温振肾阳、清化痰热、理气化瘀之剂:熟附子、桂枝各三钱,炒苍术、茯苓各四钱,制南星三钱,制半夏四钱,石菖蒲五钱,陈皮二钱,当归、桃仁各四钱,川芎二钱,全鹿丸三钱(吞),礞石滚痰丸四钱(包煎)。

三诊:投温肾通阳化痰祛瘀之剂后,颇见应手,服药两天即自行起床,无烦躁狂乱诸症,且感神情爽朗,四肢转温,苔白腻减而转润,舌暗转淡红,边紫,脉沉弦小。肾阳不振有恢复之机,痰热血瘀虽化未净。前方既效,毋庸更张,壮肾阳以治本,化痰瘀以治标,故前方去苍术、桃仁、川芎,加红花三钱。

服药后症状消失,体力日见好转,前方略为出入,续服三十余剂,得以痊愈。

患者罹病多年,迭经各地中西医诊治,诊断尚不明确,有曰"间脑病变",有曰"突发性睡眠症"等等。治疗或用养心安神镇潜之品,或予镇静药、兴奋药交替使用,皆不效,症情日益加剧。我于是症,则抓住嗜睡一症加以辨证,投温补、清化、祛瘀之剂,标本兼顾,攻补寒热同用,使肾阳得温补而渐振,痰热得泄化而渐清,多年痼疾终告痊愈。足见对待疑难杂症,正如严苍山先生所云,方药不避其"杂乱",但须杂中有法,乱中有序,这也是我得力于《千金》之处。

　　　　　　　　　　　　　　　　　　　（严世芸　张菊生整理）

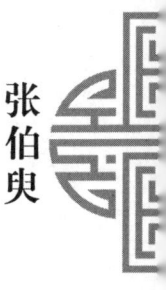

张伯臾

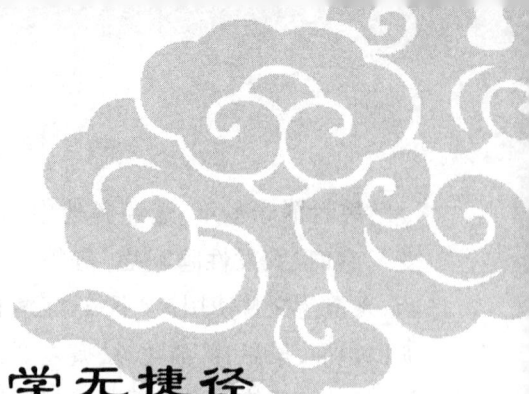

学无止境　学无捷径

山东中医学院教授、中医基础教研室主任　　　张珍玉

作者简介

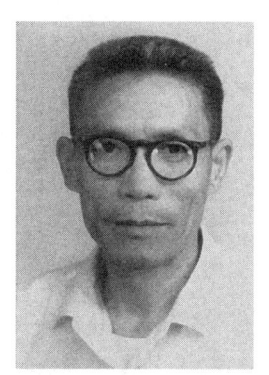

　　张珍玉（1920～2005），山东平度人。幼承家学。青年时期悬壶于青岛。一九五六年调山东中医进修学校任教，一九五八年任教于山东中医学院。医理精深，长于内科杂病的治疗，对一些中医理论和临床问题常有独到的见解。编著和主编的主要著作有《病机十九条》《谈脏腑辨证》《内经摘要》《中医基础学》等。

先诵后解　由浅入深

　　家父业医，悬壶青岛，诊务繁忙，活人无算。我幼承家训，耳濡目染，潜移默化，对中医略有了解，也逐渐爱好起来。父亲也希望我承袭家技，攻读岐黄，将来置身杏林。十六岁时，父亲便让我一面上学，一面在业余时间和哥哥一起学习中医。首先学习浅显的内容，背诵《医学三字经》《药性赋》《濒湖脉学》《汤头歌诀》等。《素问·著至教论》提出知医应做到"诵"

"解""别""明""彰",父亲也要求我们从背诵入手,先装进肚子里,再慢慢消化、吸收。起初不给讲解,又没有通俗版本,全凭死记硬背,非常吃力。父亲家教甚严,过一阶段就考我们,提出其中的一句,我们必须熟练地往下背诵。我和哥哥互相督促,互相问答,睡觉前背,走路时背,上厕所也背。学识渐进,背诵也渐容易了。两年间把《医学三字经》《药性赋》《濒湖脉学》《汤头歌诀》都背过了。以后开始攻读王冰次注《内经》、陈修园的《金匮要略浅注》《伤寒论浅注》,也是先背诵。虽然都有注释,也不准看。说实在的,当时看了注释也不懂,又怕耽误时间。父亲经常教导我们:学习没有捷径,必须扎扎实实地学,打好基础,多记多背,熟能生巧,临证时才能得心应手,举一反三。我们背过《内经》的主要内容及《金匮》《伤寒》的全部条文以后,父亲开始给我们讲解。星期天跟父亲看病时,他常结合病情,让我们背诵有关的经文。我们看到学过的理论知识在临床实践中得到了验证,有说不出的高兴,更加激发了学习的热情,坚定了信心。

以后我们开始涉猎历代医家的名著,由于有了一定的基础,记忆和理解都快多了,背诵了不少的佳句与名篇。

博采众长 开阔眼界

经过一段学习以后,钻研深进去了,遇到不少疑难问题。例如,《内经》为什么还有"阴阳别论""脏腑别论""经脉别说"呢?"别论"指什么而言的呢?父亲诊务繁忙,除了晚上以外,抽不出更多的时间给我们讲解,强烈的求知欲望驱使我走出家门,拜访名医求教。我出访了当地的一些名医,提出问题,请他们解答,倾听他们的观点,吸取他们的长处。记得当时青岛云南路有位老中医叫谢文良,北京人,颇有盛名,就诊者盈门。我问他:"经云'春夏养阳,秋冬养阴'应当怎样理解?"他说:"春夏温暖,阳气旺盛,阳生阴长,生机蓬勃,万物争荣,此时应当顺应自然之势,保护生发的阳气;秋冬寒凉,阳杀阴藏,阴气当令,万物收藏,此时应保护主令之阴气。治病要考虑节令气候,勿伐天和。"这对我启发很大。

一九五二年,青岛中医进修学校成立,给我们上课的是山东大学医学院的老师。课程安排得很紧,一年的时间,从西医基础课到诊断学、传染病学等均学了一遍。当时,旧社会歧视中医的影响还很深,学习结束时,不少

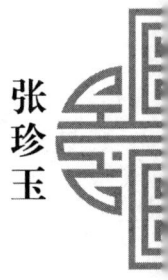

人想改业西医，弃旧图新。有人劝我，你现在这么年青，为什么不改行干西医呢？我说，中医还没学好呐！中西医虽理论体系不同，但殊途同归，研究的对象是共同的，都是人。二者各有所长，亦各有所短，双方应互相学习而不能互相取代。随着医学科学的发展，中医工作者若不了解西医知识，自然会碰到不少困难。通过西医学习，使我掌握了不少现代的医疗知识，对临床和教学帮助很大，为研究中医提供了知识和借鉴，也更加坚定了我从事中医事业的信心。

由虚务实　加深理解

背诵原著，学习理论是重要的，是基础。但理论必须与临床实践相结合，才能加深对理论的理解，也才能变成有用的活的理论。如《伤寒论》中"胃家实"一语，开始父亲引经据典，反复讲解，但理解还是不深。以后随父见习，见一位病人头痛，家父却投以大承气汤，遂问其理。父云："病人便秘拒按，苔黄脉洪，是阳明实证。阳明之热邪上冲，干扰清窍，所以头痛。阳明经行于前，故病人头痛部位在前。用大承气汤以泻其实邪，邪去正复，头痛自然可愈。"至此才真正悟出"胃家实"之意。更加认识到理论与实践相结合的重要性。

见习一段以后，就转入实习，在门诊看病。开始我诊过病人以后，向家父汇报病情，再说明理法方药，说对了，就让开方，否则不能开，父亲再给讲解。一次我诊断一个胃痛病人，开了柴胡疏肝汤。父亲问为什么开这个方，我说，病人饭前痛，喜按，嗳气，乃胃虚肝气乘之，肝胃不和，治应疏肝和胃。父亲听后，点头称是。在处方中又加了几味健胃的药。白天临床碰到疑难问题，晚上查书寻求理论解决，主要是看《景岳全书》，带着问题学，针对性强，理解深，记得也牢。正所谓：感觉的东西不一定理解它，只有理解了的东西，才能更好地感觉它。

父亲开了个小诊所，我在那里一方面诊病，另一方面还要兑药，亲手加工炮制药物。通过实践，我不仅能够较熟练地辨别常用药物，而且还学会了常用药物的加工炮制，会制常用的膏丹丸散。也更加深了对药物功效的认识。例如防风和前胡，是比较难区别的，通过实践也能准确而熟练地分辨了。

经过一段见习和实习，当着老人的面诊病问题不大了。然从父亲"把关"，过渡到自己独立看病，也还是很不容易的。我第一次独立出诊是一个冬天，在路上我就有些打怵。病人是位经理，八十多岁，看我年轻，有几分瞧不起。我当时一紧张，乱了阵脚，未问一句病情，即忙于切脉，好久也试不出什么脉，不知所措，虽值隆冬，已作汗颜。切完脉，我才问病人哪里不好，有什么感觉。我一问，病人不仅不答，反倒问我一句："你摸了一阵子脉，不知道什么病吗？"弄得我张口结舌。病人看我实在难堪，就说："我给你说说病情，回去问问你父亲，看看开个什么方。"他说主要症状是：咳嗽、吐痰、胸闷、喘息，遇冷就犯病，已有几十年了。我又切了脉，脉弦滑，属痰喘咳嗽，处方二陈汤加味。回家向父亲作了汇报。父亲说，是外邪诱发痰喘咳嗽，应有解表的药物，当该用小青龙汤加减。以后在实践中不断磨炼，临证就逐渐心中有数，遇事不慌了。

有一些病只有在经过临床实践以后，对经文才有深刻的认识。《金匮要略·百合狐惑阴阳毒病脉证并治》云："病者脉数，无热微烦，默默但欲卧，汗出。初得之三四日，目赤如鸠眼……"当时，我既没见过这样的病人，又没见到过鸠眼，怎么也想像不出什么样子。以后看到斑鸠，临床上又碰到病人，才体会到仲景将病人发红的眼睛喻为鸠眼，是非常生动形象的。

对方剂也是如此，初次运用往往是以成方按图索骥，去套病人的症状。临床时间长了，也就能灵活化裁，运用自如了。如四物汤是补血的首方、要方，其配合是非常巧妙的。大自然有春夏秋冬，万物有生长收藏，春夏为阳，主生长，秋冬为阴，司闭藏，阴静阳动，无动则无以静，无静亦无以动，动中有静，静中有动。四物汤中，川芎为春，当归为夏，二者主动；白芍属秋，熟地系冬，二者主静。动静配合，所养之血，是有生机的活血。明白这个道理，临床应用就胸中有数了。

分析对比　抓住实质

不管是中药方剂，还是基础理论和临床各科，有一些内容很类似，容易记串，造成混淆，学习非常困难，我就采取分析对比的手法，抓住实质，通过鉴别、比较，从相同中找出不同，从不同中找出相同，掌握和运用就容易得多了。

张珍玉

学习中药,植物药的药用部分不同,功用也不同。近乎天者走于上,花叶向上生长,近乎天,质轻扬,属阳,功用主表主升;近乎地者行于下,根近乎地,质重,属阴,向下,主降主泻。这就是一般规律,但普遍中又有特殊,如诸花皆升,而旋覆花独降。

就是同一味药,由于配伍不同,在不同的方剂中,作用也有所不同。如小柴胡汤、理中汤、白虎加人参汤都用人参,而其义不同。小柴胡汤中,人参扶正,使邪气不得复转入里;理中汤中人参补气健脾,振奋脾胃功能;白虎加人参汤中,人参补气生津,治津气两伤。我们现在用人参与古代又有不同,现在多用于气虚气弱的病证,而少用于气津两伤。

方剂中,仲景枳术汤与东垣枳术丸,虽然都是由枳实、白术构成,但功用不同。枳术汤治水饮停滞于胃,心下坚,大如盘,按之外坚而内虚;而枳术丸治脾胃运化无力,饮食停滞,腹胀痞满。乌梅丸的寒热并用与泻心汤的寒热并用也是不同的。

呕吐是常见的症状,病机是胃失和降,气逆于上所致,内伤与外感邪气均可引起。外感中寒气、火热、湿浊等病邪都可引起本病。所以同是呕吐,其病因、治疗是不相同的。《伤寒论》中谈及呕吐者六十多条。举例说,小柴胡汤的“心烦喜呕”,是由于胆热犯胃,胃气上逆所致;桂枝汤的“鼻鸣干呕”,是由于感受了风邪以后,致肺气不利,胃气上逆所致;大柴胡汤的“郁郁微烦,呕不止”,为邪在半表半里兼里气壅实;柴胡桂枝汤的“微呕”,即少阳主证喜呕之轻者;调胃承气汤的“心下温温欲吐,但欲呕”,是由于胃热郁结;黄连汤的“欲呕吐者”,是由于膈热;小青龙汤的“干呕”,是由于心下有水气;十枣汤的“干呕短气”,是由于水饮内蓄胸膈;吴茱萸汤的“食谷欲呕”,则是由于寒浊上攻。就小柴胡汤之呕来说,细分起来,又有不同类型。通过这样分析对比,对《伤寒论》所及的呕吐就比较清楚了。

在治疗方面,有时同一疾病,由于病人体质不同,或疾病的发展阶段不同,出现的症状亦不同,因而治疗也就不同,称为“同病异治”。另外,不同的疾病,由于病机相同,治疗可以采用同一法则,即“异病同治”。我们应当通过分析对比,从同中求异,从异中求同,找出规律,抓住实质,有的放矢地进行治疗。

脱发是一种比较常见的病症。一般认为发为血之余,为肾之外荣。血虚不能滋养,血瘀不能运行,或肾精亏虚不能生发,皆可造成脱发。治疗多活血养血或滋肾填精,往往收效。但有时碰到脱发的病人用以上两法治疗无效。经过分析对比发现,这样的病人并不出现血虚血瘀或肾虚的症状,而出现神疲少气、声音低怯、自汗怕冷、面色㿠白、舌质淡、脉虚弱等肺气虚的症状。《灵枢·经脉》说:"人始生,先成精,精成而脑髓生……皮肤坚而毛发长。"肺主皮毛,肺气不足,自然也可引起脱发。所以,大补肺气,可收到很好的疗效。

我曾治疗一无汗症,病人自出生后就未出过汗,年幼时尚无特殊感觉,长大后,每当劳动或活动剧烈时就面赤发热、心慌、烦躁。某医院诊断为无汗症。一般很容易认为,肺主皮毛,应该治肺,使其发汗。但仔细分析,病人并无肺病的症状,而面赤、身热、心慌、烦躁为心阴虚的表现。汗为心之液。我从滋补心阴为治,获得满意效果。

虚心求教　取长补短

"闻道有先后,术业有专攻。"在治学方面,各有所长。我们应该取别人之长,补己之短。有了问题,不耻下问,广泛求师。"惑而不从师,其为惑也,终不解矣。"我在教学和临床中碰到问题,就虚心向别人请教。

我对"柴胡劫肝阴"不太明白,就去问一位夏老师。他说:"柴胡有疏肝的作用,用之得当,效果显著。但柴胡味苦微辛,疏肝太过,就会耗伤肝阴。"他的解释对我启发很大。我发现不少方剂中柴胡往往与白芍配合应用,白芍可以防止柴胡疏散太过。不但加深了对药物功效的认识,而且进一步明确了药物的配伍意义。

气与阳的关系问题。我虽然也明确助阳药不能补气,补气药也不能助阳(黄芪能升阳);气属阳,但又不等于阳。临床上气虚和阳虚,同中有异,异中有同。究竟它们之间有什么联系呢?还不很清楚。就这个问题请教老师们,他们指出阳是对阴而言,气是对血而言,气与血可以分属阴阳来说明它的作用。阴阳可概括全身,也可指一个组织脏腑。一般地讲,物质属阴,功能属阳。临床上所指的阳虚,多指脾肾,气虚多是属于脾肺。于是,我对这个问题有了明确的认识。

学习《内经》中,也碰到不少疑难问题。《灵枢·禁服》说:"审察卫气,

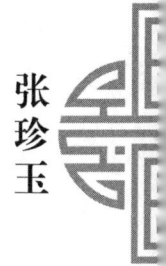

张珍玉

131

为百病母。"《素问·风论》说:"风者,百病之长也。"《素问·举痛论》说:"百病皆生于气也。"一为百病之母,一为百病之长,又说"百病皆生于气"。究竟如何理解?它们之间的关系怎样?引起了争论。有的认为,卫气为百病之母主要说明卫气与外感病的关系。张景岳说:"卫气者,阳气也,卫外而为固者也。阳气不固则卫气失常,而邪从卫入,易生疾病,故为百病母。"风为百病之长,主要说明风邪致病与其他病邪的关系及其致病的广泛性。百病皆生于气,主要说明七情劳伤及寒热之邪致病的机制,是影响了气机的正常运行。分言之,"怒则气上,喜则气缓,悲则气消,恐则气下,寒则气收,惊则气乱,劳则气耗,思则气结";概括地说,皆由于气机紊乱而致。这三句是从不同的方面说明卫气、风、气与致病的关系,是不矛盾的。这样解释,对我很有启发。

教学相长　如切如磋

一九五六年底奉调到山东中医进修学校做教学工作。从医疗到教学,对我来说是个很大的转变。自己既没有教学经验,又没有教材,无从下手。边干边学吧,我下决心一定要胜利完成任务。

没有教材就自己动手编,根据教学的目的要求,参考汪昂的《灵素类纂》和张景岳的《类经》,分类选编了《内经摘要》作为教材,后来出版社出版了。

教学中碰到问题,就同学员一块讨论研究。例如对"天癸"的解释,《妇人良方》认为是指月经而言,这在女子尚可说通,但男子之"天癸"当指何而言?经过讨论,学员们同意我的看法:天癸不能局限地指月经;它是人体生长、发育,尤其是维持正常生殖功能必需的物质。师生共同探讨问题,教起来心里踏实,学员学起来熟悉易懂。

有时学生会提出意想不到的问题,督促你思考、学习。一次,有位同学问我:带脉起于季胁,环腰一周,起于季胁的哪一面?我没有考虑过这个问题,一下子被问住了。以后我查阅资料,回答了那位同学,带脉起于季胁的两面,环腰一周,如束带然。

教学中首先让学生掌握基础理论的系统性。学生学习《内经》时,不了解内在的系统性,抓不住规律,领会不深,掌握不牢。《内经》本身的系统性是很强的,篇与篇之间往往都有密切联系。例如,《素问》第一篇"上古天真论"主要是谈天真之精,第二篇"四气调神大论"主要谈调神,第三篇"生气通天论"主要谈阳气,精、气、神为人体三宝,密不可分。整体观念更是贯穿在每篇之中,就是每篇之中也有它的联贯性。如《素问·平人气象论》重点是阐述胃气,无论是呼吸的定息,虚里的论述,及四时的平、病、死脉,都是论述胃气的重要性。理解了这一点,学起来就会执简驭繁,事半功倍。

教学中还注意到理论联系实际。学生都是高中毕业考入大学的,没有接触过中医知识,开始学习阴阳五行时,他们理解不了,觉得阴阳五行是讲迷信,如坠五里雾中,就举出浅显的临床治疗的例子,便于学生领会。《素问·金匮真言论》说:"背为阳,阳中之阳心也;背为阳,阳中之阴肺也。"心为阳中之阳,所以心有实热之邪,可以用苦寒直折;肺为阳中之阴,肺有实热之邪则应慎用苦寒,以防伤阴。脑为奇恒之府,中药中并没有入脑的药物,那么,临床上怎样治疗脑的病症呢? 联系到临床实际,让学生理解中医脏腑学说中,把有关脑的生理和病理多分别归属于五脏,其中以心肝肾为主。心主藏神,为五脏六腑之大主;肝主藏血;肾主藏精,生髓而通于脑。《灵枢·海论》说:"脑为髓之海。"《素问·五脏生成》说:"诸髓者皆属于脑。"因此,脑的病症多从心肝肾辨证论治。这样,学生对脑的认识及脑病症的治疗就具体而深刻多了。

教学中启发学生独立思考,不要迷信古人,要善于提出自己的见解,要有发展和提高中医理论的雄心壮志。中医学史上,凡自成一家者,一方面是由于对古典医籍的精深独到的研究,另外就是他们结合自己的临床实践,具有创新的精神,提出自己独立的见解,推动了中医学的发展。赵养葵根据《内经》"主不明则十二官危"提出十二官之外,一定别有一主,发挥了命门学说。张子和根据《内经》"辛甘发散为阳,酸苦涌泻为阴"的论述,认为发散即汗法,涌为吐法,泻为下法,扩大了三法的应用范围。朱丹溪根据"阳道实,阴道虚"的论点,提出"阳常有余,阴常不足"的学说。他们都从不同的方面,对中医学的发展做出了贡献。

(史兰华整理)

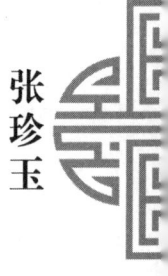

张珍玉

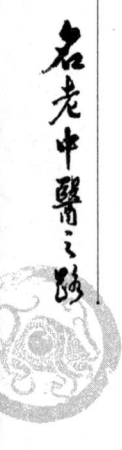

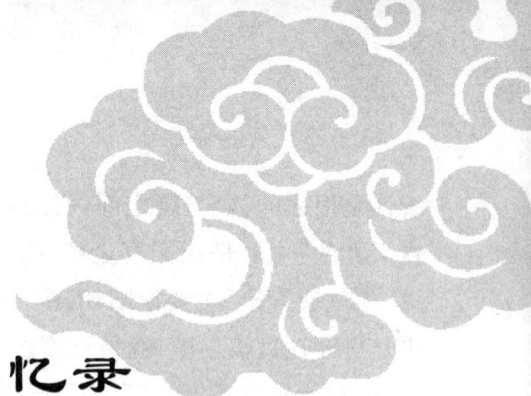

从医回忆录

南京中医学院　　　周筱斋

作者简介

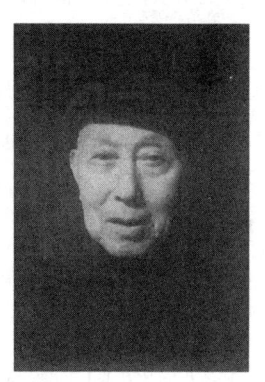

周佝生(1889～1989),字筱斋,江苏如东人。家世业医,继承祖业,攻内科,兼事妇科,着重临证实践。开业六十年来,历经故乡疾病流行,经治痊愈者众,得病家赞许。迨江苏省中医医院、中医学(校)院创建之初,即承受征聘,任教迄今。

继承祖业　立志学医

　　余家世业中医,祖籍浙江宁波府东乡慈谿县车轮桥,后迁居江苏南通州如皋县东马塘镇,至先祖父敬庵公已历三世,执行内、外科,勤业精研,视病人如亲属,得乡人信赖,就诊者日众,业遂大旺。鉴于治疗效果有赖药良,炮制修治,悉遵法则,方显厥功,乃设"松寿堂"中药铺,鉴制精细,益显治效。嗣因先祖母、先祖父相继西逝,迭遭大故,家境萧条,至辛亥革命推翻满清政府时,余仅十三岁,国家已沦为半封建半殖民地之境。家国多难,因而失学。迨至先母弃养之时,竟临贫无立锥之境。由适严氏堂姑母介绍之堂叔所设"大德生"药号,半工半读。自思唯有从医,继承祖业,庶可服务桑梓,藉为生计。乃誓志研究,常以"不经一番寒彻骨,那得梅花扑鼻香"自为勉励。从兹,日间执行药业,夜间攻读医书,每至深夜方寝。

⟿⟿ 深研细究　自学求进 ⟿⟿

除在学塾读书兼读医籍外,深受重庭及先严训言,培植初基,自知肤浅,乃复习《素灵类纂》《张氏类经》《伤寒论》《金匮要略》《药性赋》《汤头歌诀》,参阅《医方集解》《医学心悟》《三家医案》《临证指南》《名医类案》等。因医籍古文深奥,每遇疑难,穷思苦索仍难彻解时,则不耻请教于里中精于中医学而不以医为业者,求其指导,诚恳倾听,反复研磨,以期必得。每值炎暑,蚊蚋雷鸣,则秉烛危坐帐中,或起而环步室内,甚至达旦鸡鸣,攻读不辍。因而备受族叔指责,恐次日有误所负工作。如此历三易寒暑,每将日间过目之时医对危重病人所处方案,默志背临,静观效应,得见具捷效而病起者窃狂喜,有若身受。由此学有进益。遇亲友中有小疾,即为之诊治,遇危重大病,多医会诊时,亦自动旁听,心识自己见解,静观投剂结果,一一志之,以最后结论评其得失。把中医学着重理论联系实际的好传统贯彻到实践。二十二岁时,受聘"济生会"施医之席,设案开诊。兹后,又循当局颁布之中医师条例,取得法定中医师资格。该时,适遭政府拒绝把中医纳入医学教育规程的申请并企图消灭中医之逆境,全国中医群情激愤。当时乡先辈陈公君谋任如皋县中医公会会长期间,曾指出应将全县各区中医组织起来,所谓"百足之虫,死而不僵"(诚为远见,及今思此,仍为服膺之言)。乃响应组织如皋县中医公会马塘分会,被选为主席。

回顾学医经历,深感治学过程是:始于约——进于博——终于由博返约;达到"炉火纯青",犹不可以为峰极。同时体会到,对方剂、药物的研索,为中医学理论联系实际的枢纽。在认识药物性味功能的基础上,进而认识方剂的药物组织配伍。在临证时应做到根据病况,选用相应处方,结合证情,加减变化。尤为重要的是对病情复杂者,应能创制新方,以加强治疗的针对性,此为余所谓"识方、用方、制方"三个阶段的肤浅体会。至于识方的深切,用方的熨帖,制方的精当,又须不断求进、期于纯熟。余生平

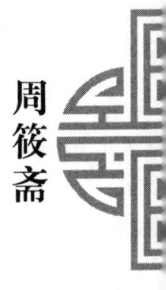

周筱斋

弱点,治学无方,从未受过系统教育,踏实功夫不深。首先未立文摘卡,虽作部分笔记,但缺乏系统归纳,虚耗不少有益光阴,积存医案、存稿又迭经劫乱,丧失大半。抚今思昔,深自追悔,少时努力不够,奠基不坚,徒使老大咨嗟而已。

恪守医德　是业医之本

从开诊以来,以敬业、乐群为怀,能接近贫苦大众。遇有病情严重而不能来所就诊者,则亲至病家诊视,不避污秽,不嫌烦琐,详询始末,务得其情,分析判断,然后悉心治疗,每获病家感戴。

忆初开业时,阅历不多,难征人信,但我平易近人,热情负责:做到急病随诊,不使久待;午后出诊,先赴农村;计划路程,以重病为先,不以诊金之多少为别。因一纠时弊,深得病家赞许。

余尝谈及在临床治愈一个病,必须具有三方面的条件:①病人对医生的信任,遵照医嘱执行,若系慢性疾病,尤须坚持服药如法,积久方效。②医者对待病人必须不分亲疏,一视同仁,认真负责,如待亲人,悉心治疗。悯怀从事,即遇难治之疾,预后不良,亦须婉言相诉,可以预告家属,执行保护性医疗,切勿粗鲁直言,促使患者益增悲观。如果思考周密,运药适当,取得成效时,切勿夸大矜功,要以扁鹊所持"此能自活而越人使之起耳"的态度,却谢"生死人而肉白骨"之过誉,莫贪天功。③治疗方案周密,适应病情,起到逆转危候的作用,方竟全功。以上三者缺一不可,而医生的素养,尤为重要,学力亦须相符,否则虽有活人之心,而无治病之术,势成空言。

学以致用　着重实践

在塘执行业务的二十六年中,遇到的疫病有:一九二八年的疫痢,一九三六年的疫疟(曾撰文报道,刊《国医公报》并被《光华医药》《现代中医》等杂志转载),一九三九年的"登革热"(余名之曰"红痧热",痊愈者众,很少死亡),一九四六年的"霍乱"。其中尤以疫疟灾情最为严重,死亡率亦高,染疫者全区几普及。此外,麻疹、猩红热、肠伤寒的小流行,似有周期性。迁居南通,遇到麻疹(一九四八年春）、天花小流行,经余诊治者有百例以上。对于天花感染,并无年龄限制,高年者为七十一岁老太太,幼者系一生后十七天之女婴,经治均痊愈。仅有长桥东首一顾姓男孩,痘陷不发,未能挽救。个人经验,毕竟有限,仅为沧海之一粟。所惜积累之原始资料,因兵乱迁徙,浩劫之余,散落殆尽。在宁诊治大多为慢性疾病,亦间逢奇症,原始资料迄未整理,殊觉内憾。

回忆向居乡镇,接近农村,农民一般小病,多不求医,每至高热不退或脘腹剧痛,方始就医。故须胆识兼备,当机立断,速战速决,方可适应。余尝以孙思邈“胆欲大而心欲细”之训言为诫,故少偾事。每遇一疑难病症,诊余晚归,必就灯下钻研有关资料,参合具体病情,俾次日应诊时细心体会证情进退,揣度权衡,做出分析处理。一有所得即挥笔疾书,案由、处方,志而弗忘,回忆及此,犹有余乐。这时已收从业弟子四人,得教学相长之益。迨至迁居南通城区,仍以诊治时病为多,如天花、麻疹、痢疾、伤寒等,而慢性病、疑难症,亦居其半。迨供职南京时,则接触时病大证寥寥无几。及至现在所临病症,如肝癌、胃癌、食管癌、白血病、红斑性狼疮、脑震荡后遗症、真性红细胞增多症等等,多属慢性难症。

中医对时病大证和久病慢证的处理,向以吴鞠通所云“治外感如将,治内伤如相”的两句名言为据。确实治时病大证,必须如将军临阵作战,要胆识兼用,知己知彼,善于观察病情变化,随机应对,当机立断,不稍迟疑,方获全功。慢性久病,复杂多端,可能有十种、八种病丛集于一人之身,五脏皆伤,考虑治疗措施时大有顾此失彼之嫌,要善于分析当前以何病症为主,抓住主要矛盾,方有端绪,如果失策,则贻悔莫及。倘能分其标本轻重缓急,循序求进,重视掌握脾胃运纳之机,方可转危为安。同时还须药治与食养兼施,“得谷者昌”良有以也。

学习中医,应当时刻注意把所学理论和知识运用到临证实际。仅就中医学“整体观念”(包括平调观念)和“辨证论治”(包括审证求因)说一点意见。对“辨证论治”的理解,有人比喻像汪洋大海、茫茫无边。我认为船上有舵,有桨,有风帆,特别是有人能掌握舵、桨、风帆这些工具,还有认识风向和航路的知识,可以达到预定之港。至于“证”是病本质的反映,根据“有诸内必形诸外”的原理,运用四诊、八纲、脏腑经络、气血津液等基本理论,审证求因,就可从错综复杂的病情中,掌握病症的主要矛盾,认清病变本质,采

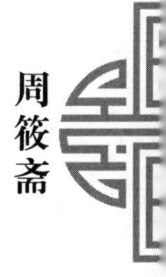

周
筮
斋

用正确的治法和方药。所谓平调观念,就是把平人与病人区别开来,把病与人统一起来。《内经》说:"平人者,不病也。"就是指人体的正常生理平调,无偏无颇,是谓"平人";一旦平调失职,失去生理之常,即为病理之变,而为病人。这时就必须给予相应的治疗,以恢复其正常生理状态。因此,医生用药治病,实际就是利用药物的偏性,以纠正人体的偏差。如分寸合度,轻重相宜,自可达到"以平为期";若孟浪过剂,则反致伤正,影响人体自身的调节本能,甚至产生不良反应或新的病变。

此外,还必须把中医学从纵横两方面"融会贯通"起来。纵的一面,应认识到《内经》《伤寒》《金匮》《温病》及各家学说,自古至今,一脉相承,虽有变迁,脉络一贯。如以温病学说为例,是可以体现其发展过程的。从横的方面,要把这些基本理论渗透各临床学科,作为指导实践的依据,并借助现代有关科学知识,阐述其真义,以资印证。在继承的基础上,得到进一步发展。

路,可以从崎岖坎坷到达康庄大道。寄语来哲。

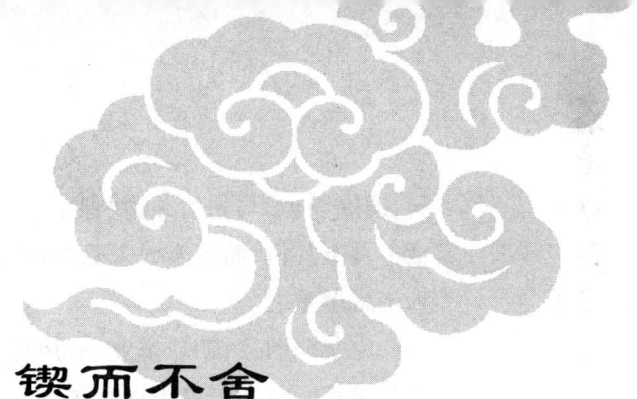

学无止境　锲而不舍

天津市卫生局副局长
天津市中医学院院长、教授　　　哈荔田

作者简介

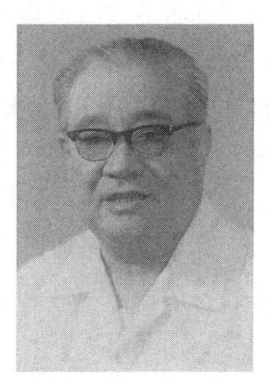

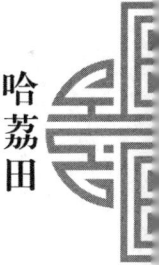

哈荔田

哈荔田(1911～1989)，回族，河北保定人。幼承庭训，家学渊源。一九三五年毕业于北平华北国医学院，以成绩优异，深得施今墨、周介人、范更生诸名家赏识。毕生致力于临床和中医教育事业。三十到四十年代曾创办北平国医专科学校，并曾任教于天津市国医训练班，一九五五年始担任天津市卫生局副局长职务后，积极贯彻执行党的中医政策，先后领导筹办了天津中医学校、天津中医学院，并积极组织了西医离职学习中医的工作，为发展中医事业不遗余力。在学术上穷究医经，研有心得，崇尚易水学派。临床重视胃气、长于内科，尤精于妇科。著有《妇科医案医话选编》等。时任天津中医学院院长、天津市中医研究所所长、中华全国中医学会副会长、天津市医学学术鉴定委员会副主任、卫生部医学科学委员会委员等职。

我家世居河北保定，先祖父文林公，由于少时体弱多病，每患疾则缠绵难愈，以此因缘而酷嗜医学，博览群籍，潜心玩索，积之有年而渐有所会，尤其对眼科颇有心得，四方求医者踵踵相接。时有同宗叔祖昆弟公，精于外科,遐迩知名,与先祖并称"保定二哈",均集有医案,惜未成册。先祖父生活上自奉甚俭,而医金收入除维持家计外,每常施药于清贫患者,因此乡里人士咸敬重之。

先父振冈公,初攻举业,有声庠序,为前清秀才。后来弃儒攻医,就读于光绪年间官办之直隶保定医学堂,兼学中、西医学,六年毕业,以品学兼优而甲于全班。毕业后参加官办医院工作,后又移居天津悬壶,以长于内科、妇科而蜚声医林。先父敦厚耿介,寡于言笑,不尚交游,暇时课子自娱,庭训颇严。

我总角之时,随先父读书,课余每每旁观先父为人诊治疾病,耳濡目染,遂对医学也渐有所好,恒以古人"不为良相,即为良医"之言自励,先父对我的志趣也深为嘉许。后因先父到天津执业,我遂考入当时保定同仁中学念书。一九二八年初先父因病返里疗养,彼时我高中未及毕业,即中途辍学,随父学医,以遂初志。先父认为,古今精于医者,无不文理精通。"文是基础医是楼",文理不通则医理难明,学好古文当是学好中医的基本功之一。因此,先父对我一面督教医经,一面补习古文,又在临床细心指点,不惮劬劳。我自己也颇能以"寸阴寸金"之喻自警,发奋刻苦,朝夕攻读,所谓"焚膏油以继晷,恒兀兀以穷年"。如是者两年余,进步很大。之后,先父病愈返津,因促我报考华北国医学院,以求深造。

算来我学医业医,迄已五十余年。虽然愧无建树,但教训得失,不可谓无。漫忆一下,写将出来,冀能对后学者有所借鉴。

取法务上　扎扎实实

我学医伊始,先父每以诸葛武侯"志当存高远"之语谆谆教诲,并告诫我:医者司人性命,既要富有仁人之心,又须医术精良。因此,一旦选择医学这一专业,便要一生笃志力行,奋斗不已,万不可浅尝辄止,学师不卒,庸医杀人。由此我认识到,要学好医学,首先要专于心,一于志,要有一种献身精神,否则见异思迁,二三其志,就会失诸精专,"妄陈杂术",终不会有何成就。其次要敢于攀高峰,要有一种"会当凌绝顶,一览众山小"的志气,树立高远目标,以为自己努力之方向,否则也不免流于平庸、浮浅,终不会有所作为。但取法务上并非好高鹜远、好大喜功。俗说"贪多嚼不烂"。

贪多务得,急于求成,就会失于扎实,流于浅薄。古人说:"不积跬步,无以致千里;不积小流,无以成江海。"做学问必要脚踏实地,扎扎实实,不畏艰苦,步步攀登,"书山有路勤为径",只有日积月累,循序渐进,才能渐有所得。

勤于学习　善于学习

虽然每个人的天分确有差别,但"生而知之"的人则古今未之有,一切知识才干无不源于后天的学习与实践,而学习成绩之优劣,则与付出劳动量之大小成正比。古云:"聪明可持不可恃也。"即令天资较差,但能勤奋刻苦、穷究不舍,也会有大的成就。清代著名学者阎若璩(1636~1704)生来口吃,且很鲁钝。六岁入学,学习成绩很差,别的聪颖学童看过几遍就能熟记的课文,他往往读至千遍仍不能背诵。但他并不妄自菲薄,而是加倍努力地攻读,数十年如一日,终于成为清代一位享有盛誉的考据学者。他除了助徐乾学修《一统志》外,还撰有《古文尚书疏证》《四书释地》《孟子生卒年月考》《潜邱札记》等著述行世。他曾用陶弘景和皇甫谧的话作对联一幅:"一物不知,以为深耻;遭人而问,少有宁日。"并书于柱上以明己志。荀子云:"骐骥一跃,不能十步;驽马十驾,功在不舍。"可谓信而有征矣。

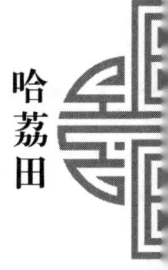

哈
荔
田

然则,学习固须勤奋,亦宜讲求方法。即以背书而言,我初学医时先背《药性赋》《汤头歌》《脉学》等,以为启蒙读物,继又背《内》《难》《本经》及《伤寒》《金匮》等经典著作。我背书时不用默诵法,而是在僻静处朗朗诵读,俾声出之于口,闻之于耳,会之于心,之后则在喧闹环境中默忆背过的内容,所谓"闹中取静"。如此,则不唯能熟记,且能会意。背书颇苦,往往唇敝舌焦,但年轻时背书如石上镌字,记忆牢固,对将来大有好处。古人有"书读百遍,其义可见"之说,我觉得熟读确能使人联想丰富,触类旁通,有利于加强理解,锻炼记忆力。我如今已年过古稀,但青年时期背过的东西,有些现在仍能朗朗上口。

我背诵经典著作时先选白本,熟读后方看注本。看注本时不拘于一家之论,如《内经》我选择《太素》及王冰、吴崑、马莳、张隐庵、张景岳等注本,彼此互勘,择善而从,并在领悟各篇全貌后,仿杨上善、张景岳诸家的治学方法,将各篇有关内容分类辑录,每一大类再分细目,此法对于掌握《内

141

经》全部内容,进行整理研究,都有莫大裨益。

《内经》为中医理论之渊薮,为医不读《内经》,则学无根本,基础不固。后世医家虽然在理论上多有创见,各成一家之说,但就其学术思想的继承性而言,无不发轫于《内经》,故读《内》《难》《本经》,目的在于掌握中医理论之根本。而仲景之《伤寒》《金匮》为临床医学之圭臬,辨证论治之大法,不读仲景之书则临床治无法度,依无准绳,故读仲景书要在掌握治疗之常变。仲景之书注家甚多,我初学时先父命读尤在泾之《伤寒贯珠集》《金匮心典》,认为尤氏之注对辨证立法阐发精当,剀切详明,不浮不隘,诚如徐大椿所说:"条理通达,指归明显,辞不必烦而意已尽,语不必深而旨已传。"对于"文深奥义,有通之而无可通者",宁"阙之"而不随文敷衍,强做解人,故对初学者理解仲景之旨,诚多帮助。

我在学习《内》《难》《本经》及《伤寒》《金匮》之后,方开始涉读诸家之书及医案,这样不唯能开阔知识领域,且有了权衡各家学说之基础。先父于金元四家中,独推崇易水学派,临床强调脏腑辨证,尤重视胃气的作用,强调"人以胃气为本",这一学术思想对我的影响颇为深远。

通过历年的临床实践,我进一步认识到:胃气乃是对脾胃功能之概括,脾胃居处中焦,为气血化生之源泉,人体气机之升降出入,也无不以脾胃为枢纽,脾胃升降失常,则五脏受病,变证丛生。故在治疗中,各脏腑之疾患,凡与脾胃有直接或间接关系者,皆可调治脾胃以助胃气,使胃气有权则脏损可复,而胃气实关系一身之盛衰,诚足重要。故周学海《读医随笔·升降出入论》说:"心肺阳也,随胃气而右降,降则化为阴;肝肾阴也,随胃气而左升,升则化为阳。故戊己二土中气,四气之枢纽,百病之权衡,生死之门户,养生之道,治病之法,俱不可不谨于此。"至于脾胃之治法,东垣言之虽详,但偏于温补升阳,所谓"详于治脾,而略于治胃",迨叶桂创清养胃阴之法,适足以补李氏之未逮,而为调理脾胃之两大法门,临床诚能汲取二者之长,兼筹并顾,斯能相得益彰。

参究各家学说之后,再读诸家医案,方能领会其中意趣,而有较大收获。医案乃临床诊病疗疾之纪实,好的医案足以启迪学者之思路,而为临床之借镜,故古人有读书不如读案之说。读古人与今人之医案,要在参玩其辨证立法及用药旨趣,若以撷拾词句,抄袭方药为务,则是舍本逐末矣。华岫云在《临证指南医案·凡例》中曾谈及读案方法曰:"就一门而论,当察其病情、症状、脉象各异处,则知病名虽同而源不同矣,此案用何法,彼案另用何法,此法用何方,彼法另用何方,从其错综变化处,细心参玩,更将方中君臣佐使之药,合病源上细细体贴,其古方加减一二味处尤宜理会,其辨证立法处,用朱笔圈出,则了如指掌矣。切勿草草读过,若但得其皮毛,而不得其神髓,终无益也。"此公之论,足可为法。我初读医案时,每将案中辨证立法及方药部分掩住,单就其所述脉证进行分析、辨证、立法、处方,而后再与原案对照,用以考察自己与彼之辨证用药有何异同,得失原因安在。此种方法对于阅历未深、学验欠丰者,较为适宜。

转益多师　博采众长

　　我十九岁开始临证,彼时自以为读书不少,大有"读方三年,便谓天下无病可治"的劲头,及至遇有复杂症候,则往往感到穷于应付,始知自己的疏陋贫乏,正所谓"治病三年,乃知天下无方可用"。为求深造,遂在先父支持下,于一九三一年报考了北平华北国医学院,是年我二十岁。

　　北平(今北京)是学者云集,名医荟萃的地方,我在华北国医学院求学期间,不仅深受施今墨、周介人、范更生等诸前辈之亲自教导,也曾得到一些临床大家的点拨。加之我有搜求名医方案手迹之癖好,每有所得,如获至宝。倘闻某医善治某病,而又无缘识荆者,辄乔装病人往求诊治,一为学习其遣方用药特点,一为得其手迹观摩书法,我在很长一段时间都乐此不疲,也深受其益。当时我所搜求的医学大家的方案手迹,除北京四大名医肖龙友、孔伯华、施今墨、汪逢春者外,尚有陆仲安、恽铁樵、张简斋、丁甘仁、夏应堂、丁济万、陆士锷、陆渊雷、何廉臣等等名家的真迹,正所谓琳琅满目,美不胜收。惜乎这些宝贵资料在十年浩劫中,尽被付之一炬。通过这样广学博求,我眼界大开,学识渐增,为此后之临床实践,奠定了良好的基础。

　　华北国医学院是私立大学,学生毕业后须经政府考核,发给开业执照,始能挂牌行医。但个体开业,收入不定,生活毫无保障,更兼国民党政府对中医处处限制,摧残破坏,因之开展业务,十分困难。由此念及,在旧中国学生毕业即失业,前途茫茫,生活无着,枉有报国凌云志,"十扣柴扉九不开"。而今,学生毕业后由国家分配工作,有党的关怀,老一辈的诱掖,良好的工作条件,个人之才能智慧能得以充分发挥,正是"海阔凭鱼跃,天高任

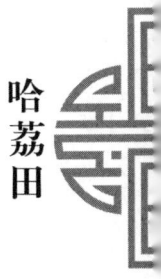

哈荔田

鸟飞"。今昔对比,不啻霄壤之别。因此,寄语青年一代,应该发奋图强,振兴中华,肩负起发展中医学术之重任,为四化建设多做贡献,庶不负党和人民之培养,老一辈之殷望。

我在国医学院于一九三五年毕业,一九三三年底提前考取了中医执照,毕业后即在津与先父同室执业,因能继续得到先父之教诲,在执业中又蒙留法医学博士陈绍贤有关西医学方面的指导,受益良多。不数载,先父以年事日高而引退,我独任其事,诊务不衰,门常如市。

先父临床尚用气分药,并据《内经》"气之不得无行也,如水之流,如日月之行不休,如环之无端,莫知其纪,终而复始"之旨,认为气在人体内沿着经络血脉运行不息,循环往复,若有一毫壅塞,则气机不畅,脏腑失和,气血不调,百病丛生,此即《内经》"百病生于气"之意。并认为气实则多郁,气虚必兼滞,气寒则多凝,气热则流急不顺,因此针对证情之寒热虚实,在大法确立之前题下,每喜佐用适当之气分药,以调畅气机,运行气血,调和脏腑,如阴虚之用香橼、绿萼梅、合欢花等,取其理气而不伤阴;血虚之用小量柴胡、荆芥等清芳流动之品,以舒发肝气;气虚之用陈皮、佛手、砂仁理脾和胃,取其补而不滞。它如降气之朴、枳、苏梗等,疏气之青皮、橘叶等,行气之乌药、木香、陈皮等,升气之柴胡、升麻、川芎等,以及香附醋炒以入肝,盐炒以入肾,炒黑以止血等等,皆为临床之所习用。我承继先父这一经验,临床数十年,渐达其妙,用药范围也有所发展。如藁本、细辛等,虽非气分药,但我常作气分药用。按《素问·脏气法时论》说:"肝苦急,急食辛以散之。"细辛色青入肝,质轻宣散;藁本辛温通络,兼入厥阴,二药用治心胃气痛,或痛经等病每获捷效。我在继承家学,参究古人、今人医疗经验的同时,也注意搜集、整理、实验民间的单方、验方,如抽葫芦或向日葵根煎服疗水肿、小便癃闭;牛膝、乳香等分为末,每服二钱治遗精;涂搽煤油疗斑秃;拉拉秧点瘊子等等,均采自民间验方而确有效果。此外,我亦重视单味药的治疗特效,及现代药理学对中医研究之成果,如青黛之消瘤,猫爪草之治结核,猪毛菜降压,苍耳子之疗过敏性皮炎,蜂房、全蝎之兴奋性功能以及外用熏洗疗法等等,在辨证用药的同时,每每参酌应用,常能提高疗效。

我体会,做学问主观勤奋、刻苦固为首要,而良师益友之指导、帮助也不可或缺。然此种指导和帮助常非主动"赐"我者,必须自己多方争取,或不耻下问直接请教,或敏而好学间接观摩,如能集众美于一身,则术之精良可必矣。

学而无厌 勤而毋怠

先父生前以长于妇科而负名，我临证数十年，遵循家学，师古酌今，对于妇科病的治疗，不断总结、思考，疗效逐渐提高。如子痫病，我依据《内经》"诸暴强直皆属于风""诸风掉眩皆属于肝""血之与气并走于上，则为大厥"等论述，认为本病基本属于本虚标实之证，乃由肝肾阴虚，肝阳化风，气血逆乱，筋脉失养，挛急不舒所致。因筋脉挛急则血循不畅，络中血瘀，而瘀血阻脉更碍血行，遂形成恶性循环。因此，我治疗子痫病，在平肝熄风、滋阴潜降的同时，每加用活血化瘀之品，如桃仁、红花、寄奴、茜草、泽兰、牛膝等，以调畅血脉，舒缓挛急，多能收到良好效果，而无堕胎之虞。又如子宫功能性出血，属中医"崩漏"范畴，我在临床并不墨守古人"塞流、澄源、复旧"之顺序，而在出血期间，恒据"旧血不去，新血不行"之旨，采用活血化瘀之法，俟血暂止则调补脾胃，以滋化源。使患者食眠转佳，体力渐复后，再予滋补肝肾，而顾先天，以提高远期疗效。

前人谓，妇女以血为体，以气为用。然气血之化生、运行、敷布、施泄等，无不与脏腑之功能活动有关，其中尤以肝、脾、肾三脏在妇女生理、病理上占有重要地位。王肯堂指出："女子童幼天癸未行之前，皆属少阴；天癸既行，皆属厥阴；天癸既绝，乃属太阴经也。"强调了肝、脾、肾三脏在妇女生理、病理上的重要意义，因此，在调治妇科疾病中，需重视肝、脾、肾三脏的作用，并宜注意三者之间的相互影响、互为因果的关系，不可顾此失彼。

（一）调肝　肝藏血、主疏泄，性喜条达舒畅，在妇女病理、生理特点上占有重要地位，故有"肝为女子先天"之说。肝与冲任二脉通过经络互相联属，肝之生理功能正常，则藏血守职，气血调畅，冲任通盛，月事得以时下，胎孕产乳诸皆正常。若因情志抑郁，肝失疏泄，不能遂其条达之性，或肝不藏血，肝血耗伤，则可导致多种妇科疾病的发生，因有"万病不离乎郁，诸郁皆属于肝"之说。肝病用药原则，如《素问·藏气法时论》指出："肝欲散，急食辛以散之，用辛补之，酸泄之""肝苦急，急食甘以缓之。"故肝郁宜芳香辛散，肝燥宜甘润柔缓。临床凡月经不调、痛经、闭经、不孕、产后腹痛等症，见有精神抑郁、胸胁满闷、乳房胀痛者，我每以柴胡疏肝散疏肝解郁

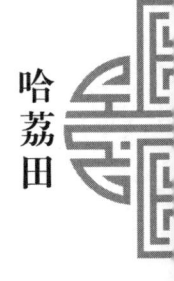

哈荔田

为基本方,兼寒则加乌药、小茴、吴茱萸、橘核等暖肝散寒;肝热则去川芎之升动,加丹皮、生地、黄芩、白薇等凉肝清热。但肝为刚脏,体阴用阳,故舒肝解郁不可一味仗恃辛燥劫阴之品,否则易造成肝郁化燥、气逆化火的病理变化,因此,在应用香燥辛散药物时,应适当佐以肝经血分之药,如归、芍、桃仁等,以缓肝急。另如,肝血不足或肝肾阴虚之月经涩少,经闭、痛经、不孕等病症,由于肝木失养,难遂条达之性,也每见有少腹作胀、胁肋隐痛等肝郁症状,可仿魏玉璜"一贯煎"之意,于大队养血柔肝、益肾填精药中,佐以香附、川楝、柴胡等舒肝之品,以助其升发之机。

(二)健脾胃 脾胃功能正常与否,也是妇女生理病理特点的主要反映之一。如薛立斋说:"血者水谷之精气也,和调五脏,洒陈六腑,在男子则化为精,在妇人则上为乳汁,下为月水,故虽心主血,肝藏血,亦皆统摄于脾,补脾和胃,血自生矣。"但脾与胃的生理特点不同,用药则宜顺应其性。如脾司中气,其性主升,又为阴土,易损阳气,故治脾应针对其特点,用药多以温阳、益气、升清、化湿、辟秽等法为主。温阳药如炮姜、艾叶等;益气药如党参、黄芪、白术、扁豆等;升清如柴胡、葛根、升麻等;化湿悦脾药如苍术、厚朴、半夏、陈皮、苡米、藿香、佩兰等。常用方剂如补中益气汤、参苓白术散、升阳益胃汤等等。而胃主受纳,其性主降,又为阳土,其性主燥,最易受热邪影响而耗伤胃津,故治胃之法多应和胃降逆、清热养阴为主,前者如清半夏、竹茹、枳壳、佛手、苏梗等,后者如沙参、麦冬、天花粉、石斛、知母、黄连等。常用方如温胆汤、麦门冬汤、沙参麦冬汤、左金丸等。

脾与肝关系甚为密切,脾主运化可以散精于肝,肝主疏泄可助脾胃之升降,在病理上肝病可以传脾,脾病亦每能及肝,故治脾又宜兼予舒肝,以期土木相安,和平与共。如脾虚所致之月经不调、痛经、闭经等病,见有面色淡黄、精神疲倦、心悸气短、食少腹胀、大便溏薄,甚则肢面浮肿、舌淡苔白等症状者,常用四君子汤加当归、川芎、柴胡、香附等药,培土疏木,或用逍遥散加党参、扁豆等从肝治脾。又如白带,多因脾虚气郁,湿热下注所致,故缪仲淳说:"白带多是脾虚,肝气郁则脾受伤,脾伤则湿土之气下陷,是脾精不守,不能输为荣血而下白滑之物。"治疗白带我常用理气化湿之法,调肝以治脾。如以白术、茯苓、车前子、清半夏、陈皮等燥湿健脾,加当归、柴胡、香附、木香等疏肝解郁,每有较好疗效。

脾与肾之间在生理病理上的关系也十分密切。如脾胃的升降纳运功能,必得肾阳、命火的温煦作用,才能得以不断进行。倘肾阳不足,火不生土,则可导致脾胃升降失司;反之脾阳久虚也必影响及肾阳不足,故治脾尚需兼予温肾。如子宫脱垂多因脾虚下陷、清阳不升所致,我以补中益气加巴戟天、杜仲、续断等益气补肾,每获效果。又如脾不统血之崩漏症,我以举元煎加减治疗,药如参、芪、术等补气培元固冲;阿胶、熟地、枸杞、女贞等养血止血;并以杜仲、川断、菟丝、萸肉等大队益肾之品,从肾治脾,以期脾肾相生,效果甚好。

(三)补肾　肾主藏精而寓元阳,为水火之脏,主生殖而系胞脉,与妇女之月经、胎孕关系至为密切。补肾包括滋补肾阴(精)、温补肾阳(气)两方面。

滋补肾阴常宜兼为益肝、涩精。《张氏医通》说:"气不耗,归精于肾而为精;精不泄,归精于肝而化清血。"说明精血之间具有相互资生、相互转化的关系。故有精血合一,肝肾同源之说。又肝为肾子,肾精既损,肝血当也不充,所谓"母虚及子",故滋补肾阴每需兼予益肝。我恒以二至丸为基础方,加杜仲、枸杞、首乌、当归等,俾血能化精,子令母实。又因肾主封藏,肾阴亏损封藏失职,则精易走泄,故又常加五味、菟丝、寄生、萸肉之类补肾涩精,以固封藏。临床凡由肝肾阴虚所致之经闭、不孕、崩漏、带下、滑胎等病症,每以上述方药为主,视具体病情加减,疗效不爽。若肾阴虚损,阳失制约,相火失潜而致之月经先期、崩漏等病,伴见颧红盗汗、五心烦热、午后潮热等证者,则宗王太仆"壮水之主以制阳光"之旨,常用二至丸加生地、丹皮、元参、麦冬、白芍、骨皮等滋阴凉营,并鳖甲、龟板、牡蛎等介类潜降之品,而不主张用知、柏等苦寒损阴之药。

对于肾阴虚者,据"精能化气"之旨,宜温补肾阳兼用温润填精之品,诸如鹿角胶、紫河车、巴戟天、金狗脊、菟丝子、川续断等,若兼见四末不温、小腹冷痛等虚寒之症,则加仙茅、淫羊藿、补骨脂、艾叶、吴萸等温阳散寒之品,而对辛热劫津之干姜、附子、肉桂等,一般较少应用,即使确有下元虚冷、寒湿不化,见有面白肢厥、重衣不暖、肢面浮肿、脉象沉迟等症而必须应用时,亦不可重用久用。又肾阳虚,火不生土,也每使脾阳不振,脾运失健,脾不能助肺益气,故肾阳虚又常见脾肺气虚之症,如气短乏力、自汗、便溏等,故在温阳填精的同时,尚须辅以参、术、芪等益气健脾之药,以从气中补阳。以上仅是述其涯略,以见三脏治法之原则,学者当举一反三焉。又在

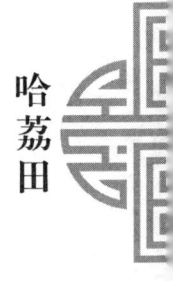

哈荔田

妇科临床倘辅以现代检查方法尤属必要。

语云,"学如逆水行舟,不进则退"。今值中医、西医、中西医结合三种力量都要大力发展的大好形势下,个人学识也应不断提高,不断更新,否则便有落伍之虞。宋代理学家朱熹在"读书有感"一诗中,有"问渠那得清如许,为有源头活水来"之句,表明了不断学习的重要意义。如今青年人的学习条件,比之老一代好得多,应该不负春光,苦下功夫,在扎扎实实搞好基本功训练的前提下,尚应兴趣广泛,如学习自然辩证法及其他学科的知识,所谓"诗在功夫外"。我自一九五五年以来,由于工作需要,一直担任着地方卫生部门的领导职务,虽会议多,工作繁忙,但仍要抽暇读书与临证,即便在十年浩劫中,寒家被毁,身处逆境,但有可能我自然要为患者治疗,在实践中继续学习。毛泽东同志说:"学习的敌人是自己的满足,要认真学习一点东西,必须从不自满开始。对自己'学而不厌',对人家'诲人不倦',我们应取这种态度。"我如今虽然已经垂垂老矣,但仍要倍加努力,"学而不厌",争取为党、为人民、为中医学事业多做些贡献。活到老、学到老、干到老,我愿以此自勉,并与后学俊彦共勉。

满目青山夕照明

湖北中医学院副院长、教授　　　洪子云

作者简介

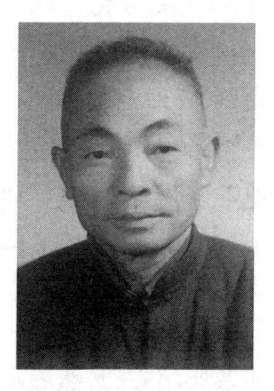

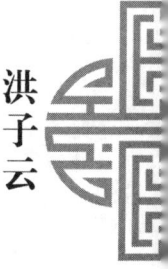

洪子云（1916～1986），湖北鄂城人。医学得自家传，从事中医工作五十年。长于内科，尤长于伤寒、温病。一九六三年参与审订全国中医学院试用教材《伤寒论讲义》（上海科技出版社1964年版）。先后主编该院《伤寒论讲义》《伤寒论教学参考资料》。历任湖北省人大常务委员、湖北省政协常务委员、中华全国中医学会常务理事等职。

余幼读儒书，少年学医，侧身杏林，凡五十寒暑。虽学业渐进，然非一帆风顺。时于迂回曲折之中，勉得一进，时于艰苦竭蹶之际，有所收获。是以每进一步，深知其难；愈知其难，愈以求进。余天资驽钝，学无妙法；医术不精，鲜有良方。今能告青年后学者唯"难"与"进"二字而已。

⟨⟨⟨ 谨 承 庭 训 ⟩⟩⟩

余祖居湖北鄂城县洪家大湾，三世行医。先祖父坤臣公，精于《伤寒》。先君云卿公，承其业而另谙于《温病》，中年以后，名重乡里。余以长子长孙地位,阖家至爱,但爱而不溺,养而不娇,训导尤严。七岁进学,始诵《三字经》。稍长,即课以诸子之学,旁及诗词歌赋。初,先祖父在世,昼忙于诊务,夜诘余之学业,若能背诵当日课文,并能默写,则宣以抚慰。否则严加训斥,必令当晚完成,方许休息。后,先君督学,严过于前。家境虽寒,犹不惜膏油之资,故余常夜坐鸡鸣,朝读五更。如是者,十易春秋,略通文理。出学之日,年届弱冠,因受家学多年熏陶,而有志于医。先君授以医学经典,躬亲教诲,凡能由理求实者,则于字里行间,务使昭晰。凡有一己之心得,必贯串其中,而声情并茂。若夫晦涩难明,或有脱漏者,则不强为解释,而免引入歧途。其于《内经》,除要求通读明义之外,尚规定若干精读背诵之文。至于《伤寒》《金匮》,则要求整本背诵,谓之"包本"。温病虽不在经典之列,以先君笃好之故,亦要求背叶氏《温热论》、吴氏《温病条辨》等书。另选若干精炼之歌括,务必能背。当时虽不胜其苦,迨至用时,方知其甜。盖人之生理规律,年龄随日月以逝,记忆伴年龄而衰,若非少壮苦读,并反复强化,时至今日,衰老临身,当是腹中空空,而一无所知也。或笑曰:"死背书本,乃旧时习俗,现已跨入电子时代,但需生动活泼、理解精神则可,背书不合时宜。"答曰:"即如电子时代之电子学,不知多少公式、定律,多少理论、数据,既需理解,亦需熟记(背)。若开卷了然,掩卷漠漠,似有所知,而胸无定见,何能致用哉?"因劝后之学者,仍需背诵(或称记忆),以背诵加深理解,以理解促进背诵。背而成诵,实非易事,若能知难而进,反复如兹,其乐无穷。

　　攻读之余,常侍诊于先君,得以理论联系实际。每诊一病,余先分析病机及所用方药,然后由先君一一评论,确定其正误,因而得益良多。侍诊三载,年满二十,许余单独应诊。初见疗效,沾沾自喜。殊不知,余所诊之病,俱在先君心目之中,或明加指点,或暗中查访,未尝稍懈。忽一日,先君问:"某村之某病,疗效如何?"对曰:"已愈。"先君怒形于色曰:"尔只知高热舌燥,便用寒凉,而不察全部病情之表里寒热。该病虽高热而恶寒,不汗出而烦躁,已属大青龙证范畴,幸被我查觉,及时更换处方,病始告愈。尔阅历不深,读书不够,自即日起,停止应诊,专读医书。"此举对余不啻当头棒喝,虽在年轻气盛之时,亦未敢不从,而学习更加刻苦用功。如是两年之内,余之处方权,曾三夺三予。谓之"磨炼心志,而使尚纯也"。此法对今日之青年虽不适宜,但自觉磨炼,余以为应当提倡。曾子曰:"吾日三省吾身。"余以为青年医务工作者,应白日工作,夜"省吾身"。凡发觉不足处,应及时翻阅文献,加深理解。凡有心得,亦应及时总结,作为今后借鉴。医道虽难,但遇不屈不挠之有心人,定能步步攻克难关,步步前进。

先祖父及先君,积数十年医学经验,撰写了不少文稿,医案尤多,余曾细细读过,视为珍宝。先君临终时,教余榻前,指点各种文稿曰:"昔韩愈有言,'业精于勤,而荒于嬉;行成于思,而毁于随'。学业之道,未见有靠先辈而精而成者。故凡文稿,应尽行销毁,全赖尔之自立也。"余痛心倍至,欲求保留,先君又曰:"儿孙有用,要它何用? 儿孙无用,要它何用?"余含泪而遵其命,一一销毁。未几,先君弃世,余时年二十二岁。因知医道虽难,但奋发图强,坚持不懈,善始善终则更难。从而豁然有悟:先君焚稿,意在鞭策,用心良苦。每忆及此,心潮起伏。余常云,今日之青年,得天独厚,上有党无微不至之关怀,中有师长教育,下有同志帮助,学习条件,优胜于前,未可计算。故青年应必然胜过老年,使岐黄之术发扬光大。寄希望于青年矣!

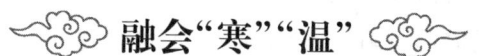

融会"寒""温"

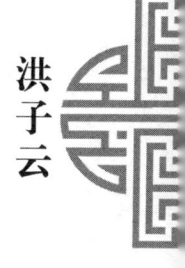

医学之博,浩如烟海;文献之繁,汗牛充栋。而人之精力有限,欲求其博,不过相对而已,实难面面俱到,门门精通。由于先君通伤寒而谙温病,故余自幼对此二门,兴趣极浓。当余中医基础较为牢固之后,专攻伤寒、温病,并付诸实践。治学之法,先读伤寒,以明认识外感热病之源;后学温病,以知其流。读伤寒分作三步:①熟读熟背,领会大体精神,以成无己《注解伤寒论》为主要参考文献。不贪其多,但求其熟。②精读柯、尤、钱氏之三"集"、《医宗金鉴·订正仲景全书》《伤寒辑义》以及二张(张隐菴、张令韶)、陈修园之诠释,并浏览其余,以广见识。在博览群书基础上,务必综合归纳,分析对比,逐条体会,相互交融,分中有合,合而复分。例如心下痞一症,除五泻心汤证外,应遍搜有关条文,各个分析对勘,求出证治之异同,而了然于胸中,以便运用时提起一点,带动一串。多年实践证明,此步功夫,对临床诊断及鉴别诊断,大有裨益。③理论联系实际。此时应与书本保持若即若离的关系。"若即"是借助书本,继续提高理论水平。"若离"是不受书本束缚,大胆独立思考,能动地认识疾病发展变化及其诊疗规律,决不可限于条文字句之间。然后根据实践所得，加以总结提高。如此不断往复，必能形成自己的学术见解。如157条（二版教材《伤寒论讲义》之序号，上海科学技术出版社1964年版，下同）十枣汤证，有"心下痞硬满，引胁下痛"句，历来注家多顺文演义，未加深究。余在临证中发现，病者主诉心下痞者甚多，而诉心下硬满者极少，对照注解，难明其故，然细查病体，则恍然有悟。即医者以手切按病人心下，觉抵抗力较强，若有硬满之状。同时病者称心下痛者极少，而称牵连胸胁痛者多，若积饮较重者，或有窒息感。故知"硬满引胁下痛"是他觉证。由是应断句为"心下痞，硬满引胁下痛"。这样不仅符合临床实际，而且便于教学。又如22条"太阳病，下之后，脉促胸满者，桂枝去芍药汤主之"。历来对"脉促"见解不一，聚讼纷纭，有以"急促短促"为解者，有以"数中一止"为训者。据临床所见，"急促短促"者确有之，且为多数学者赞同。而"数中一止"者，亦时有所见。如病毒性心肌炎，初起酷似外感，或寒热未罢，而脉促（指"数中一止"，下同）已见，或外证已除，而脉促不休。其中有心阳虚劫者，投桂枝去芍药汤化裁，常获佳效。于是，以上两种意见，兼收并蓄可也，不必由理论而理论，辨其是非。

学习温病，仍需循序渐进，分步而行，兹不赘述。参考书籍先以《温热经纬》《温病条辨》为主，打下坚实基础，然后再及其余。关于融会"寒""温"问题，历来贤能倍出，著述颇众，互有发挥。余不过身体力行而已，并无创建。余以为"寒""温"二派，从源流以观，恰有互补之妙，而绝无对峙之情。因篇幅有限，难以尽意，仅以厥阴为例，略作说明。《伤寒论》厥阴篇，寒证及寒热错杂证甚多，而热证极少。篇中虽有白虎、承气之属，终非厥阴本证。此非厥阴无热证，而是仲景所未及也。温病学家独擅其长，阐发热陷心包、痰热内闭心包、热盛动风、虚风内动等证，俱属厥阴无疑，足补仲景之不逮。从而观之，厥阴病应有寒、热、虚、实及寒热错杂、虚实互见诸证。再从卫气营血辨证分析，则厥阴之气、营、血分证，必朗若列眉。若就三焦而论，热陷心包等证属上焦，热盛动风及厥阴寒证属下焦，有据可凭。故余主张，对外感热病辨证论治，应以六经为经，以卫气营血、三焦纬贯其间，实事求是认识疾病，摒却门户之见，方能窥见外感热病之全貌。

学理如此，实践亦然。例如大叶性肺炎，一般属温病范畴，多采取卫气营血辨证。然而亦有特殊情形，如严冬发病，常有里热虽重，但外寒束缚不解，可仿太阳兼内热证治法，方用大青龙汤化裁；有初病之时内热潜伏不显,而见面色苍白、肢冷脉微、血压下降者,当急予回阳救逆,待阳回之后,再议其余;有在热炽过程中,或热灼之余,而阳气暴脱者,仍须当机立断,速投回阳之品。目前中药剂型改革已有苗头,遇此病情,常可采用清热解毒之注射剂与参附或四逆汤注射液,双管齐下,较诸口服药,又胜一筹。又如去年余曾治一例湿温(西医诊断"变应性亚急性败血症")患者,身热不扬,发热呈间断性,间隔时间与发热时间,均在数日至一二周不等,四肢微凉,病程长,难以告愈。初用宣透湿热之剂,疗效不显。因思其病,与厥热胜复相似,悟出湿热深伏厥阴之理,在前用方中,加入乌梅、草果、知母、柴胡之属,轻而取效。然患者病瘥之后,自汗盗汗不止,衣被常湿。诊知属营卫不和,故以桂枝汤加黄芪善后,精神饮食,一如常人,至今未见复发。可见一人或一病之中,在特殊情况下,寒热变化不一,虚实或在反掌之间,岂可因寒温学派不同而限定之。故业伤寒者,必熟温病;专温病者,必通伤寒。

一九五五年余受聘于湖北省中医进修学校,一九五八年任教于湖北中医学院,虽始终担任《伤寒论》教学工作,但对温病之学习及临床运用,未敢松懈,然以体会肤浅为憾。年近黄昏,而难题甚多,愿竭绵力,以迎青年学者之发明创造。

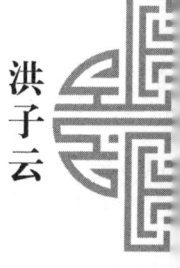

ᕙ 处 处 留 心 ᕗ

俗语云:"事怕有心人。"余本此朴素辩证法思想,在学习与工作中,多多留心观察。尤其碰到棘手之病症,则尽力搜罗古今治法,经过思索,便于运用。如此坚持下去,则处处留心皆学问。如治一青光眼患者,男,五十余岁,双目失明,其女扶持来诊。病程既久,肝实而脾虚,饮食少进。检索前方,俱是滋肾柔肝之品,效果渺然。忆及《本草纲目》引《医余录》云:"有人患赤眼肿痛,脾虚不能饮食,肝脉盛,脾脉虚,用凉药治肝则脾愈虚,用暖药治脾则肝愈盛。但以温平药中倍加肉桂,杀肝而益脾,故一治两得之。传云:木得桂而枯是也。"仿其意,拟方如下:桂枝、白芍、生地、炙草、菟丝子、覆盆子、夜明砂、谷精珠、破故纸。经治月余,患者不需人扶持,而行走自如,一寸以上大字,可以辨识,竟获理想效果。后带处方返里自服,未曾追访。可见学问之道,一般应从大处着眼,然临床经验之积累,亦常需于小处留心,一点一滴,年深日久,虽涓涓细流,而可成其大也。即以李氏之《纲目》为例,它不独是一部中药学,而且是一部涉及临床辨证,处方用药,经验成方,生物、矿物等多学科之巨著,内藏珍宝,难以统计。因而应为医家必读之书。读则需精,切不可于性味功能间知其梗概,而应于"发明""附方"中探索宝藏。不过其书卷帙浩繁,读来不易,所以应一则利用闲暇,留心阅读,虽不能记忆,但可留印象于头脑;一则应用时,根据平昔之印象,有目的地翻阅,常可以从中受到启发,而解决疑难问题。

又如治一例"多型性红斑"患者,青年女性。红色斑块遍及全身,高热持续月余,而病情愈重,红斑此起彼伏,渐有水泡形成。初按温病发斑治法,全无效果。故知常法难以奏效,而虑及变法。察患者红斑满布,而痛痒明显;高热月余而无舌绛、神昏、痉厥等情。知热毒郁怫于血络之中,既不能从外透解,亦不能内陷脏腑,故凉血化斑无功,而清络宣透或许有效。治以《串雅内编》之治火丹(丝瓜子、玄参、当归、升麻、柴胡)为主,加重清热宣透之品,如银花、连翘之类。果收热静身凉、斑退痒止之功。后用此法,再治一例,亦顺利痊愈。说明医学经验,有时藏于小书杂说之中。俗语云,"小小单方,气死名医",不为无据。当然,首先必须强调练就坚实之基本功,然后处处留心,方能相得益彰。反之,不论基础,而一味东寻西觅,以图巧遇良方,则常常枉费精力,而一无所获。

勇 于 实 践

实践是检验真理的唯一标准,欲证实或发展医学理论,必须认真实践。欲丰富临床经验,亦须勇于实践,善于实践。余年轻时,常对自己所开处方发生怀疑,欲往病家观察,又受"医不扣门"之旧思想束缚,而踌躇不前。因而多方侧面打听,甚至暗自立于病者窗外,听其动静。后被病家发觉,非但不以医术低而嗤之,相反,表示感激之情。从此经常深入病家,观察病情变化,不觉有碍情面,反认为是临床工作之重要环节,久而久之,习以为常。自参加国家中医教育工作以后,临床诊疗,在医院进行,为随时观察病情,提供了有利条件。有时不论当班与否,对重症患者,一日多次观察,有时在深夜亦然。有些经验的取得,正是在此艰苦细致的观察之中。

抗战时期,"登革热"流行,其病憎寒壮热,重者亦有生命危险。若按外感热病之一般规律辨证论治,疗效甚差。查阅文献,一无先例可循,而发病之多,几乎沿门阖境。病家急如星火,医者并无良策,因而不得不仔细思考。自忖病发于日寇统治时期,人民饱尝战乱饥馑之苦,卫生条件十分恶劣,故其病因有类瘴气、疫疠。其症憎寒壮热,起伏不定,似疟非疟。查《本草纲目》,有瘴疟寒热,用常山、草果治疗之记载,又访得民间有类似验方,用治本病,尚有一定作用。综合各方面情况,余拟订四味药之处方:田茶、乌梅、草果、常山,随证略加一二味,果然收到理想效果。一般服药二三剂告愈,治验颇多。从而受到启发,中医所论疟疾,是依据临床症候诊断,并非依据疟原虫之病原诊断,故类其证者,可酌用其方。

一九六四年,余参与中医治疗"甲亢"和"急性菌痢"的科研工作。此二病,就西医学来说,有确定的诊断标准及特效疗法,而采用中医治疗,能与比肩否,是个严肃问题,必须认真对待。其中"甲亢"病组,共系统观察十五例,先由西医明确诊断,详细记录各项客观指标,后由中医辨证治疗。据其病机,主要由于五志过急,肝失调达,风木化火,上而震撼心包,下而消灼阳明,旁及少阳经脉,致经气郁结,津液凝结为痰。故舒郁平肝,清降相火,软坚消痰,养阴滋燥,是其主治之法。自拟"舒肝消瘿饮"(柴胡、生地、玄参、知母、花粉、当归、白芍、昆布、海藻、牡蛎、黄药子、香附、柏子仁)为基本方。服至症状消失,基础代谢及甲状腺吸^{131}碘率正常后,改服消瘿丸(昆布、海藻、荔枝核、川楝、玄参、香附、浙贝、柴胡、黄药子、牡蛎、桔核、皂角刺),以巩固疗效。十五例中有十四例服药后七至十五天内出现疗效,症状逐渐减轻,基础代谢率开始下降。一般在二至三月内症状全部消失。体重平均增加四千克,最高达九千克。基础代谢率有十例降至正常,一例接近正常,两例改善。服药后有十二例作吸^{131}碘率对比测定,其中九例恢复正常,三例无明显改善。

"急性菌痢"组系统观察一百例。全部根据一九五九年全国传染病学术会议拟订标准进行诊断。中医辨证属湿热蕴结者三十七例,主方为当归、白芍、黄连、黄芩、槟榔、枳壳、木香;湿热兼表者三十六例,主方为葛根、黄芩、黄连、银花、连翘、焦楂、厚朴、木香;湿热挟滞者十八例,主方为藿香、苏叶、法半夏、竹茹、枳壳、黄连、焦楂、神曲、大腹皮、茯苓;湿热化风者九例,主方为银花、连翘、黄芩、黄连、钩藤、茯神、鲜荷叶、木香。治愈87.87%,改善3%,未愈10%。一百例中,大便培养阳性者九十二例,治疗后三次培养阴转率为78.26%。从以上两组病例之疗效来看,不亚于西药治疗结果,在某些方面甚至有所优胜。

洪子云

一九六六年武汉地区"流脑"大流行,严重威胁人民身体健康。余受组织派遣,参加中医治疗流脑工作,共收治二百八十七例(多属轻型、普通型,亦有少数重型)。入院时,多有明显的发热、恶寒、头痛,或鼻塞流涕,或兼咳嗽等表证。但因其传变迅速,甚至发热伊始而斑疹显露,恶寒未罢而神昏痉厥已成,若循"卫之后,方言气,营之后,方言血"之常规论治,必延误病机,甚则莫救。余师愚云,温疫病"颇类伤寒",是说明温疫初起,有类似伤寒表证者,"误用辛凉表散,燔灼火焰,必转闷证"。因此必须严格把握疫毒深入营血之病理特性,不论表证有无,概以大剂清热解毒,凉血化斑,或兼熄风,或兼开窍为治,竟能收里和表自解之效。自拟"流脑Ⅰ号方"(银花、连翘、生地、丹皮、赤芍、大青叶、生石膏、知母、僵蚕、蝉衣、黄芩、菊花、玄参、芦根)"流脑Ⅱ号方"(银花、连翘、生地、花粉、钩藤、生石膏、地龙、僵蚕、玄参、丹皮、黄芩、蝉衣、大青叶),必要时配合安宫牛黄丸、至宝丹、紫雪丹之类。通过四个月左右的悉心治疗,治愈率达 78.41%(其余病人转西医治疗)。工作中发现病者呕吐严重,服药困难,影响疗效,因而积极赞助中药剂型改革。余拟订"流脑注射液"之处方(十味中药组成),当时制成肌肉注射液,在少数病人中试用,初见疗效。一九六七年"文化大革命"进入高潮,余被迫停止工作。而"流脑注射液"之研制任务及临床观察,在许多同志努力下,得以继续进行,并制成 300% 之静脉注射液。通过几年临床实践,治疗各型流脑(配合西药对症处理),大大提高了疗效,同时用于多种感染性疾病,亦有满意效果。余虽未能参加其后之工作,但看到此项课题有所进展,亦以自慰。

十年浩劫中,余被贬入深山数年,除随身衣物外,书无一卷,文具尚且困难,自知钻研医学理论无望,而以医疗实际,补其不足之想犹存。故不畏山高水险,走村串户,为群众防病治病,从中学到不少草药知识。如熊黄连之治湿热、温热,朱砂莲之治胃痛,景天三七之治血小板减少等等。当地干部群众不因余之被贬见疑,使余看到献身中医事业之希望。

现在党为每个科技工作者创造了优越条件,开拓了光明前景,余虽老朽,但觉"满目青山夕照明"。故愿竭尽愚诚,与后学诸君共同奋斗,携手前进。

中医学术应当发展提高

首都医院中医科主任、副研究员　　　祝谌予

作者简介

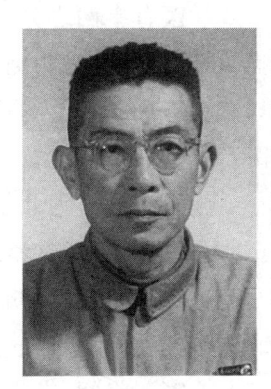

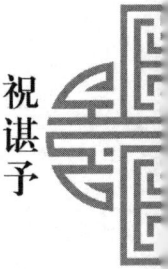

祝谌予（1914～1999），北京市人。早年师事名医施今墨先生，深得其传；一九三七年曾开业于天津。毕生力倡中西医结合，擅长中医内科、妇科，并潜心研究糖尿病的中医疗法。解放后，历任中国医学科学院首都医院中医科主任、中国医学科学院学术委员会委员、中华全国中医学会理事、中华全国中西医结合研究会副理事长等职。主要著作有《祝选施今墨医案》《施今墨临床经验集》等。

祝谌予

我既学过中医，又学过西医，从事临床与教学四十余载，切身感到中国医药学确是一个伟大宝库，有待我们努力挖掘，更有待我们运用现代科学技术来整理提高，发扬光大，从而建树具有我国特点的新医药学。兹就我数十年学医、行医、治学的经历，粗浅地谈一下在这方面的体会认识。

发愤学医　勤钻博采

古来不少医家，其学医著书之动机，或因自己质弱多病、求医至难，或因家人婴疾遭厄而为庸医所误，于是究心医道，恨世著书，以拯疾扶弱，疗己活人。如张仲景感宗族之丧，勤求古训，博采众方，撰成《伤寒杂病论》，后人尊之为医圣；孙思邈幼遭风冷，屡造医门，汤药之资，罄尽家产，于是悉心岐黄，精勤不倦而著《备急千金要方》，集晋唐验方之大成；李东垣痛悼母病死于医者盲治，授业于易水，独创脾胃论，开"补土派"之先河……凡此等等，旧时社会条件与某些医者医疗态度略见一斑，故古人有言："为人父子者，不可以不知医。""不为良相，愿为良医。"

一九一四年冬，我出生于北京的一个大家族中。相传我家原是米商，阖族百余人居一宅中，然无人业医。我十九岁那年，母亲不幸卧病于榻，壮热神昏，狂躁谵语，遍请北京中西名医救治，皆无效验。唯有后服施今墨先生的中药方见转机，但因不久施先生即去南京等地出诊，重延他医，其证增剧，以致无救而逝。我哀痛万分，深感家中无人知医，殊为不便。所以，我在汇文中学毕业后，即笃志医学，开始了医林生涯。

学医有中西之分。我看到为母亲治病的某些医生，态度傲慢，诊费昂贵，尽管诊断极为明确，道理无可非议，但一提治疗则面面相觑，一筹莫展。只有在施今墨先生的治疗期间有效。因此，我就拜投施先生为师，学习中医。

施先生当时为北京四大名医之一，博学多闻，医术精湛，且医疗态度端正，不问病者贵贱贫富，皆极力救治，故每日求治者充塞门庭，延诊者接踵而至，极为繁忙。最初，我与师兄弟李介鸣、张遂初、张宗毅四人上午在华北国医学院侍诊于先生，抄写方书，每日接诊百余人。下午随他外出诊病，有七八家。晚间，先生聘请了一位中医理论造诣较深的周介人老先生为我们讲授《黄帝内经》《难经》《伤寒》《金匮》等经典著作。风雨鸡鸣，寒暑六载，从未间断。同时，在施先生指导下，我们自己先后涉猎了《千金要方》《千金翼方》《外台秘要》《肘后方》《赤水玄珠》《景岳全书》《医贯》《张氏医通》《医林改错》《中西汇通》等历代名著。

在这些书籍中，《内经》与《难经》是中医理论之渊源，不可不读。但其侧重于理论阐发，而备方药甚少（如《内经》仅备十三方，后世并不常用。《难经》则一方未备）且篇幅错见杂出，文字晦滞难明，注家各执己见。我学习仅取其重点，提纲挈领，作为奠定中医基础之用。我最推崇的是后汉张仲景所著《伤寒论》与《金匮要略》二书。其书理法方药完备，临床价值甚高；其方用之得当,往往覆杯而愈。至于他书,作为一般泛览,则宜各取所长,择善从之。如《千金》《外台》集验方宏富,足补仲景方之不逮;赵献可命门说议论精辟,独具一格;王清任辨气血及所制血瘀诸方,发前人之未发;唐宗海论脏腑,张锡纯治气陷等,均能启迪后学。

施先生反对把中医分为"温补派""寒凉派"等门派,治学务求实效,临床治病能淹众家之长,结合己见,创立新说,这一思想对我影响极深。我随师边临床实践,边学习理论,相互结合,初步为自己独立应诊打下了基础。

中医学内容丰富多彩,若欲全面精通,非朝夕易事。一方面要有坚韧不拔、刻苦钻研的毅力,另一方面要有孜孜不倦、争分夺秒的精神。是时每日除三餐之外,我们几乎全是随师门诊、出诊。诊务繁忙之际,甚至在出诊汽车途中进餐,故学习理论、整理医案只能在晚间。古人云,"一寸光阴一寸金",并以"白驹过隙"形容时间之宝贵。我的中医理论大部分是在晚间学习的,每晚必待夜深人静,方始就寝。实际上,昼日看病,夜晚读书,我觉得对理论结合实践大有好处。

我不主张在读书时不假思索、囫囵吞枣地死记硬背,认为重点应在理解原文的精神实质,并付诸临床,学会在实践中如何运用。某些人尽管能把一部分经典著作或中医书籍背得滚瓜烂熟,甚或倒背如流,但临证反而无所适从,疗效不高,这只能算是纸上谈兵的空头理论家。我执教于北京中医学院时,也曾看到有个别学生能背数百方剂,但临床实习一见病人,反而开不出方子来。这说明对方剂的主治与适应证根本没有理解,所以也就不知如何施用。有些人即使能开出方来,也只是按图索骥、刻舟求剑地套用,并不会灵活加减变通。医生的职责是救死扶伤,判断一个医生水平高低,是以治疗效果为标准的,理论再高,治不好病,就没有说服力。所以我认为学习中医理论,必须在理解的基础上加强记忆,且在实践中反复施用,寻谋得失,方能逐渐达到得心应手、左右逢源的境界。

系统学习中医理论是必要的,这需一个循序渐进、登堂入室的过程,但也不能忽视平时对知识的零积碎累。每次读书勿求于多而求于精,也就是有目的地学习,尤其不懂之处要勤问。我随师侍诊之暇,自备一本"零金碎玉"手册,凡看到施先生治病时,自己不理解之处,如,为何辨为某证?为何使用某方、某药?辄问于师,并将老师言传口授录之于册,日久天长,凤毛麟角,积少成多,不但保存了老师宝贵的临床经验,而且对我增长阅历,体

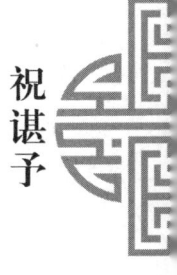

祝谌子

会先生的学术思想,裨益颇大。施先生制方遣药,不拘一格,往往双药并书,或是互为补佐、增强原有药效,或是互为制其所偏、产生新的药效,组成新方,饶有特色。后来,我曾搜集了数百个双药并书范例,辑之成册为《施今墨药对》,介绍给学生们,很受欢迎,至今流传甚广。

一九三七年"七七事变"后,我随施先生前往天津,开始单独悬壶业诊,病家渐次增多。那时我治病,都是套用先生的经验方剂,尽管有效,也只知其然而不知其所以然,不能满足我求知的欲望。

施先生在学术上一向提倡革新中医,中西医结合,并素以西医诊断、中医辨证互相佐证为其主张。因此,先生要求我读一些西医的解剖、生理、病理等书籍。我阅读之后,对人体的生理功能、发病机制都了解梗概,于是想再学西医,以求究竟。一九三九年,遇到一个机会,我即东渡日本,入金泽医科大学医学专门部,系统地学习西医知识。四年后回国,虽以西医姿态开业,但多数情况下,我仍是采用西医诊断、中医辨证施治来治病的。

辨证辨病　扬长抑短

采用中西医理互相佐证,认识和治疗疾病,使我眼界扩大,思路展开,方法亦较多。因此我深感中西医必须结合,方能创造出新的医学理论体系。但是在解放前那种社会制度之下,得不到政府的支持,群众的力量也只能是施派传人,独立钻研,毫无成就。特别是国民党政府还要废止中医,当然就更谈不到中西医结合的问题了。只有在解放后,党的中医政策贯彻落实,中西医结合工作的进行才有了保证。

目前,医学界对中西医结合持有不同的见解。或以为中医不科学,中医学太神秘,乃"经验医学";或以为中医完美无缺,愈古愈好,主张走"纯中医"之路。我认为这些想法和看法都还有待于实践来检验。

中医学科学与否?实践乃检验真理之唯一标准。中医理论建立在朴素的唯物论与自发的辩证法基础之上,中医药经历了数千年临床实践的考验,发展至今而不为时代所淘汰,正是说明其包含着丰富的科学内容。中医对某些西医目前尚无特效疗法的疾患,其疗效是有口皆碑、有目共睹的。但是由于过去几百年来闭关锁国,未能及时用现代科学技术予以发扬阐明,而存在着知其然而不知其所以然的不足,其理论较为抽象,往往使人难以理解和确信。

西医理论建立在实验室基础之上，虽然对人体的组织结构、生理病理认识比较清楚，甚至对某些细胞的生理病理变化都研究得相当透彻，诊断方法也是现代化的。但是，由于有时忽视人的整体作用，注重疾病的病因和局部作用，单纯追求特效药，存有部分形而上学的观点，所以治疗方法也有不足的一面。

中西医各有所长，各有所短，虽然他们的理论体系不同，但都是科学的，研究的对象都是人，目的都是治愈疾病。我认为中西医结合实现中医现代化是必然的。当然，这需要一段长期的、互相争鸣和互相渗透的过程。

我自一九五六年任北京中医学院教务长以来，从事中医教学工作，始终主张中医学院学生应当以中医为主，但是除了学习中医基础理论与临床课程之外，西医基础也一定要学。目的是培养既能够掌握中医药理论，同时又具有一定现代医学知识的中医人材，不主张培养"纯中医"。虽然在十年动乱期间，这一教学计划曾遭"批判"，但事实胜于雄辩，中医学院1962、1963、1964等届的毕业生，现在既是中医的骨干力量，同时又可以较容易地与西医搞中西医结合工作，这样的人材是符合党和人民需要的。

青、中年中医掌握一定的现代医学知识是时代的要求。过去中医由于没有实验室指标参照，对疾病的疗效只能根据症状的改善或消除来判定，实际上不够完善。例如，肝炎病人只要肝区疼痛等症状消失就算治愈，肾炎病人只要浮肿等症状消失也算痊愈。现在，我们大多需要参照化验指标，若其转氨酶与尿蛋白等正常方可定为治愈。我曾治疗一青年女性，西医经心电图检查诊断为心肌病，并云较为严重，但没什么明显的自觉症状，真可谓无"证"可辨。于是我就根据西医的诊断，采用生脉散加味治之，使其心电图有了一定好转。

对于中医遗产，要有分析、有批判地接受，既不能过于迷信古人，也不要轻易否定古人。我在讲授《金匮要略》时，是本着古为今用的原则，从临床实践的角度教学的。特别是《金匮要略》这本书，历经年移代革，兵燹战乱，辗转传抄，以至错简脱文甚多，有的条文有证无方，有的条文有方无证，有的条文不知所云，有的条文又过于简约，造成学习上的困难。对这些我们都不可看作是句句金石，字字珠玑，一字不能移，一字不能改。如若脱离实践，穿凿附会，随文敷衍地"以经解经"，则很难以理服人，所以学习《金

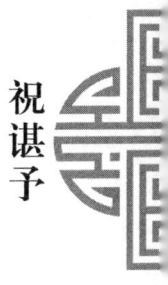

祝谌予

161

匮要略》要从临床出发,或以证测方,或以方测证,或根据其所述主证研究组方,分析用药,方能体会仲景认证之准、组方之严、选药之精,然后再结合现代临床所见,扩大诸方的使用范围。例如,我在临床上常用黄芪建中汤治疗虚寒性溃疡病、体虚外感、下肢溃疡、淋巴结核未溃破或已成瘘管者;用小柴胡汤治疗肝炎、胃炎、胸膜炎、急性肾盂肾炎;用大柴胡汤治疗胆石症、胆道感染、急性腹膜炎、原发性高血压病等等。当然,我都是在辨证施治的基础之上使用这些古方的,是辨证与辨病相结合的。

对待中医古籍,要有发隐就明、敢于创新的精神,不要只会循规蹈矩,不敢越雷池一步,似乎古人怎么说我们就怎么用,古人没有怎么说我们就不敢怎么用。这样思想就会被束缚在本本中,事物也不会有发展了。譬如现代肿瘤的发病率很高,不少肿瘤患者早期被发现后,西医往往采用放疗或化疗,因而产生不良反应:放疗后多见咽干口燥、烦热失眠、舌红脉数等阴虚见证;化疗后多见面色不华、神疲乏力、纳差恶心,伴血象下降等气虚见证,有时也可以见到气阴两虚者。对这样的病如何认识?《伤寒》《金匮》等中医古籍并没有也不可能记载有放疗或化疗等词句。我运用仲景理论,引申其意,把这些都看作是"火邪伤阴"或是误治而形成的"坏证",治疗或养阴为主,或补气为主,或是二者兼施,以扶正固本,从而减轻其不良反应。这亦属辨证辨病相结合。

辨证施治与辨病施治都是中医学的重要治疗原则,倘若脱离这个原则,单纯地去追求"特效方""特效药",很容易钻进形而上学的死胡同。我继承了施今墨先生的学术思想,临床时把西医的诊断和病理融合到中医的辨证施治之中,采用西医诊断与病名,结合中医辨证施治的方法。曾治一老年病人:患慢性气管炎,肺心病合并肺感染,双肺听诊有干、湿啰音,胸透发现肺部阴影。其症:咯痰黏稠量多,纳差,腹胀便溏,舌苔厚腻,脉弦滑。西医经用青、链霉素、羧苄青霉素等治疗无效。某一西学中的医生认为肺感染,投以大量清热解毒中药,数剂不应,邀诊于我。我本着中医"脾为生痰之源,肺为贮痰之器"之理论,辨证为脾失健运,痰湿阻肺,选用香砂六君子汤加贝母、瓜蒌皮益气健脾化痰,同时因辨病考虑肺部感染而重用鱼腥草一两以清热解毒消炎,患者连续服药十余剂,脾运得健,痰量大减,肺部阴影消失,感染基本控制。类似病例是很多的。

发掘提高　任重道远

一九七六年,我被调往首都医院中医科,主要从事临床科研工作。中医搞科研,对我来说是个新课题,我选择了中医药治疗糖尿病和妇科病作为研究专题,同时兼治内科杂病。

糖尿病证情复杂,反复性大,往往缠绵难愈,故被某些医生看作是不治之症。我认为中医在数千年的医疗实践中,对糖尿病的治疗积累了丰富的经验,现代又有日新月异的西药,只要我们认真研究它的规律,积极寻求治疗方法,实践证明,耐心的治疗,合理的调养是可以控制糖尿病的,糖尿病并非不治之症。

糖尿病属于中医消渴病范畴,从历代中医文献记载来看,多认为本病的基本病理为阴虚燥热,以上、中、下三消分治。我在临床观察到多数糖尿病患者都不同程度地具有乏力、神疲、气短、舌淡胖或淡黯等气虚表现,且三消症状往往同时存在,仅侧重有所不同。因此,我认为气阴两伤、脾肾虚损方是糖尿病的基本病理。在治疗上,我选用增液汤合生脉散为主,再加苍术配元参降血糖、黄芪配山药降尿糖(系施今墨先生的经验)为基本方。从肺、脾、肾三脏入手,尤以脾肾为重点,着重先后天两方面滋养培本论治,屡获显效。

现代医学对糖尿病的研究,侧重其微血管病变等并发症的防治问题。我也发现许多糖尿病病人合并血管病变(如冠心病、脉管炎、脑血管病后遗症等)多具有刺痛、窜痛、舌质黯或有瘀点、瘀斑、舌下静脉青紫怒张等血瘀征象,部分患者经用活血化瘀为主治疗后,取得一定疗效。另外,有些长期使用胰岛素治疗的糖尿病病人,多数也可出现上述血瘀征象,我同样采用活血化瘀法治疗。实践证明,活血化瘀法可以使部分患者的胰岛素用量逐渐减少以至停用。因此我认为活血化瘀法应当作为治疗糖尿病的一条途径来探讨,这方面在中医文献中尚未见到论述。

前年在兰州召开的全国第一次糖尿病专题会议上,我们担负了糖尿病中医辨证分型的工作。我们从中医辨证的角度,系统观察了一百多例糖尿病门诊病人,经统计90%以上具有气虚见证,70%以上具有血瘀征象,只是程度轻重不同。当然,如何采用实验室检查来进一步验证(如血液流变学、血

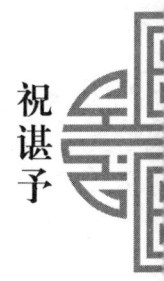

祝谌予

163

细胞比容、微循环测定等）是我们今后的工作之一。

中西医之间由于理论体系之不同，故其诊断方法与病名亦不相同，有时病名虽相同，其含义也不尽相同。西医用现代仪器确诊的许多疾病，中医通过望闻问切是发现不了的。但虽经西医确诊，采用中药治疗时若不遵循辨证施治的原则也难收良效。我曾使用张锡纯的升陷汤为主方，配合超声雾化疗法治愈一例肺泡蛋白沉着症的病人，即是采用西医确诊、中医辨证相结合的方法治疗的。又如，我治疗过两例西医确诊为尿毒症的患者，其见症均为乏力、头晕、浮肿、纳差、泛恶、舌胖淡、脉虚弱。我辨证为脾肾两虚，浊阴上逆，以香砂六君子汤合六味地黄汤加味治之，两患者不但症状得以改善，而且尿素氮也明显下降或至正常。

因此，我认为对于目前一些西医确诊的疑难病或少见病，必须遵循中医的辨证原则遣方选药，在取得疗效的基础上进行药理实验研究，以明确其治疗机制，然后再付诸临床，这样多次反复，就可研究出某些疑难病或少见病的特效疗法。现在这方面已发现一些苗头，如验方过敏煎（银柴胡、防风、乌梅、五味子、甘草）经药理研究抗过敏反应作用较可靠，我在临床上治疗支气管哮喘、荨麻疹等病时，常用此方为主。又如抗免疫方（广木香、当归、益母草、赤芍、川芎）经药理研究证实确有抗免疫反应功能，所以我在治疗硬皮病、红斑狼疮、慢性肾小球肾炎等疾病时，亦常选用。

现在有许多西医学习中医的同道，应用现代科学技术研究中医，并取得了一些初步成果，如对脾、肾本质的探讨，通里攻下法治疗急腹症，活血化瘀法的实验研究等等。我以为这是正确的，这样做不是削弱中医，也不是"中医西化"，相反是为了使中医发扬光大，在国际间享有更高的声誉。我个人的中西医水平都还不高，在这方面未能做出多少成绩与贡献。在我的有余之年，我仍需要不断学习，努力工作。坚持走中西医结合的道路，逐步实现中医学术的发展与提高，这是我毕生的信念。

（董振华整理）

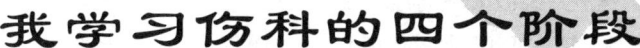

我学习伤科的四个阶段

上海市卢湾区中心医院副院长兼中医门诊部主任

中华全国中医学会上海市分会伤科学会主任委员　　　施维智

作者简介

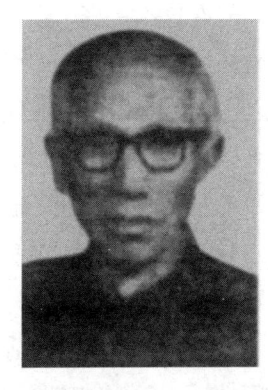

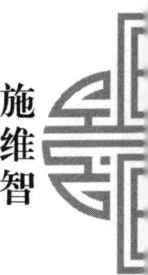

　　施维智(1917～1998)，江苏海门人。祖传伤科，兼精内、外科。伤科理论造诣颇深，尝创"骨折三期分治"说。对诊治骨折、内伤、软组织损伤、脑外伤后遗症等疾患，尤多独到之处。发表有《藏象学说在伤科临床上的运用》《阴阳五行学说在伤科临床上的运用》《中医伤科简史》《骨折的诊断与治疗》等论著和伤科临床疗效总结多篇。

　　我出生于祖传伤科医家，传至我辈，已历五世。清代道光年间，高祖施镇仓从宋锡万老师学得拳术和理伤技术，用以问世，后又与少林寺拳师郭九皋结莫逆交，相互琢磨，尽得其传。曾祖施端葵弟兄四人，均承家业。祖父施秀康幼孤，从曾叔祖施简如学得拳术和理伤后，又就业于外科名医郁灿先生，学得外科，遂以伤、外科悬壶乡里，一时名噪南通地区，就诊者众。伯父施源亮自幼从祖父学伤、外科。父亲施源昌清末毕业于南通通州师范学校，后又继承祖传，且向同里儒医沈昌济先生学习中医理论和内科。学成，与伯父共同执业伤、外科，父亲兼理内科。我兄弟姐妹九人，我为长子。当时父亲目力欠佳，他以继承家业瞩目于我。一九三四年，我在读完初中后,乃跟随父亲学医共约五年。一九三七年抗日战争爆发,翌年我乡沦陷,举家到上海避难。一九三九年秋,父亲和我弟、妹等回乡开业,我已结婚,即留在上海独立行医,迄今已四十余年。回顾个人学医、行医的历程,对"学无止境"这句名言,颇有体会。

个人学医,基本上可分四个阶段。

（一）为打好基础而学 父亲毕业于通州师范学校,擅长古文。他在从儒医沈老先生学习后,更感到学医必须有古文根底。所以,他在作出让我学医的决定时,首先就安排我在私塾中读"四书""五经";进入高小和初中时,每逢寒暑假,都安排我选读古文,培养我对古文的理解能力和爱好。这为我阅读中医典籍,提供了有利条件。

当我正式开始学医时,父亲曾经郑重教导说:"要当好一个医生,首先要有一颗救人的心。"古人说过,医生要有割股之心。所谓割股,就是指为了治好病人不惜牺牲一切,也就是舍己救人的意思。所以,我们施家祖辈相传有这么一条:看病不问有钱没钱,有钱的也看,没钱的也看,甚至赔钱给药的也看。关于学习哪一专科的问题,父亲一向主张"十三科一理贯之"。他经常谈起古代扁鹊擅长各科"随俗为变"的故事。他说:"扁鹊之所以各科都擅长,主要是因为他的医学基础好。其实,要懂得多科知识也并不难,只要先把基础打好就行。拿我们施家来说,现成的就有内、外、伤三科。基础打好了,就能掌握多科知识了。各科都来得,就可以更好地为病人解除痛苦。例如,我们祖代伤科,一旦遇到已届晚期的虚痨病人来就诊骨折,我们对运用活血化瘀法就应慎重,并在整个治疗过程中,既考虑治疗骨折,又兼治虚痨,做到双方兼顾。又如,骨折病人中,突然又患了时病,我们就应既治时病,又治骨折;况且,伤科病往往并发感染,就联系到外科,孕妇受伤或伤后经行,又都和妇科有关等等。总之,只要我们兼通各科,临证才能得心应手。"父亲的教导和期望,始终作为我的奋斗目标铭记于心。

我开始学医时,父亲已双目失明,但记忆力很强。他根据自己的经历,为我制订了学习进度表,规定应该读哪些书和怎么读法。兹列表如下:

年	月	课程和课本	阅读要求	同时阅读书籍
第一学年	一至三月	《内经》（《医经经义》）《难经》（《图注难经》）	背诵《内经》原文，深入理解唐宗海的注解，要求达到能离开书本讲出基本概念 浏览一遍，略知其概要	背诵《药性赋》中的寒热温平和十八反、十九畏等歌诀 当背熟《药性赋》后，背诵《濒湖脉学》 背诵《汤头歌诀》，先背熟伤寒、金匮方，为下一阶段学习伤寒、金匮作好准备；继背诵其他方
第一学年	一至三月	《神农本草经》（陈修园：《神农本草经读》）	记住各药的气味、主治，浏览和理解陈氏的注解	
第一学年	四至六月	《伤寒论》（包识生《伤寒论讲义》，参考唐宗海《伤寒论浅注补正》）	着重理解六经的主证和传变，以及忌表忌下等条文，并对所有方剂都能作方解	复习《神农本草经》中有关伤寒方所用药物的气味、主治 继续背诵《汤头歌诀》中伤寒、金匮方以外的其他方剂 读《本草从新》
第一学年	四至六月	《金匮要略》（尤在泾《金匮心典》，参考唐宗海《金匮要略浅注补正》）	通篇浏览一遍	
第一学年	七至十月	《时病论》	对新感、伏气、四时疾病都能了解、熟记其主要治法。关于四时疾病用药的特点要能理解和熟悉	复习《本草从新》和《汤头歌诀》，要求对几部时病书的汤头都能背诵，有关药物都能记忆其性味、主治、功用 选学《全国名医验案类编》中的有关病案，印证几部时病书的具体运用 浏览曹炳章《辨舌指南》
第一学年	七至十月	《温病条辨》	对上、中、下三焦传变的概念，能达到非常清楚，使之不与伤寒病混淆	
第一学年	七至十月	《温热经纬》	以叶香岩《外感温热篇》、薛生白《湿热病篇》、陈平伯《伏气温病篇》为学习重点，特别对叶氏的卫气营血传变，要求学得非常透彻	
第一学年	七至十月	《霍乱论》	分清热霍乱、寒霍乱，背诵王氏的霍乱经验方	
第一学年	十一至十二月	《医宗金鉴·外科心法要诀》《外科正宗》《伤科补要》	着重了解什么部位是什么病，归什么经 背诵《外科心法》和《伤科补要》中的部分主要方剂	复习《汤头歌诀》中有关外、伤科方剂，复习《本草从新》中有关外、伤科药物

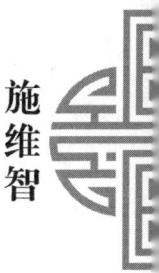

施维智

167

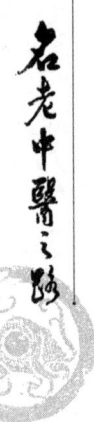

年	月	课程和课本	阅读要求	同时阅读书籍
第二学年	一至六月	《金匮要略》(尤在泾《金匮心典》)	进一步细读,打好学杂病的基础	复习《汤头歌诀》和《本草从新》,要求:①凡是《汤头歌诀》中收录的这几部书的方子都能背诵;②如对某一味药的性味功用记不清时,必须立即查阅记住
		《医学心悟》《类证治裁》《医醇賸义》《血证论》	对这几部书里所论述的各种病的理论都能理解,并能脱离书本述其概念,对所列方剂都能作方解	
	七至十二月	临诊(早、晚读书)《柳选四家医案》《临证医案笔记》	浏览一遍	复习《时病论》 结合临诊,复习《全国名医验案类编正编》有关医案
		《傅青主女科》《竹林女科》	对这两部女科书的调经、安胎、保产各篇都能熟悉,并浏览求嗣篇	
		《本草问答》	浏览一遍,了解唐氏对药性理论的概念	
第三学年	一至六月	临诊(早、晚读书)《喉科指掌》	搞清喉科基本理论,记住主要方剂和清咽散的加减	复习《时病论》《温病条辨》《温热经纬》《类证治裁》《医醇賸义》《全国名医验案类编正编》 结合临诊,复习读过的方书、医案和《本草从新》
		《白喉忌表》	浏览一遍	
		《喉痧证治汇言》	浏览一遍,并记其主要方剂	
		《疡科心得集》《外科证治全生集》《外证医案汇编》	浏览一遍,准备查阅	
	七至十二月	《医宗金鉴·正骨心法要旨》《伤科大成》《正体类要》《医宗金鉴·幼科心法要诀·痘疹心法要诀》	浏览一遍,准备查阅	
		《素灵类纂》	细读一遍,深入领会和理解《内经》各篇对临证的指导意义	

年	月	课程和课本	阅读要求	同时阅读书籍
第四学年	一至六月	临诊(早、晚读书) 《医宗金鉴·杂病心法要诀》 《杂病源流犀烛》 费伯雄:《医方论》	浏览一遍	复习同前一年 结合病例查阅《本草纲目》和《疡医大全》
	七至十二月	《疡医准绳》 《景岳全书》	浏览一遍	
第五学年	一至十二月	临诊(早、晚读书) 陈士铎:《辨证录》 张山雷:《疡科纲要》 吴锡璜:《中风论》 《临证指南医案》 《理瀹骈文》 《拔萃良方》	浏览一遍	复习和查阅有关书籍同前

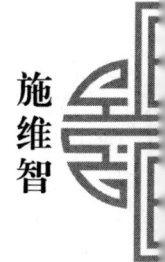

施维智

　　我遵照父亲的安排,于一九三四年七月起,直到一九三九年秋,学医整五年。开始的一年半,除用去很少时间参加配制药物和偶尔遇有重病人去诊室望望外,绝大部分时间都用于读书。我的书房紧靠着父亲的诊室。他在门诊或出诊空闲时,经常到我书房听我读书。每当开始读某一部书时,父亲总是为我概括介绍该书的特点和主要内容,并提出要求和进度。记得他在我开始读《内经》时曾经指出:"初学应从《内经》入手,但只能学其概要,不能深入钻研,因为《内经》文深义奥,初学往往不能全部理解。"又如,父亲在我学温病时指出:"伤寒是伤寒,温病是温病,切不可混淆。凡是温病,必须以温病学说理论为圭臬,否则临证必多贻误。"父亲每晚要听我读书一两个小时,有时讲解,有时提问,对我督导甚严。

　　从一九三六年春到一九三九年秋,我白天主要是临诊或代诊,早晚还是抓紧读书。每逢父亲为师兄们讲解骨折、脱臼的复位手法、夹缚方法以及外科操作时,我总站在一旁听,耳濡目染,留下了深刻印象。所以,在我开始临诊时,对伤、外科的操作,不多时就能上手。同时,由于父亲失明,伤、外科的门诊出诊很快就由我代替。出诊回来后,向父亲汇报情况和处理经过,父亲及时加以指点。遇到重病号,他就和我同去复诊。晚间,父亲常将白天治病需要查阅的书,让我读给他听;有时也结合病例,和我谈病理机转。这都为我独立临证打下了良好基础。

(二)为提高临证效果而学 一九三九年秋我在上海独立开业时,父亲教导说:"你过去读过的书,只不过知其大概;能看的病,也不过是一般规律。今后在行医的同时,必须将读过的书,反复学习,结合临证,深入领会。坚持几年之后,定能融会贯通。每遇到难治之症,或治疗无效的,必须立即查阅文献,反复思考,找出更好的治疗方法。凡是遇到一个疾病,你没能治好,而别人却治好了,就说明你学术不够,应该引为内疚!"我牢记父亲的教训。当时正在抗战期间,上海租界人口骤增,卫生条件差,流行病多,由于抗生素尚未问世,大部分病人症重而险。我深知,像我这样的青年中医,如果不能很好地掌握对流行病的治疗,是难于立足的。所以每遇到这类病人(包括脑炎、麻疹、天花、霍乱等等),在认真诊治的同时,反复阅读以往读过的几部时病书和《全国名医验案类编正编》,仔细推敲这类病的传变和重病的抢救方法,逐步掌握了治疗规律和应急措施。记得一九四三年曾遇到过一个患斑疹伤寒的五十余岁的女病人,病程已逾两旬,初起壮热烦渴,十日后遍体红斑,继透白痦,两日前突然便溏色黑,日三四次,精神萎顿,前医投一甲腹脉未应。而今证见身热自汗,唇焦齿垢,表情淡漠,手指蠕动,便溏依然,腹中不痛,小溲短涩而赤,红斑回而未净,白痦色枯不润。诊得右脉濡数,重按关脉尚有力,左三部细数,舌苔焦黑,质红绛。证属温邪传入下焦,灼烁真阴,营分邪热留恋,正气大伤,若非急止其血,势将致脱,但因邪热未化,补非其时。仿古人用银花、地榆治赤痢之法,予以甘寒存津、清营止血。处方:西洋参一钱半,鲜沙参八钱,鲜铁皮石斛五钱,鲜生地一两,炒丹皮、炒赤芍、老紫草各三钱,银花炭一两,地榆炭、焦山栀、赤茯苓各三钱,盐陈皮一钱半,鲜茅根一两。服一剂,便溏减;连服一剂,便溏止,白痦密布,色转润泽,转危为安;调治一周,渐趋恢复。类此重症,每年平均治疗数十例,由于结合临证,不断复习有关书籍,提高了疗效,也积累了经验。此时回想父亲的教导,有了更深一层的体会。

在这一阶段,我的另一个学习途径,就是向师友请教。因伯父也在上海开业,有时就向他请教。有一次,遇到一个疔疮生于右侧鬓角耳门前的病人,前医诊治未效,日渐加重。我去诊治时,疮头干陷无脓,肿势上至头顶,下至下颌骨,右目因肿胀而紧闭,整个右侧面部坚硬如石,伴有十余处如黄豆大的软点;神志尚清,身热起伏,病程已十余天。前医初用五味消毒饮、化疔内消散加减,最后用犀角地黄汤合解毒大青汤加紫雪丹。思考前医治法均符合"疔疮忌表"的治则,为何未能起效,实属费解,症势垂危,又不便更改前法。于是,我请伯父会诊。伯父诊察之后,认为病起于少阳经,病程十余日,局部如此严重,而未见走黄昏迷之象,说明是风热证,非火毒证,应该解表托毒,方可挽回。即予以荆防败毒散去羌独活、生姜,加皂角、银花。服一剂见脓,二剂脓大出,四围之软点均破皮出脓,肿势消减,身热亦退,经内外调治约月余而愈。通过这次向前辈请教,不仅使我增长了鉴别风热和火毒的见识,而且使我体会到前辈们的宝贵临证经验,往往是在书本中学不到的。

在此期间,我阅读了张锡纯《医学衷中参西录》和陈莲舫《女科秘诀大全》和医案,浏览了现代医学的解剖学和外科学总论,以吸收现代医学有关伤、外科知识。总之,这一阶段的学习都是为了治好病,为了当一名好医生。实践证明,由于结合临证进行多方面的学习,一个个病人终于被治好了。病人的口碑是最有力的宣传。到了抗战胜利时,我的业务已经由每天三四号逐渐增加到每天三十号左右。也可算在十里洋场的上海初步站住了脚跟。

（三）**为提高伤科专业而学**　我在上海独立开业之初是内、外、伤科都看,但因我们施家祖传伤科素有声望,所以我的伤科病人也就逐步增加到每天近百号,无形中我成为一个伤科专业医生了。

此时,我对损伤疾患,大都能进行诊治,并且对其吉凶和预后如何,也都胸有成竹。但是,时代在前进,现代医学在发展,对照个人的中医伤科专业,虽有优点和长处,但也应该承认有一定的局限性。例如对某些骨折的断端对位不佳,或者功能恢复不够理想等等。过去父辈对此总认为"难免",而我却觉得,作为一个专业伤科医生,决不能满足于现状,应该针对存在的缺点和短处,力求改进和提高。

首先我开始了对伤科理论的探讨。回想过去学伤科时,着重了解什么部位是什么病,归什么经,以及背诵《正骨心法》和《伤科补要》中的主要方

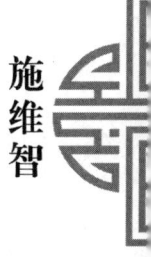

施维智

剂。当时认为理论清楚了，伤科就容易做了，等到经过临诊，自会熟悉的。无可否认，要掌握伤科，必须先弄懂中医基本理论；但是，要做好一个伤科专业医生，单靠弄懂基本理论还不够，有必要深入钻研专业知识。于是，我从《内经》着手，集中阅读了历代大部分医书，包括丛书和方书中有关伤科的论述和方药，使我对伤科的源流以及手法、夹缚、内外药治的起始和发展，有了较系统的认识。同时，我根据临证经验，对伤科用药和内、外科用药进行了对照和揣摩，深感伤科中的骨折起因于伤从外来，卒然身受，其整个病程与内科时病、外科急性病相类似，其中有一个传变的过程。所以对骨折的治疗，理应找出一条可以遵循的分期施治规律。参阅古人有关治则，一般是初期施攻，后期进补，所用方药则见仁见智，各有长处。个人认为，骨折治法在攻与补之间，应有一逐渐转化的阶段。通过进一步思考，我在张介宾《新方八阵》"兼虚者，补而和之；兼滞者，行而和之"的启示下，以攻、和、补三法交替，提出了"闭合性四肢骨折三期分治"的论点如下：

骨折初期：骨折后，经脉必同时受伤，气血离经，凝结成瘀，而为肿痛。治宜活血化瘀、行气止痛为主。

骨折中期：一般骨折后一周到十天，肿势接近退尽，瘀血基本消散；此时骨折断端正在生长和接续，本应补肝肾、养气血，促使断端及早愈合，唯以炉烟虽熄，犹恐灰中有火，骤进滋补，势将滞瘀，继以攻瘀，难免伤正。治宜和营续骨、舒筋通络为主。

骨折后期：断端已初步接续，一般会出现患肢功能恢复迟缓，局部肿胀，或肌肉萎缩，皮温清冷，舌苔淡白，脉多虚软等见证。此乃病久肝肾两虚、气血不足之象。治宜益气养血、温补肝肾、壮筋坚骨为主。

这一论点，于一九五八至一九五九年先后在上海市中医学会主办中医伤科温课班的讲课中和上海市中医学会、中华医学会上海分会分别举办的"骨折的诊断与治疗"学术报告中提出。经过伤科同道实践，一般认为骨折三期分治论点的提出，有助于恰当掌握骨折治疗的进程。

在探讨伤科理论的同时，我吸收现代医学的复位原理和手法，进一步思考如何依据石膏固定的原理以改进中医的某些夹缚方法，并对近关节骨折如科勒骨折、肱骨髁上骨折、髌骨骨折等，进行了重点探讨。我发现，祖传的方法和伤科同道习用的方法，关节功能的恢复一般还可以，但每能形成畸形愈合；而石膏固定虽可减少畸形愈合，而又往往会造成关节强直。

据此,我采长补短,逐步改进了中医的复位手法和夹缚方法。同时,我置备了人体骨骼模型,仔细揣摩全身骨骼的位置、形态和体表标志,又与放射科医师协作,为我诊所的骨折病例做 X 线摄片,以明确诊断和复查。这对弥补中医伤科的不足和提高疗效起了一定的作用。

(四)为继承发扬祖国医学遗产而学 一九五八年,我响应党的号召,结束了个体开业,进入卢湾区中心医院,担任中医科副主任。这一转变,使我感到光荣,感到欣慰,决心以继承发扬祖国医学遗产为己任。其时,我正当壮年,夜以继日,毫无倦意,把学习重点放在进一步发掘整理中医伤科理论方面。

进了医院以后,设备条件齐全了,对骨折病人的处理从以往的手摸心会到运用 X 线下手法复位,大大提高了效果,也逐步发现自己技术上的不足之处。一九六二年春,我院开设了伤科急诊和病房,病种明显增多,重病号也多了。面对这一新的形势,我认识到这是发掘整理中医伤科医学的极好机会,同时又感到自己的知识还不能适应新形势的要求。因此,我除了争取机会参加各项学术交流和阅读杂志发表的每篇报道以充实自己的知识外,先后学习了过邦辅译华生·琼斯的《骨折与关节损伤》、但巴玛的《骨折与脱位处理图解》,刘润田的《骨折与脱位治疗图解》、黄家驷的《外科学各论》的骨折部分,重点就骨折的修复、延迟愈合和不愈合、粘连和关节僵硬、骨化性肌炎和损伤性骨化、骨的无血管性坏死以及各种骨折的整复和固定方法等章节,进行仔细阅读。与此同时,我们还就现代医学骨科临床普遍感到难于解决的问题,运用中医学理论进行重点探讨,并在以下几个课题上逐步提出了一些新看法:

1. 针对现代医学有关血液循环供血少的部位骨折不易生长的理论,根据中医学关于筋骨依靠肝肾精气和气血充养的指导思想,提出掌握时机及早补肝肾、养气血,以促使断端生长接续的治疗原则。经过临床对股骨颈囊内、腕舟骨、足舟骨、胫腓骨下 1/3 等供血不足部位骨折的内治,尽早地采用补法,收到了缩短愈合期的疗效,并曾总结发表了《股骨颈囊内骨折的中医疗法》一文。

2. 有关石膏固定拆除后患肢肿胀的问题,经研究,主要是由于石膏长期固定未用活血化瘀药治疗,加之石膏性寒,以致寒湿夹瘀,凝结不散,而为肿胀。每用散寒活血法进行药治,均收到肿胀加快消退的效果。

施
维
智

173

3. 关于损伤关节面骨折每多后遗创伤性关节炎的问题，我们在《仙授理伤续断秘方》"伤痛久不愈者，风损也"的启示下，主张治疗损伤关节面的骨折，除力求关节面复位平整外，初期必须活血化瘀，使瘀能尽化，后期应补肝肾，养气血，使正气充足，邪不得入，从而避免创伤性关节炎的发生。临床治疗不少此类病例，因及时化瘀、补正，取得显效。而且，实践证明，即使关节面复位不尽平整，如能按期药治，亦能避免后遗症。

粉碎"四人帮"以后，我被任为我院副院长兼中医门诊部主任，并被推选为上海市中医学会伤科学会主任委员。业务上，我着重就脑震荡后遗症和腰腿软组织损伤等课题做了探讨。

脑震荡后遗症，在现代医学看来，认为除予对症治疗外，没有什么特效办法。我针对此症的头晕、头痛、泛恶、嗳气等主要见证，查阅历代文献有关记载，根据瘀血内结、败血归肝、木失条达、克土犯胃、胃失和降、内风上扰等病理机制，采用平肝熄风、理气和胃内服，活血化瘀外治为主的治法，初步治愈了有些罹患多年的重病例，现正继续探索中。

腰腿软组织损伤也是现代医学认为比较棘手的常见慢性病之一。在中医学中，属于腰痛或腰腿痛的范畴。为了摸索出中医治疗本病的规律，我查阅了历代医书、方书中有关腰痛、腰腿痛的记载。因见巢元方《诸病源候论》所载"卒腰痛候""久腰痛候"和"腰脚疼痛候"的立论精辟，颇多启示。归纳巢氏论点，不外本病起于劳伤，导致肾气虚损，应属正虚之证；而肾气既虚，风寒得以乘虚侵袭，可转为正虚邪实之证。据此，我试将本病分为急性发作型（正虚邪实）和缓解型（正虚）两类。前者辨风寒孰甚，风甚者祛风，寒甚者散寒；后者分阴虚、阳虚，阴虚者育阴，阳虚者温肾。两年来已治疗数十例，疗效满意，在进行随访总结中。

结　　语

回顾个人学医数十年的历程，深切体会到：学医和学其他专业一样，一要持之以恒，终其生不稍懈；二要经常看到自己的不足之处，作为奋发学习的动力。我虽年老多病，但仍坚持上述两条，愿以有生之年，不断钻研，在继承和发展中医学术的道路上做出应有的贡献。

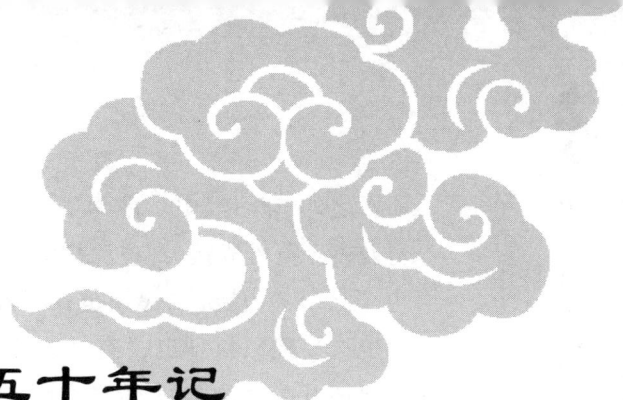

医途回首五十年记

黑龙江省祖国医学研究所　　　高式国

作者简介

高式国(1902～2005),河北宁河人。一九二〇年中学毕业后曾任塾师,同时自学中医。先后师事于吕泰交、蒋鹤青、吴道善等人。毕生穷治医经,对针灸学说亦有较深入的研究,著有《内经补正》《针灸穴名解》等。

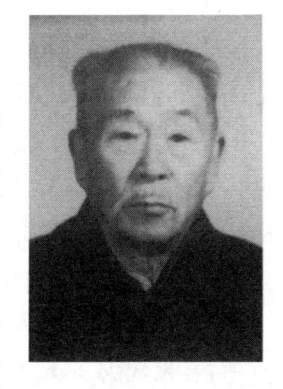

　　我于一九二〇年毕业于依兰道立中学校,因无力升学,居家闲散两年。一九二二年,邻右父老凑集五个儿童,强余教授,非所愿也。时当乱世(军阀混战),人喜言兵,余亦窃读六韬孙吴等书,并重温史地,思以追随时势。转思学此下技,何以致用,即便小成,亦只听人指使助纣殃民而已,遂即中止。次年生徒加多,内有中医之子,其父商余教以医书,余遂先买《本草从新》备课。此为余平生阅读医书之始,亦即望见医途之始。此后常虚心向药店老医请教。药店老医不善讲授,且猜余有意刁难之也。独有老中医吕泰交(字际安,山东昌邑人,清末附生,年六十余岁)视余可教,热心传授。有时携卷来塾,指示要点,唯恐余之中辍也。余喜极,师事之。吕与余互约,午课余就彼,晚课吕就余,以此为常,此为余在中医路上初学迈步也。但未敢依此为业。师弟相处,意气投洽,研医之外,兼习经史。吕师最喜《周易》及《左氏春秋》。快意时则畅谈时势及古今英雄成败,常夜深忘倦。吕不喜谈文,常曰:"文章诗赋,乃小儒事也。"又曰:《诗经》,民情也;《书经》,政治也;《春秋》,司法也;《礼记》,教育也;《易经》,科学也。"有时谈及《内经》。余曰:"文字太深,使人难懂。"吕曰:"凡关理论之书,着重在悟。只要把《内经》的"内"字悟透,则全部经文如同白话。"余问:"古人有云'读书千遍,其义自见',何也?"师曰:"比如修道,多读书而能明道者,渐法也;不读书,而能明道者,顿法也。即朱子所谓'用力之久,豁然贯通'者也。"此后,余常怀念《内经》之"内"字。又常默然自问:"内之,内之,不知内到何处为止?"师曰:"内到无可内为止。"闻言之下,更为茫然。不知所谈者,为医学耶,为道学耶? 师弟相亲,倏忽数载,竟忘年有所加,学有所进也。此无他,学不厌,教不倦也。在此数载期间,计所讲授为《伤寒论》《金匮要略》《瘟疫明辨》《寿世保元》《嵩崖尊生》,于《内经》《难经》则择其大要,他如《医宗金鉴》《中西汇通》《千金》《外台》,陈修园、张景岳以及《沈氏尊生》《世补斋》等等,涉猎而已。同时又有老医吴道善(字得之,山东蓬莱人,年亦六十余)亦常到塾赐教。其人善用经方、简方。常以少药治重病,犹兵家之以少胜众者(如以灯芯炭止血、猬皮炭治寒淋)。常曰:"药必真实、足量,乃能胜病。不然,徒茹苦耳。"其人生性正直,多为病家设想。依人檐下,无以行其志也。又有蒋鹤青先生,曾从事税务,晚年皈依佛教,后半生以施医舍药结大缘法。当其未出家时,余亦得其训诲。其人喜谈气运。蒋、吕相遇则畅谈不倦。三人言行,皆我师也。

一九二八年,邻伯方君,宦游归来,见余教书,以为不可。彼云,教私馆,乃老年儒者之事。青年人日与孔孟相处,将来何以应付社会? 甚至"应对进退"都不合时宜。必须出外做事,练达人情皆学问。此古人所以尚游学也。时吕师在座,深以为然,余亦久蛰思动。窃愧无力资斧耳。吕曰:"人有薄技在身,胜过腰缠十万,况汝学医数载乎?!"余闻言胆壮。

同年七月,余持方伯信,到依兰高等审判分厅投差。荐为司书录士之职。暂寓父执郭莼卿家。此余在中医路上遇歧途也。当时官场,人浮于事,未能即妥,延久! 延久! 使人不耐。郭伯殷殷劝慰,且露有留余行医之意。郭业医,设有药铺,铺中老医王汉臣,宿儒也。喜余知医,要郭强余在该铺应诊。余亦叹仕途多坎,且喜依兰多同学故友。尤愿与王医相处,便于学问,遂留止焉。一九二八年中秋节日起,余从事医疗事矣。此为余走中医道路开步起始。王医,山东莱阳人,年将七十,余师事之,而称之以伯。相处甚得,沾益良多。王曾指其床右书垛曰,将来以此物累汝。余不敢诺,而窃自幸也。王死不久,逢"九一八"之乱。依兰被炸,药铺遭焚,同人逃散,余亦流亡虎林、饶河一带,置身于青山绿水之乡。以医为业,乞食颇不为难。同行四人,亲如一体(内有一初不相识者)。仰余三指,幸得全活。当时山村无医无药,患喉症较多,余以针治之,间用土法。一时生活较为安定。痛定溯思,计遇匪者二次,均赖行医免祸(匪徒惯习,不劫医者)。绝粮者一次,余教以采玉竹根充饥,亦赖知医而得救也。疾病相扶持者二次,一为同行一人伤足踝肿,余告用土和尿敷之,痛减能行。当时同患难人,苦乐与共。孙子所云"同舟共济遇风,其相救也如左右手"。果然哉!当此之时,有家难奔,有国难投者多矣,个中滋味,余则备尝之矣。又忆师云"有薄技在身,胜腰缠十万"之言,今乃验也。此时囊中无钱,不足忧惧;囊中无书,殊感束手。临行仓卒携带者,只《温病条辨》《针灸易学》两书耳。此余走中医道路之厄运也。谚云"有书真富贵""书到用时方恨少""学然后知不足,用然后知困",乃先我经验之谈也。回忆旧书遭损,实为痛惜,每一念及,必牵想到《内经》之"内"字,不知古人如何解释?拟日后详细考参之。两年后出山,同行只有两人,探讯前进,日行数里,不敢冒进,必先有投靠人家,以备盘诘也。一日信宿潘姓农家,黎明未起,忽然思路大开,认为宇宙万类,凡有生灭机能者,俱由幼壮衰老直至死亡消灭,顷刻不停,受阴阳五行、五运六气、司天在泉以及五谷六畜,影响损益消长,而作生长收藏的变化。此种变化力量,含蓄在各个体之中。而《内经》书中所载者,为阴阳五行四时八节。在天则气运寒暑,风雨阴晴,星辰日月。在地则高下旱潦,五谷六畜以及虫鱼菌鼊。在人则脏腑筋骨皮肉营卫血气情志,莫不包括。虽一毫一发之微,亦有相当生机在内也。即便一毫一发脱落死亡,其枯毫枯发亦有其逐渐消灭之变化在其内也。此种变化力量,约而言之,即"性命之道"也。以其无可名象,故强名之曰"内"。或即吕师所告:"内到无可内"之意欤?于是喜而不寐,以为猜破古人之谜矣。忽又疑念顿生,不敢自信,窃虑先圣哲言,岂能如此轻易。思潮起伏,倏忽屡变。迨出山后,偶阅张景岳《类经》,见其名义自注,文中有言:"内者性命之道,经者载道之书。"乃自信所悟者与古人有略同也。因自恨学识短浅,若能早读此书,何致焦思如此之

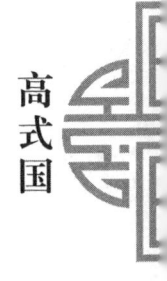

高式国

久。因又思古人有言："思之思之，鬼神告之。"信不诬也。因又反复思之，所谓鬼神者，即吾心本有灵明，自然发动者也。究竟何者为鬼，何者为神？则在自家念头之邪正耳。倘贤师友早期告我，省却多少思虑。然不思不虑，则易得易失。今经此一悟，乃出于自诚之明也。其殆师友玉成于我，行不告之教欤？余经此一悟，如在中医路上夜行，忽得明灯也。此后十数年来，医林浪迹，遇有学不通处，则商之契友，并加以思维，常收由点及片之效。从前游走山村，太感乏书之困。出山后，每到书店必不空回，凡遇爱好之书，宁可买而不读，不肯见而不买。如张寿甫、陆渊雷、恽铁樵、时逸人、秦伯未、承澹庵诸前辈大作，读之如见海天之阔，其维新衍义之处，多由经典化出，其中意味深且长也。

　　解放后，国基大定。中医受到政府关怀，我得参加医卫工作。此余在中医道路如登坦荡之公路矣。当时正值百家争鸣，有拟将中药革新，单煎分贮，然后按方配剂，商余可否？余譬以渍茶，乘热饮之，其味清香，功可透汗；凉而饮之，香味减，功则利尿；隔宿饮之，其色紫，其味苦，功则涌泻矣。一茶之微，尚且如此，安知多数药味，煎后寒热新陈之变，功能或有不同乎？可进一步研究，务要巩固其功能再行酌用。不可徒革表面之新也。此后余改任针灸科主任，又值朝鲜人金凤汉研究经络得出实质，各地都作讨论，余又发异议之言。认为经是经过，络是连络，无法提出有形物质。譬如两山夹成一谷，两岸夹成一川，在人身由两条经筋，夹成一条经络，在解剖上只能提出经筋，此经筋一被提出，则经络同时消失矣。又如房屋墙壁有裂缝，外可入风，内可通气，作用显然。试将此房拆毁，则砖石若干，土木若干，历历可数。而在未拆房以前，有目共睹之墙缝，则提之不出。爱我者急止我曰："别在新生事物上泼冷水。"我曰："我的墙缝子也是新生事物，你也别阻拦我的发展。"相与哄笑。有此辩论，犹余中医路上跄步趋行也。此后余改任整理古典医籍工作。我首先着手《内经》，摘其差误而补正之（于一九六四年印成《内经摘误补正》小册，作内部交流。后又加以补改，拟名《内经补正》）。

　　例如《素问·上古天真论》"被服章"三字于上下文义不属。余意此三字，可移于"适嗜欲……"之前。读为"被服章，适嗜欲……"盖谓圣人以教化治世，遵服章之制，在朝不矜冠绅，在野不妆异服，混世合俗，便于教化也。如孔子为鲁司寇，老子为周柱下史，庄子为宋漆园吏，均不辞小官，志在行道也。

《素问·四气调神大论》"恶气不发","发"字或是"藏"字之误。若果恶气不发,则为郁结之痼,何贼风暴雨之有。今既贼风数至,暴雨数起,皆是恶气发泄之象也。前文言天道以藏德为务,"天明则日月不明",是天失其藏德之职,而泄其自然之明,则日月之光为其所夺,有明不显(譬如白昼点灯,光焰不显其亮)。今既天道失职,则邪气侵害空窍;空窍受侵,则邪气无所归藏;邪气不藏,则不得缓其冲进之势。犹如四时失律,则春不生夏何以长,秋不收则冬无可藏也。节节相因,总不外阴阳气化进行其生长收藏之道耳。今既生者不生,藏者不藏,故贼风因之数至,暴雨因之数起,俱因恶气不藏之所致也。原文下文自作解曰,此"天地四时不相保,与道俱失"也。故余疑"发"字为"藏"字之误。或"不"字为"大"字之误。

《素问·生气通天论》"因于寒,欲如运枢,起居如惊,神气乃浮"段内:"欲如运枢",烦也;"起居如惊",躁也;"神气乃浮",不安也。犹云病者内烦外躁,坐立不宁,神气因之浮越而不安也。如此症状,略合《至真要大论》"诸躁狂越,皆属于火"之义。可于"欲如运枢,起居如惊,神气乃浮"三句之上加"因于火"三字。寒静而火动也。原文"因于寒"三字,可在"体若燔炭,汗出而散"之上。正合伤寒初起之麻黄汤证。本篇零乱失序者尚多,有待专文候教。

《素问·金匮真言论》"故冬不按蹻"节内"春不病颈项",以四季月份揆之,应作"仲春不病颈项"。"殰泄而汗出也"一句,新校正云,上文疑剩。余意"殰泄"乃夏秋间常见之病,应在"长夏不病洞泄寒中"之下。两句联合,断句为"长夏不病洞泄寒中殰泄,而汗出也"(凡长夏有汗者,多不病泄)。

《素问·阴阳别论篇》:"鼓一阳曰钩,鼓一阴曰毛,鼓阳盛极曰弦,鼓阳盛至而绝曰石。"张志聪谓"钩"应作"弦","弦"应作"钩"。盖谓肝(弦)心(钩)肺(毛)肾(石)四经之脉以应春夏秋冬四时也。按一阳为阳之初生,其脉端直以长,长应春阳之象,故鼓一阳应曰"弦"。迨阳盛至极,其脉当有汹涛回卷之势,故鼓阳盛至极,应曰"钩"。宜从张氏改正之。但"鼓阳盛至而绝曰石"句中之"阳"字当是"阴"字之误。按全文大意,鼓一阳者,春脉也,故曰"弦"。鼓阳盛至极者,夏脉也,故曰"钩"。鼓一阴者,秋脉也,故曰"毛"。故冬脉之至,应作"鼓阴至而绝曰石"也。若果鼓阳至而绝,则成浮数而散之象,何得曰"石"?张氏徒见"弦""钩"之误,未审鼓阳至而绝之"阳"字为亦误,亦挂万漏一也。"阴阳结斜","斜"应作"邪"。或古

高式国

179

"斜、邪"通用欤?"三阳结谓之隔","隔"应作"水"。"三阴结谓之水","水"应作"隔"。所以然者,三阳为太阳,手太阳小肠,足太阳膀胱,小肠外围为水,膀胱内容为水,两太阳结邪,乃为水病。故三阳结,应作"水"。三阴为太阴,手太阴肺,足太阴脾。肺结邪,则气失运而不利;脾结邪,则胃失助而不消。气不利,食不消,非隔而何? 故三阴结应作"隔"。本篇末句"不过十日死"句下,新校正云:"详此阙一阳搏。"玩味本节全文大意:"三阴俱搏,二十日夜半死。二阴俱搏,十三日夕时死。一阴俱搏,十日死。""三阳俱搏……三日死。三阴三阳俱搏……五日死。二阳俱搏其病温,死不治。"由此观之,阴脉俱搏死期缓,阳脉俱搏死期速。新校正云阙一阳搏。余意"不过十日死"句上,正可补"一阳俱搏"一句。按一阳为少阳,少阳居半表半里,处于阴阳之间,若一阳俱搏,则死期亦应在阴阳俱死期之间,即五日十日之间也。二数折合,得七日半。正符"不过十日死"之数。又句中"不过"二字,非含糊词,乃肯定语。盖谓不得过十日而死也。

《灵枢·九针十二原》"写曰,必持内之","写曰"之下应补"迎之,迎之意"五字。乃与下节"补曰随之,随之意"相应。"审视血脉者","者"字衍,宜删之。"必在悬阳",应作"心在悬阳"。"及与两卫"之"卫"字,《甲乙经》作"衡",未洽。古说"眉目之间曰衡"(蔡邕《释诲》有"扬衡含笑"之句)。余意本节文意,重在审视血脉。考面部之荣于血者,无过于颧。而两眉两目之间,于血关系不大。若以"衡"字作印堂解,又不应有"两"。因疑原文"卫"字,或是"颧、颊、烦"等字之误。提出浅见,以供参考。"血脉者在腧横居,视之独澄,切之独坚"十五字,似应在前文"刺之无殆"之下。"五藏有六府,六府有十二原"句中"有六府"三字衍,可删之。读为"五藏六府有十二原",乃易讲通。

《灵枢·经脉第十》"手太阴之别,名曰列缺"。以下全文,应是《经别第十一》文字。应将下篇篇目"经别第十一"五字,移于"手太阴之别,名曰列缺"之前。否则,张冠李戴矣。余于《灵》《素》两书择出疑误之点,约一千余项。有待缮清敬烦同道指正。

余在主任针灸科室期间,曾解释经穴命名意义。以任督二脉为人身阴阳经络两大纲领。比之乾坤两卦,其他太、少、明、厥,阴阳各六,则犹震、巽、坎、离、艮、兑六子也。即《奇经考》所云"督脉为阳脉之总纲"之意也。故余拟以督脉为十四经之首。又以"长强"穴为督脉各穴之首,亦即十四经所有诸穴之首。

推究经穴起源，当由养生静坐，体会经络动静之妙，有所心得，而志其位置；察其流、注、敛、散，而识其性能。二者之义，俱由自觉而得。或喻之以物象，或证之事功，取两三文字之义，标示体用性能，而定其名称。若云必表而出之，虽圣人有所不能。

释"长强"。循环无端之谓长，健行不息之谓强。不然行程万里，终有尽时；力扛千钧，终有倦时。总归有限，何长、强之有？关尹子云："营、卫之行，无顷刻止。"即指周身血气行动，统而言之也。吾人经常处此长、强之中，又经常行此长、强之事，须臾不离，人尽可知，而不暇自觉。唯养生家从而加以体会，得出无边妙用，而创成经穴学说。问何以证其然也？曰以其功用能促进循环，资助健运也。

释"腰俞"。"俞"为"腧"之简。"腧"为"输"之变。以字义推之，"俞"即"输"也。名"腰俞"者，以其为全腰之枢也。中医病理，腰有病多求之肾，俗呼内肾为腰子。故本穴又名"腰户"。则其应证可想知矣。

释"阳关"。督脉为阳，又旁傍足太阳之脉，本穴横平足太阳经之"大肠俞"。为督脉与足太阳经交通之隘道，故名"阳关"。灸本穴觉火气直入腹中，分布内脏，可证本穴有如关隘之用也。又如大肠有燥粪，则热及于脑，而现诸躁狂越之证，病名脏躁。此乃大肠郁热之气，由"大肠俞"传之"阳关"。又复循督上脑也。不然，大肠为贮粪之器，于脑何关？在治疗上取此穴以治此症，是明证也。

释"任脉"。滑伯仁曰："任之为言妊也。行腹部中行，为妇人生养之本。"又言："人身之有任督，犹天地之有子午也……分之于以见阴阳之不杂。合之于以见浑沦之无间，一而二，二而一也。"（见《十四经发挥》）余补充此意：任者，任重而道远之意也。人在爬行时，任脉在下，担负全身，故名之曰"任"。

释"会阴"。任脉属阴，与冲脉俱起胞中，而任脉居于腹部之中。任脉两旁为足少阴经。冲脉循足少阴经上行。任冲肾俱属阴脉。故曰任脉总摄全身之阴，而名其首穴为"会阴"，犹云诸阴经之总会也。

释"关元"。唐容川谓本穴为"元阴、元阳交关之所，即先天之气海"也。为养生吐纳吸气凝神之处，即老子所谓"玄之又玄，众妙之门"也。古"玄、元"通用，颠倒读之，即为"玄关"，古人多于此等名词守秘。故，

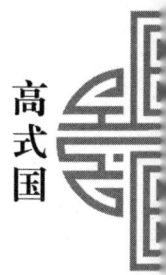

高式国

故意颠倒其词，隐"玄关"而称"关元"。后之学者体会"元"字之义，想其为用当在"乾元、坤元"也。研讨本穴，可与"命门、气海、白环"等穴汇参之。

释"紫宫"。洛书："离为九紫"。在人身属心，紫为阳极之色，物极则反，而现胜己者之化。故紫较赤为黯，黯近于黑，黑属水，水克火，故曰胜己。宫为尊长之居（心为君主之官），故曰"紫宫"，穴在"华盖"穴之下。《黄庭经》华盖注："华盖之下多清凉……引动肾气，上布'紫宫'。盖以其两旁为肾水之经也。"看来人身阴阳，天生相济，十四经穴，同此一义。针灸推捏，亦即助使相济耳。余自愧才乏，此志不逮。谨将穴名，草创初解，提出数个，请同道晒噱，权作谈心笑具耳。其中师心自是不洽实际之处，诸希高明删正之。

余又常窃默，我年八旬尚能走中医道路，不禁自笑，喜顽躯尚健，未知老之已至矣。又常有所忧，虑老不知途，恐累友朋提拽也。只好尽我寸心，竭我绵力。

偶忆两事，附记如下：

（一）余在学医时，蒋鹤青先生自峨嵋还，叹说蜀道之难，外人行之，无时不戒慎恐惧也 吕师曰："行医道之难，甚于行蜀道。戒慎恐惧之外，并当代病家忧患。"二人大笑。余则惕然有感，以为将来置身忧患恐惧中也。富贵玩乐，与我绝缘矣。五十年来头脑中多是病人苦况，眼中手中俱是书本子、笔杆子。人以为自苦乃尔，自以为责无旁贷也。古诗有云："其人或有相思病，笑时偏少默时多。"可谓为我写照。大约同道前辈同学同志有甚于我者。

（二）亡友王哲言：其师高学良（辽宁人）往诊归来，额稜肿破 弟子问之，曰："碰电线杆子上。"生曰："师老矣，行路要小心，再出门须人侍从。"师曰："心不在焉，视而不见也。"问："师又想何书？"曰："为重病谋治法耳。"问："何病？"曰："血崩。""用何药？"曰："四两红花。"当时忙为敷药，不即下问。迄今多年未解此义。虽有通因通用之法，何至红花四两之多？余曰："或此药别有制法也。"王急曰："勿多言，你我演'火攻计'。一试所猜同否？"因背坐各写所拟。余在凝思，王曰："我得之矣。"余仅写出"童便炒"三字，转身见王写"用童便炒黑，研细分多次服"十一字。王曰："多年疑团，一旦而解，启余者商也，值得痛饮。"余曰："未知令先师同此意否？"

王曰："靡错。待将来问之地下也。"同大笑。饭后出门,王又戏曰:"小心电线杆子。"余曰:"我还不到程度。"又复大笑。此事微不足道,犹中医路上一段美景也。今日思及,尚觉高兴。笔下有感,顺写七言两句:"同是中医路上人,谈心何必曾相识。"摹古人意也。

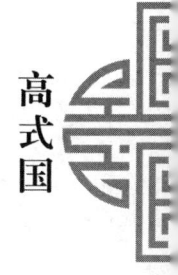

高式国

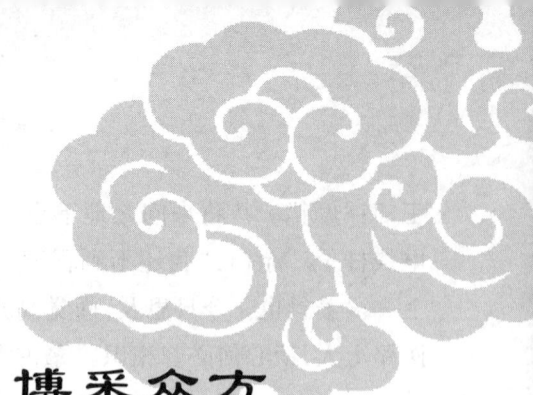

勤求古训　博采众方

——探索肿瘤的治疗

上海中医学院教授　　　钱伯文

作者简介

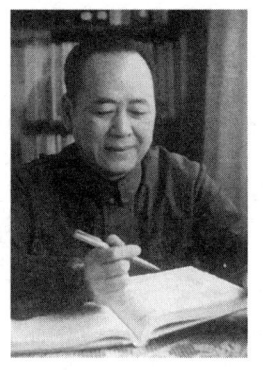

钱伯文(1917~)，江苏无锡人。有四十余年的临床实践，曾任上海中医研究所肿瘤研究室主任。对于肿瘤的治疗，主张从调整整体着手，充分发挥正气的抗癌作用。通过长期实践，初步总结了肿瘤的辨证施治规律，用于临床行之有效。主要论著有《研究祖国医学，探索治癌规律》《肿瘤的辨证施治》《扶正祛邪相结合治疗癌症》《钱伯文医案》等，其中《肿瘤的辨证施治》一书尤受欢迎。

我家世居无锡北门外，父亲务农兼营小船运输，一家人省吃俭用坚持让我念完了中学。

我在十七岁那年，生了一场伤寒，开始只当是伤风感冒没在意。后来高热不退，神识矇眬，母亲只有祈求菩萨。直等父亲回家，才请来了一位老中医，吃了两个多月的汤药，病始康复。这使我树立了学习医学的决心，并得到了父亲的支持。于是，我在十九岁那年考进了上海新中国医学院，踏上了学医的征途。

求学和行医

新中国医学院的院址在王家沙一幢大楼里，设备和条件都非常简陋，学生也不太多，但是师生间情况比较了解。老师一面教理论，一面带临床实习，集体上课，分别带教，理论与实践结合得较紧，学生接触临床的时间较长，积累的病种也就多了。因为每位老师都有一个诊所，我们可以从专长不同的老师那里，学习到各种不同流派的学术经验。在临床实习时，我有意跟从了三位不同风格的老师：朱南山（后因年迈力衰，改由其子鹤皋带教）、徐小圃以及章次公。

朱南山老师（1872～1938），是新中国医学院的创建人。善用伤寒方治病，而且运用得精确，晚年以擅长妇科著称，在治疗上是从调节脏腑气机功能着手的，注重调气血、疏肝气、健脾气、补肾气。我在他老人家那里学到了如何"师古而化"，拿现代的话来说就是"古为今用"。

徐小圃老师（1887～1961），是上海著名的儿科老中医。他在治病中注重阳气对人体的意义，认为小儿肉脆、血少、气弱，属于"稚阴稚阳"之体，而决非世俗所谓"纯阳之体"。他推崇"圣人则扶阳抑阴"之论，主张治小儿须处处顾及阳气。他在治疗上偏重于用温阳药，其中尤其附子经常应用，量也比较大，一般都在三钱以上。通过向徐老师学习，使我体会到阳气在人体的重要性，以后我在治疗中也很注意保护人体的阳气，重视运用扶正祛邪的法则以及注重调整脾肾功能。这些，都是在那时候得到了启发。

章次公老师（1903～1959），是新中国医学院教师，解放后去北京任中央卫生部中医顾问。他也是对我影响较大的老师之一。我经常到他的诊所去实习，他诊金收得很低，来就诊的以劳苦大众为多，且多重症，经他治疗往往效果较好。这主要由于他学识渊博，并能参合现代医学的理论。他倡导"双重诊断，一种治疗"的诊治方法，在他写的脉案上，常可见"……此神经衰弱之失眠，用药强壮神经之功能"或"平素有习惯性便秘……肠之蠕动陷于麻痹状态，予千金温脾饮"等等，可见他在中西医结合方面是先行者。他用药简练，主次分明，击中要害，尤其无门户之见，不论经方、时方，甚至疗效较好的单方都能应用。他常说："各家学说，互有短长。治学者，不应厚此薄彼，而须取长补短。"这实是经验之谈。他还善于应用虫类药，

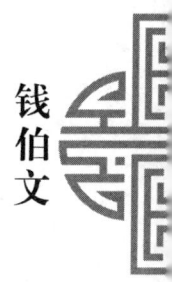

钱伯文

这对我以后治疗肿瘤时运用虫类药也有一定的影响。

通过四年的学习之后，我正式开始行医。当时在一家药店里坐堂，起先业务并不好。我在空余时间，利用药店的有利条件，对中药进行实物考察，比较药物的外形，尝试药物的性味以及研究加工炮制，把书本上学到的知识在实践中对对号，这对于治病是很有帮助的。以后随着时间的推移，业务渐渐地忙起来了。那时候就诊的患者中，有一定数量是肝硬化腹水，按鼓胀给予治疗。由于都是长期患病，所以体质较差，用逐水药受不了，用补药又恐留滞水湿之邪，所以就开始探索用扶正祛邪的方法来进行治疗。

在解放前的岁月里，我在学术上的进步是很缓慢的，只有迎来了解放和参加了中国共产党后，我的学术水平才有了真正的提高。

研究肿瘤的决心

一九五八年，领导上派我参加全国第一次肿瘤会议，听了首长和到会代表的发言，深感攻克肿瘤的重要性和迫切性，使我感到重任在肩，义不容辞。于是，从一九五九年开始，在我院附属医院开设了第一个用中医中药治疗肿瘤的专科门诊。那时前来诊治的病人很多，有本地的，也有外地专程来上海的。在与这些病人的广泛接触中，我不仅体验到肿瘤患者的痛苦，也看到了一个人患癌肿，往往一家人都得不到安宁的悲痛情景。作为一个医学工作者，怎能不闻不问，袖手旁观呢?！有一次我遇到一个四十多岁的肿瘤患者，剧烈头痛，呕吐频繁，瞳孔不对等(左侧大于右侧)，舌尖歪斜，经神经科检查，确诊为脑干病变(脑干肿瘤)。这个病目前在世界上还是个难题，手术及放疗均有危险。怎么办呢? 难道能看着病人被活活地折磨死吗? 当然不能。我连夜查阅了有关资料，细致地分析了患者的病情，经过三个多月的治疗，呕吐渐渐停止，头痛也明显好转，这样接连治疗两年多，患者已恢复了工作。这一病例，使我增加了用中医中药治疗肿瘤的信心。

由于肿瘤是一种危害人类健康和生命的常见病，且至今缺乏特效的治疗方法，成千上万的病人在期待着我们能够早日探索出一个防治肿瘤的规律。

中医学对于肿瘤的防治已有悠久的历史，并有其独特的理论和方法，在历代的文献中，都有关于这方面的记载和描述，只是名称不同而已。如《内经》中所述的"肠覃""石瘕"以及《难经》中的"积聚"隋代《诸病源候论》中的"癥瘕""石痈"等等,有些就是属于胃肠、子宫、肝、胰等肿瘤。宋代东轩居士所著的《卫济宝书》中,就使用了"癌"字,并对癌作了朴素的描述。还有汉、唐医学家所论述的"噎膈""反胃",很像现代的食管癌和胃癌;"茧唇"和"舌菌"则很像现代所说的"唇癌"和"舌癌"。由此可见,肿瘤并非近世才为人们所认识,发掘中医学在防治肿瘤方面的经验,对医治肿瘤和筛选抗癌中草药,均可提供一些线索。

可是正当想进一步搞好肿瘤研究工作的时候,十年浩劫开始了,我也受到了冲击。但我仍怀着攻克肿瘤的信念,一面被批斗,一面仍然考虑着攻克肿瘤的设计方案。在安徽干校劳动时,晚上躲在帐子里,或查阅资料,寻找有关的抗癌药物,或书写笔记,记录自己在白天所考虑的设想,探索治癌的规律。粉碎了"四人帮"之后,我才又有了安定的环境,继续从事肿瘤防治工作的研究。

临 证 心 得

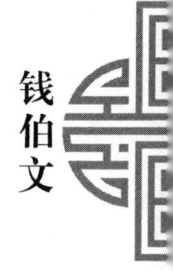

近来,趁养病休息之时,把多年来治疗肿瘤的一些体会写出来,供同志们参考。

(一)对肿瘤病因病机的探讨和认识 肿瘤的病因,不外乎外因和内因两个方面:外因是由于毒邪(致癌因素)的侵入,蕴聚于脏腑经络;内因是正气不足,情志抑郁,阴阳长期失调(体内某些化学元素失去相对的平衡),气血运行失常(免疫功能降低),致气滞血瘀,痰湿凝聚,郁结壅塞,而逐渐形成为肿物。

中医学非常重视内因的作用。如《内经》中说:"邪气居其间,久而内着。"《医宗必读·积聚篇》中说:"积之成者,正气不足,而后邪气居之。"《外证医汇编》中说:"正气虚则成岩。"其中所说的积就是积块肿物,说明正气虚弱(自身免疫功能低)邪气(致癌因素)侵入,导致机体某一局部组织的破坏或增生,渐渐形成肿物——肿瘤。

(二)扶正与祛邪的辨证运用 肿瘤是一种全身性疾病的局部表现,与整体有着极其密切的关系。因此,对肿瘤的治疗,必须注意辨别阴阳气血的盛衰和脏腑经络的虚实以及邪正双方力量的对比,权衡扶正与祛邪的轻重缓急。不能片面地强调用有毒的峻烈攻逐的药物,企图一下子消除肿瘤,因为那样势必损伤正气,影响人体的抗病能力。反之,如果片面地强调扶正,不用攻逐,那就会姑息养奸。因此,在治疗中既要扶助正气,增强患者自身的抗病能力,又要祛除病邪,使癌肿在体内逐渐缩小和消失。一般地讲,癌肿病人在正虚为主的时候,治法应以扶正为主,辅以祛邪;反之,在正气不很虚弱时,则应以祛邪为主,辅以扶正。

有一患结肠癌的病人,手术后不到半年复发,右下腹有一坚硬肿块似鸡蛋大,经常腹痛,便溏,胃纳很差,形体消瘦,面色㿠白,舌苔薄白,质淡,脉象细而无力,两尺尤虚。由于患者已不适宜二次手术,所以采用中药治疗。分析证候属脾肾亏损,气虚血衰,气滞血瘀等。哪一方面为主呢?从脉证偏于正虚,初步认为上述证候是由于脾肾阳虚所致,治宜温补脾肾、益气助阳(党参、白术、黄芪、附块、肉桂、补骨脂、仙灵脾、锁阳等),同时适当加用一些理气活血、祛除病邪的药物(八月札、枸橘、木香、丹参、当归等)。经过一段时间,病人症状有所减轻,体力也有所增加,但肿块未见缩小。于是根据患者的体质情况,调整治疗方案,侧重于攻,以理气、活血、消肿的药物(香附、木香、枳壳、枸橘、归尾、赤芍、三棱、乳香、没药、白花蛇舌草、天龙丸等)为主,由积极的防御,转为积极的进攻。在积极进攻、祛除病邪的同时,再适当地加用一些益气补肾的药物(党参、黄芪、熟地、仙灵脾、桑寄生等),攻补兼施,这样就可避免攻伐太过而损伤正气。运用这个方案经过三个多月治疗,肿块慢慢缩小;再经过一年多时间的治疗,渐至肿块消失,恢复工作。

(三)调整脾肾功能的重要性　中医学认为,人体复杂的生命活动是与脏腑密切相关的,无论消化、循环、视听等活动,都是脏腑功能活动的表现。同时,脏腑功能活动决不是各不相关孤立地进行的,而是相互制约、相互依存的,其中脾、肾的功能在中医学体系中处于十分重要的地位。李东垣说:"内伤脾胃,百病由生。"强调"治脾胃即所以安五脏"。健脾法不仅适用于脾胃虚弱,改善营养障碍;而且还适用于心、肝、肾的虚衰病症。补后天之本,充实气血生化之源,以扶助人体的正气和增强卫外功能。在动物实验中,也证明了应用健脾益气药物,有刺激网状内皮系统吞噬活性的作用,可以增强人体的免疫功能。

肾的作用较为复杂,人体的生长、发育、衰老,都与肾气的盛衰有关。结合现代临床来看,肾是一个复杂的功能单位,它的内容涉及生殖、泌尿、内分泌以及神经系统等。古人认为五脏六腑之阴都由肾阴来供有,五脏六腑之阳都由肾阳来温养。肾在病机上涉及的范围也较广，往往各脏患病日久都会影响到肾，所谓"久病及肾"。由此可见，肾是人体各脏器的调节中心，所以前人在治疗上以肾立论的也很多，如《景岳全书》《医贯》等文献中，都有详细的记载。从现代的研究来看，补肾法可提高机体的免疫力，改善机体免疫状态，而且能调节体内免疫功能的相对稳定。任何疾病对全身都有一定影响。全身机能好转，可促使局部病变加快恢复；而局部病变的恢复，反过来也影响到全身状态的好转。我在治疗肿瘤时，应用补肾为主的中药，不仅使虚象减轻，症状改善，而且对放疗、化疗病人的恢复有一定的作用。

总之，调整脾肾功能在治疗上有很重要的现实意义。如有一例食管癌的患者：高年体虚，吞咽困难(仅能吃半流质)，胸前区及背部闷胀隐痛，咳嗽不爽，痰多黏腻，大便干燥，苔腻舌质偏红，脉弦细而滑。曾用5-氟脲嘧啶，因恶心呕吐等不良反应剧烈而停止化疗，要求服中药。辨证分析以痰气凝滞为主，并根据"食入即出是无水也，无水者，壮水之主"的理论，确定了"健脾化痰、理气散结、佐以滋阴补肾"的治则。在使用复方(青皮、枸橘、杏仁、橘叶、木香、槟榔、桃仁、石见穿、石打穿、象牙屑、山豆根、生地、茯苓、生熟苡仁等)加减出入的同时，加用六味地黄丸、移山参片等，连续服药一年左右，吞咽困难基本消失，两年后完全康复。服药期间，X线摄片复查逐渐好转；最后一次摄片，食管已无异常。在这个病案的治疗中，由于患者脾虚生湿，湿能生痰，痰气凝滞而为肿块，又加高年肾气不足，肾阴亏损，因此，治疗上采用标本兼顾的方法，一面化痰、理气、散结以祛邪，一面调整脾肾功能以扶正，所以获得了比较满意的效果。

(四)药物的配伍和剂量 中医中药治疗肿瘤不良反应小，改善症状比较明显，疗效取得后比较持久和稳定。其中有一些中草药对癌细胞有一定的抑制作用；有部分中草药虽然本身对癌细胞无直接抑制作用，但它能帮助抗癌药物透达病所或促进药物的吸收；有的中草药通过扶助正气，提高机体的免疫功能等环节，同样能起到治疗肿瘤的作用。

在选用药物时要注意配伍。从中药的发展史来看，先由单味药逐渐发展到几种药配合应用，再进一步组成方剂，这样可发挥药物的协同作用，而更好地取得预期的疗效。有些药物相互配合后，可以减少原有药物的毒性，如治疗肿瘤时常用的马钱子有毒，配甘草可以减轻毒性。可是有些药物的配合如甘草与芫花、人参与五灵脂、乌头与贝母等，不仅会使作用减

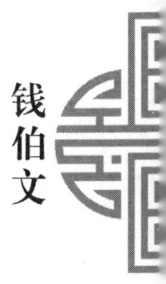

钱伯文

弱,甚至还会发生不良反应。因此,在临床用药上应尽可能取其相须、相使,避其相恶、相反,这样才能取得比较满意的效果。

在掌握配伍知识的同时,还要注意药物的用量大小,只有这样才能真正发挥药物的作用。在临床用药时,若应大而小,就要贻误病情;如应小而大,就会克伐正气。我在刚当医生时,也有急于求成的情况,喜用大剂量,其结果往往是欲速不达,引起了相反的作用。现在临床上有些药物虽是常用的,但用量也不能太大,如龙葵超过一两并长期应用,就会降低白细胞,莪术大剂量长期应用会对肝功能有影响。即使常用的桔梗和山豆根,如剂量掌握不妥,也会产生不良反应。有一次,治疗一声带肿瘤患者,用药后病情进步不大。当时一位青年医生想使药物迅速发挥作用,就把处方中桔梗增加到四钱,山豆根增加到六钱。结果服药后即出现恶心呕吐、胃纳呆滞等不良反应。后来把剂量调整下来,病人才得以重新接受治疗。

(五)辨证与辨病相结合的应用　辨证与辨病相结合,在辨证的基础上适当地加一些对肿瘤细胞有抑制作用的药物(如喜树、山豆根、肿节风、天南星等),效果更好一些。例如一例胃癌患者,根据辨证属于胃阳虚及忧郁痰阻所致。按辨证用药,症状虽有减轻,但效果不明显。后来我们在辨证基础上加了石见穿、石打穿、守宫等之后,症状就有显著好转,后经X线钡餐胃肠摄片检查,病灶亦有缩小。

(六)取得病人的信任和支持　要取得疗效,一方面要有扎实的理论基础和丰富的临床经验,另一方面还要取得病人的信任和支持。我们在治疗中,不可能都是一次辨证就正确的,有时需要反复辨证才能找到规律,这样就需要有一个过程。只有病人和医者密切配合,才可使治疗方案顺利进行,且可以获得详细的第一手资料。在平时常遇到一些病员,把自己以往治疗中,吃过哪些药,用过哪些治疗方法而没有见效的情况,或吃了哪种药引起了怎样的不良反应,原原本本地告诉我们。这些反面经验,往往书本上没有详载。只有取得病人的信任和支持,才能在辨证论治中少走弯路,不断提高医疗水平。

(张存义整理)

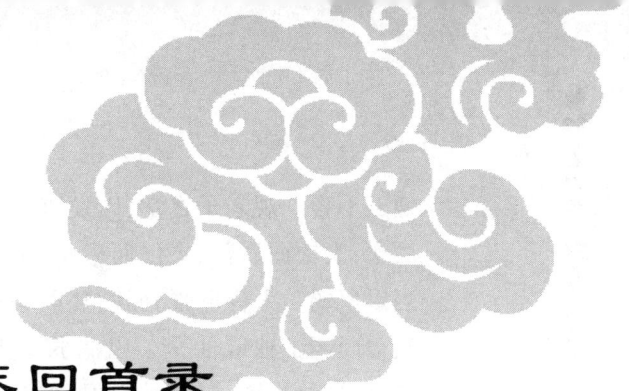

习医、临床回首录

黑龙江中医学院教授　　韩百灵

作者简介

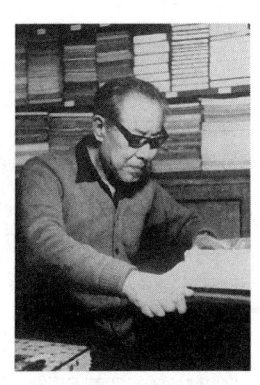

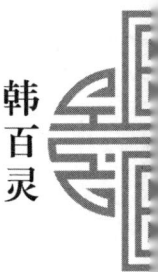

韩百灵（1909～2010），辽宁台安人。一九二五年始随兄韩秀实习医，一九三〇年始行医于哈尔滨。从事中医临床和教学工作迄今已五十余年，擅长妇科，著有《百灵妇科》《中医妇科学》等。历任黑龙江省政协委员，中华全国中医学会理事，中华全国中医学会黑龙江分会副理事长，黑龙江中医学院妇科主任，黑龙江省卫生局中医考试委员等职。

　　余少年课读五经而识文字，视《诗经》为最古之文学，知古有采诗之官，王者所以观风俗、知得失焉。《尚书》为中国最古之史料，古代帝王之规模事业，无不备义。然昔日国乱民伤，一味专治《尚书》不足医国救民，诚可叹然。又读《易经》而消遣。悟易起于八卦，八卦为文字之始，伏羲初画八卦，设刚柔二画，象阴阳二气，布以三位，象天、地、人三才也。立天之道曰阴曰阳，立地之道曰柔曰刚，立人之道曰仁曰义。又尝读《礼》。礼经者，《周礼》《仪礼》《礼记》也。《周礼》为言国家政制之书，其实与《仪礼》《礼记》之所谓"礼"者不同。考其作者，最为纷纭，欲细考之，华年流水，总无成绩。攻读《春秋》之传，以富其学。偏嗜庄老之书，尤偏《道德经》，习诵五千言。观老子之学,以发道之高与德之大,主先道德而后仁义,失道而后德,失德而后仁,失仁而后义,失义而后礼。全书治国主于无为,求胜致当以卑弱。人皆取强,而聃独取弱;人皆取其实,而老子独取其虚;人皆求其福而老子独取曲全。以濡弱谦下为表,以空虚不毁万物为实。所谓道者,以自然为体,以刚柔为用,主无为而治,无为而无不为也。庄子之学,出于老子而后以纵横家言。老子提要勾玄,庄子寓言用譬。先秦诸子中善言明理首推老子之学,而亦不足以医国救民。于是弃儒就医,随父兄攻读《灵枢》《素问》《难经》凡十载,明天地人纪,而有专泥医论之弊。又读有方之书,私淑仲景《伤寒》《金匮》明医学之主体,医理方剂之渊薮。继则博览诸家之论,而独偏重妇科。凡《妇人大全良方》《傅青主女科》《济阴纲目》《经效产宝》《女科经纶》《医宗金鉴·妇科心法》等五十余种,尽其博览,而力求专精。年二十岁悬壶问世,凡临床五十年,鬓发斑白,回首来踪,学问未穷。应邀而书治学之道,略陈于次。

〜 学贵于勤　而殆于惰 〜

举国上下五千年历史,文化遗产典籍浩瀚,诸籍皆览,恐不实际。高以下为基。必读之书,实不可不读,须知之事又不可不知。识文字谓之小学,不读小学焉知文字。刘歆《七略》把小学置于《六艺略》不可不知。然读书识字,是"以下为基"。积土木石玉,以成大厦。欲之成,必须放宽,而立于专,识之以胆。习医以为用者,无不皆然。是博学于文,而专精于医。但自一身以至天下国家,皆学之事,平生难尽,必专精于一艺而有补于斯民。读医书必先抓主体而后枝叶。应诵之书,必加强记忆而后成巧。《伤寒杂病论》以下,又当重点攻读熟诵,此之谓专精。但专精于细,必细审玩味各家之言,归纳其条理,而得其独到。欲得其独到,在于悃愊无华,坚毅不拔之治学,作持久之劳。余习医每勤于笔,提要勾玄而摘抄,积成日久而自得其独善。二曰勤访名师,常不避严寒酷暑而长途访问医长者,结识良师,增长见闻,再验于书而试之临床,积其数年,自得其径而识其妙。三曰,光阴如逝水东流,去而不返,如无为流失,实不可弥补,留得终生遗憾。欲得其妙,必有三背之功,即枕上背诵、途中背诵、厕里背诵,不使光阴虚度,才能略有所得。四曰,广识医友,取其所长,补己不足,积之录得,验于临床。读古人之书,则勤而有所得,惰而有所失。凡欲一事之成,必勤求而无惰也。

学贵于专精　放眼须宽阔

医学谓专门之学,有谓不负众望之医家,亦非诸种病症皆可临诊取效,普救斯民于不殆。实亦有负众望,然可少负众望而已。于专门之学科而必有所专。但学科可谓其博,凡内、外、妇、儿、疮疡、正骨等学科各有专术。博通各科之学术,故谓之博,而后方可专精于一科,而善其一病,即谓之专家。故学习者,始不可偏,必须放眼于宽,抓主体之学术。如《内经》《伤寒》《金匮》要通读之,不可寻章摘句,以玄其学。须全面领悟,心有灵犀,可避局隘、破碎。守一隅之说教,知杂症而不晓六经,知医理而不知脉法,知古言而不知今说,知一家而不知百家之论,通河间而不晓丹溪,专泥东垣之论而不知从正之学,所谓学识破碎者也。守一世之说,宗一家之言,遵一派之偏,难以贯通整体而窥其全豹,虽攻读数载而有所得者鲜。若专精基于博览,博览必识主体之学,临证有所宗而有所舍,而后必有独识而独得,必由博而返约。是学贵于专精,而放眼于宽,方不致一叶障目,两豆塞耳,泰山不见,雷霆不闻,是为聋瞀,必无所为。

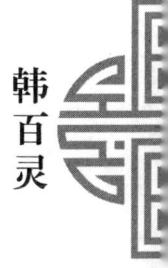

韩
百
灵

日有所得　月有所积

学术积年,而临诊之际,必日有所得,有所得者,必信笔而录之;月有所积者,而纂其条理,是谓笔记,乃心得之类也。如直觉浮现,必立地而书之,否则流失,更难复得,惜之奈何? 是有所积而有所现,有所累积而成条理。每临诊之际,凡《仪病式》中言,必遵其式而为之法,详为记述,是以成案,附之以方,是为医之方案,犹刑名家之例案也。观医之为道,自《灵枢》《素问》,迄仲景以下,唐宋元明诸家,著述甚多,理法可谓灿然,其临床体验各有其异:同一病人,随人而异治,同一病人,随时而异治,从案例而索之矣。历代之论述,后人总结而为律,如刑名家执律以绳人罪,轻重出入,必有案例为凭。后人立医案,萃而聚之,精而释之,吾尝如此数十年,充医事得失之林,辑成《百灵医案》。以氏名而标其书,非谓百灵而无一失矣。前谓医书不可胜记,一病古来必立一门,余师事之,一门自立数法,法有尽而病无尽，病无尽而法无穷，一病之变亦无穷矣。故临证之际，有所得必有所记，有所记必有所思，有所思必有所悟，数十年之积，不间断之，必有超悟。而积之有胆，言之中肯，必青出于蓝而胜于蓝。否则光阴流逝，日虽有所得而无所记，月虽有累而无所忆，诊务繁忙而无案例，过则更不复知。整理学术，凭主观遐思，必有所偏，甚至贻误后学而害人子弟，欲成美而实积罪。斯时方知启后之难也。

古语谓：专泥药性，决不识病；假若识病，未必得法；识病得法，工中之甲。理法方药，不可有偏，是谓有学有术。若只识医理，罔知方药，或识方药，不通医理，是谓有学无术。学术即得，又躬行实践，是有的放矢。余之治医，先学而后术。始学之际，先文而后哲，及诗词歌赋，以文为戏，常吟诗于野，放歌于朝，填辞于夕，学术于午。即攻读医书，亦首读《灵枢》《素问》及王冰张马之注，逐句遍读，次得修园、容川书及其《精义》。又致力于《伤寒》《金匮》，使理法明而方药得。余之学医笔记，常记临床心得而为夹注。学医只知无方之书，不知理法，虽有学而无术；虽知方药，不知其理，不足成为良医。只有遍读理、法、方、药之书，笔记，研讨，躬行实践，验之患者，有得有失，是谓有学有术矣。

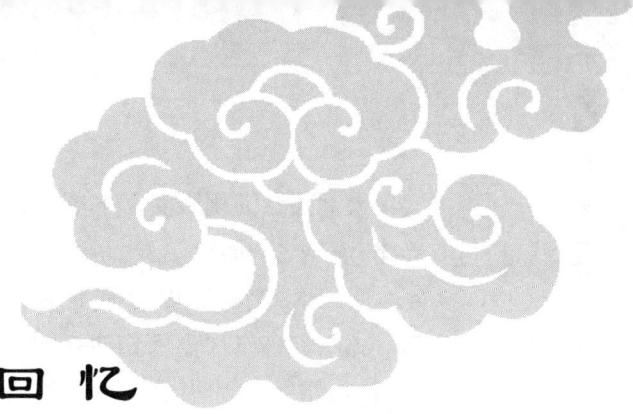

习 医 回 忆

常州市中医院副院长、主任医师　　　屠揆先

作者简介

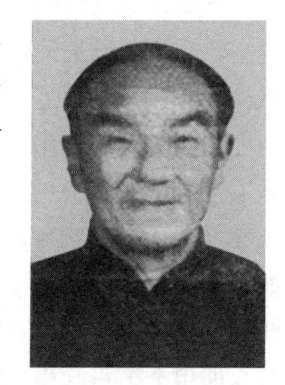

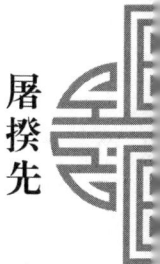

屠揆先(1916～2003),江苏常州人。从事中医工作四十多年,擅内科,兼儿科,曾先后在《中医杂志》等医学刊物,发表过论文十多篇。历任中华全国中医学会理事,中华医学会江苏分会理事及常州中医院副院长、主任医师等职。

先伯祖父屠厚之为武进孟河费伯雄先生之门人。叔父屠士初继承家学,行医于苏常地区。余早年从叔父及堂兄屠贡先学医,当年教诲,言犹在耳,回忆所及,略志一二,或有助于来者。

勤求博采　知常知变

先叔父尝教导我说:"为医之道,首先学好四大经典著作,这是根本。各家学说,必须博览,相互参证,方能逐步深入。识见既多,思路既广,临证之际,自能应付裕如。"记得当年侍诊时,见一中年男子,患春温发热十多天,神志不清,有汗,脉细而数,撬口察舌,舌质红而苔黄,但不厚腻。先叔父用大剂独参汤化服安宫牛黄丸,一日三粒,两日而神志转清,继用益气、养津、清热之剂而愈(先叔父治疗温病晚期,重用补气扶正法配合养津清热或化浊开窍收效者,不止一次)。当时曾以为何不用养津清热药配合安宫牛黄而用独参汤为问。先叔笑答曰:"温邪伤津耗阴,是其常也。但温邪亦能伤气,即《内经》所谓'热伤气''壮火之气衰'也。病人神昏而脉甚细,且出汗,为内闭外脱,元气衰竭之象,如不用大量人参扶持元气,而以养津清热,则津未回而元气已脱,岂能复苏?要知热邪能伤阴,壮火亦能伤气。寒邪能伤阳,寒燥亦能伤津。况寒邪化热,阳证转阴,病情之变幻多矣,非勤求博采,不能知常知变。"先叔父结合实践指点理论,使人印象更深刻,数十年不忘怀。

衷中参西　融会古今

"古训必须勤求,新知亦应吸收;古代医籍要多读,近人著述勿忽视;经方极可贵,时方有妙用;现代西方医学知识,亦应有所了解。"此皆先兄之教导。他非常推崇王清任、张锡纯之实践探索精神。主张古今学说,不宜偏废,中西医两方面之理论相互参照,非常有益。尤其是懂得一点西医知识,会更感到中医学之伟大。例如,西医近年来才一致认为多吃动物脂肪和糖类饮食能增加血脂,引起动脉粥样硬化,而明朝张三锡氏早就提出,预防中风要"摒除一切膏粱厚味、鹅肉、曲酒、肥(动物脂肪)、甘(糖类饮食)"等物。又如,我在三十多年前,经常看到农村小儿患走马牙疳,尤其在麻疹之后易得此病。病势重而急,患儿满口秽臭,腮破牙落,甚至死亡。倘此病能在初发时立即用金枣丹吹患部,配合内服药,一般疗效良好。但走马牙疳为阳明经毒火燔盛之症,金枣丹之主药是白砒,白砒是大热剧毒之药,何以能治走马疳?后来看到西医书籍,知道走马牙疳即现代医学上奋森氏口腔炎,其病原体为螺旋体,砒为杀灭螺旋体之有效药物。而中国古代早已用金枣丹治走马牙疳,这不能不说是伟大的创造。还有,有人患咳嗽久不愈,化验痰液发现有白色念珠状霉菌。当时有一民间单方用白药子叶治鹅口疮有效,因而联想到鹅口疮之病原体是白色念珠状霉菌,则对支气管之念珠状霉菌亦应有效,因于清肺化痰药中加用白药子。不久,咳平,痰液化验已无霉菌。先兄的教导和自己的实践使我深信,学习一些现代医学知识,对于继承发扬中医学,必然会大有好处。

临床辨证　重在舍从

先叔父常讲："学辨证不难,难在舍从。或舍脉从证,或舍证从脉,或舍脉从舌,或舍舌从脉。设舍从不慎,往往毫厘之差,千里之谬。"诚然,如肢冷、口淡、溺清、便溏、面白、舌淡、脉细为寒证,身热、烦躁、口干、尿赤、便秘、面红、舌绛、脉数为热证,如此寒热分明,辨有何难? 但如证、脉、舌三者之间有不符之处,则属寒、属热、属虚、属实,有时则很难定论。先叔父曾治一中年妇女,下痢两个多月,痢止后,食欲极差,全身无力,皮肤干燥,舌红无苔。原来认为是久痢伤脾阴或余热未清,大都用健脾养阴之剂,但几次治疗,食欲未见好转,倦怠益甚。求治于先叔父,先叔父说:"此病虽然舌红无苔,但无烦热、口碎、掌热等症,脉象细而软,全身无力,是痢后脾胃气虚之证,不属久痢伤阴。至于舌红无苔,皮肤干燥,则是脾胃气虚,运化失职,不能吸收水谷之精微使'水精四布'所致。应舍舌从脉,用补脾益气之法。"遂以四君子汤加山药、谷芽、莲肉,党参改为人参,于术易白术。三剂之后,食欲逐渐好转,继续调养脾胃而愈。另一例中年男子,患烦渴引饮,几乎口不能离水,一日夜尽数十碗,小便亦极多,食欲差,进食少,皮枯肌瘦。原来认为是阴虚火盛之消渴证,屡用养阴生津之方无效。先叔父曰:"患者舌相不红不光,无易饥多食之象,而脉象沉细,尺脉尤弱,虽有烦渴引饮之证,但非阴虚消渴之病。是宜舍证从脉,改用温肾法。盖肾气虚不能调摄水分,故溺多,肾阳虚不能蒸腾津液,故烦渴,肾火衰则脾运弱,故食少肌瘦而肤枯。方用金匮肾气丸改作汤剂,再加人参、鹿角胶、覆盆子。十日之后,症状趋向缓和。通过以上事实,使我当年领悟舍从问题在临证治疗中之重要意义,更认识到正确掌握舍从,必须四诊结合,全面考察,得出重点。否则,孰真孰假,孰舍孰从,无从着手。

对症下药　须善调配

用药,必先通过辨证;立方,须灵活调配。所谓调配,就是指某种药物,其功用与病人之症状相符,而药物的性质却与病因相悖时,就必须加用其他药物以调配之。例如麻黄能平喘,其性温,用于寒喘,当然很适当,再配

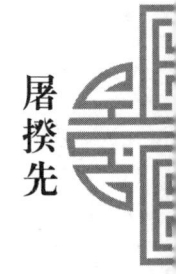

屠揆先

以祛寒药或化痰药,则效用更明显。如用于热喘,其功用是对症的,但麻黄之温性却与病因不相宜,如加用石膏、甘草以调配之,则麻黄虽属温性而仍可用于热喘。又如大黄为苦寒通下药,用于热闭,当然很适合,如用于寒阻,就必须配以温热药。调配得当,既发挥了药物的主要作用,又制约了它与病因不相适宜的性质。先叔父常教导我:"仲景制方之神妙,非同寻常,好多方剂寒热并用,攻补兼施,调配得非常确当,必须认真学习,仔细领会。"诚然,如果不善于调配,治寒证一味寒性药不用,治热证一味热性药不用,如此严格限制,表面看来,似乎运用辨证施治的原则未尝有错,但在利用某种药物的特长方面不免有不足之处。我记得初临床时,遇一湿温病人,壮热八九日不退,口渴欲饮,胸中烦懊,脉象濡数,早已用过三仁汤等轻开淡渗之剂而无效,因湿热俱重,拟重用芩、连、山栀,但鉴于患者舌苔黄腻而偏干燥,湿温中期,邪从热化,用芩、连恐犯古人苦燥伤津之戒。疑虑不决,请教于先兄,指导我用知母、花粉、芦根配合芩、连、山栀等药,可无苦燥伤津之虑。如法用之,果然热渐退,舌苔黄腻渐化,并未出现津伤液涸之象。因知用药之调配,关系药物之间的协同作用和相互制约作用,在治疗中有极其重要的意义。

⁙⁙ 结 语 ⁙⁙

以上叙述,为过去学医中的一部分回忆,我的体会平凡,不值识者一粲。但自感上述问题,当年对启发学习的思路起着一定作用,尤其在从书本开始结合临床这一阶段更为重要。将结业时,先叔父、先兄又相继告诫说:"学习是知识的源泉,将来即使业务繁忙,也决不能长期抛弃阅读。"自出师门,未忘教导。多年来在业务上能免于陨越,追根求源,皆得力于师训。

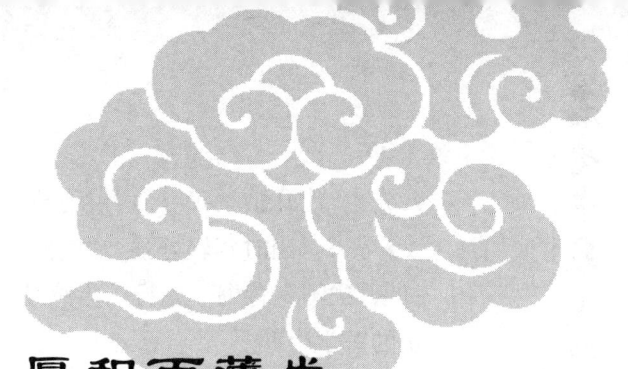

从师和交友　厚积而薄发

《中医杂志》名誉主编

中华全国中医学会常务理事　　董德懋

作者简介

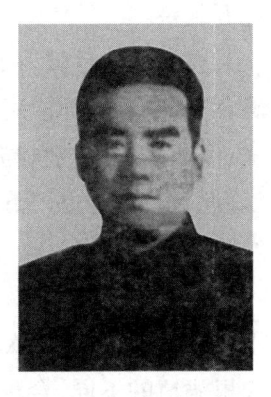

董德懋(1912～2002)，北京房山人。从事中医工作五十年，毕生致力于中医临床和杂志编辑工作，对于中医内科、儿科和针灸有较高的造诣。主要著作有《中医基础学》《中药学》《针灸经穴概要》《针灸铜人图》《中医对痢疾的治疗》等。历任中华全国中医学会常务理事、全国针灸学会副理事长、北京中医学会副会长、中华医学会理事、中华儿科学会常务理事、《中医杂志》名誉主编、《中华医学杂志》编委、中医研究院学术委员会委员、中国农工民主党北京市委医药卫生工作委员会副主任等职。

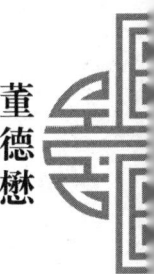

董德懋

从良师　取法乎上

我出生在北京房山县曹章村。一九二六年在良乡县高小毕业后，由于家道贫寒，无力继续学业，由人介绍到一家商店学徒，以维持生计。因胞弟患病，贻误于庸医，不胜悲怆，遂立志从医。我学医的启蒙老师是岳父赵廷元先生,他开始教我习诵《雷公药性赋》《濒湖脉学》《医学三字经》《医宗金鉴》等书。当时年轻好强,常发愤攻读,即使更衣亦手不释卷。有一次到姑母家,犹不忘背书。姑母深为感动,资助我报考华北国医学院,开始自己真正的医学生涯。

华北国医学院,为北京四大名医之一施今墨先生于一九三一年创建。学院除设立中医课程外,还设有西医基础和临床课程,学制四年。施老任院长,并亲自授课和带学生临床实习。学院所聘教师有许多名家,如赵炳南、陈宜诚、姚季英、赵锡武、杨叔澄、于道济及西医专家姜泗长等,都曾先后在校执教。学院成立十余载,培养学生五六百人,毕业后分布全国,而以京、津、冀、鲁、豫等地为多,其中不少人已成为目前中医界的骨干力量。

我在该校第三届学习,毕业后又随施老学习内科。当时先后随师的同学有哈荔田、祝谌予、李介鸣等。在这样优越的环境熏陶下,使自己的学业大有长进。从一九三六年我就在施老诊所襄理业务,并从事针灸临床,时达五载余。

在施老亲自教诲下,耳濡目染,心领神会。我当时学习的主要方法:清晨背书,白天随师诊病抄方,晚间整理脉案,阅览医书。我把老师的脉案按病、按证、按方分别归类,并查阅相应的文献,作笔记,加按语,还常试用治疗,把个人体会也记下来。如此温故知新,反复验证,从中省悟老师的学术经验。

施老治外感热病,擅用清解法。他说:"吾侪治疗外感病,首宜辨明表里、寒热、虚实,则层次分明。表病不可只知发汗,且应注意清里。"他根据表里病情的不同,合理配用解表和清里药物比例。在治疗感染性发热疾病,如流感、白喉、风疹、水痘、猩红热、丹毒、流行性腮腺炎、急性扁桃腺炎等,常用银翘散加减,宣散风热,清热解毒,其加减变化甚妙,如:挟寒加麻、杏,加重荆芥量;挟血热加生地、丹皮、丹参;热毒重加公英、地丁、紫草、甘中黄;挟湿加茯苓、大豆卷、通草、绿豆衣;若肢体痛甚,加忍冬藤、桑枝;若发疹,加浮萍、蝉衣等。他对紫雪散应用亦别具一格,常在未见神昏谵语时即用,只要高热、便秘、舌红、苔黄,用之腑行热退,不致热陷营血。

施老对内伤病的治疗,重视气血证治。认为"气血"当列于八纲之内,而成"十纲"。且重视调理脾胃,以疏脾、运脾、醒脾为法,培后天之本。

先生习用药物"对偶",人称"施氏对药",往往寒热、阴阳、气血、燥润、辛苦之药同用,除沿用古人习惯配伍(如乳香配没药、三棱配莪术)和有效的小方(如左金、枳术、失笑、金铃子散)外,每多创造。众所周知,施老善用山药配黄芪治尿糖高,苍术配元参治血糖高,为中药现代药理所证实,并屡验于糖尿病临床治疗中。他对药物应用,常在古人启发下有所发挥,如蒲黄治中风失语舌强,蝉衣治耳鸣,为先生临床经验心得。

先生对孙一奎《赤水玄珠》和张石顽《张氏医通》尤其推崇,认为是中医内科必读之书,每教吾等阅读。《张氏医通》为张石顽师生心血结晶,集前贤书百余种,十六卷,七十万字,述内科证治,兼及妇、儿、外科。我读《张氏医通》,以内难仲景学说为经,后世各家学说为纬,掌握其辨证纲领、方药运用为要。对张氏个人实案、证治发明,亦每留意,如交肠、百合病,历代较少记述验证治例,张氏书中有载,特录出以供以后参考。对每种疾病,尤其着眼于历代各家在诊治上的认识发展,从中自有收益。以后我还参考《古今医案按》等优秀医案,相互参阅,也有不少新意发现。

⤳✿ 采百花　荟萃群芳 ✿⤳

我毕生从事中医期刊的编辑创办工作。个人经手主办的杂志,有《中国医药月刊》《中华医学杂志》《北京中医月刊》三种。以前者较早,且办刊时间较长,故以为介绍。

该刊创办于一九四〇年六月十五日(民国二十九年),停刊于一九四三年十二月(民国三十二年),共出四十二期,每期约十至三十页不等,发表文章十五至二十篇,最多时曾达三十余篇。老五号字体直排分栏。杂志还分设各项专栏,如长篇专著连载、言论(相当于"学术探讨")、方药研究、针灸研究、治验与医话、医案、笔记、小品、文苑、家庭医学和读者园地等。先后参加编辑工作的同仁,有田小石、张慧中、周纮章(燕麟)、汪浩权(慎之)、魏萱(桐青)、李祖芳、潘兆鹏、谢诵穆(仲墨)、潘树仁等。其中以上海汪浩权先生尤为得力,汪是近代名医章次公先生的学生。

刊物创办初期,由施今墨老师支持,诸同窗好友襄助,自筹资金,本人任社长兼总编。我在《创刊宣言》中郑重声明:"今后愿我同道,苟能共同努力,不存门户之见,以学术为前提,不泯灭中医之长,不回护中医之短,利用科学方法,以求治疗之真理……弃其糟粕,存其精华,祛其空谈,趋于实

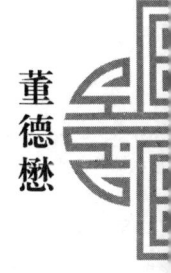

董德懋

用，使我国固有之实验医术，追列于世界医林，以发扬我东方之文化。"（见《中国医药月刊》第一卷第一期）这就是创刊的主要宗旨。

我自己在杂志上发表文章不多，主要有《针灸讲座》《实用临床诊断学》等。平时除处理社务，还帮助编辑文稿。在旧社会办刊物常常会赔钱，但我想到只要中医事业能得到复兴昌盛，个人损失算不了什么。自己在办刊期间，广泛结交医界名流、海内贤达，对理论和实践进行交流、学习，使学术水平大有提高。作为编辑，必须有多方面的知识，才能提出问题、分析问题、解决问题。因此要求自己多看书，多看病，虚心向人求教。凡中医典籍，诸子百家，乃至民间验方，风俗人情，都须涉猎通晓。组编面要宽，就要做好社会工作，不管是德高望重的名家，还是初出茅庐的青年，都要广泛结交，以便建立刊物的基本作者队伍，为提高杂志质量打好扎实的基础。当时刊物的主要撰稿者，有曹颖甫、陆渊雷、章次公、余无言、时逸人、叶橘泉、聂云台、谭次仲、祝怀萱、樊天徒、汪浩权、朱小南、姜春华、耿鉴庭、沈仲圭、潘澄濂、杨则民、叶劲秋、周介人、焦勉斋、潘树仁、宋大仁等。还有祝谌予、周燕麟、田尔康、张方舆、袁平、夏雨苍、张慧中、魏克逊等同学，也分别为本刊撰稿。为了启迪后学，表彰前贤，我们自第三卷第一期开始，曾先后刊载当代名医施今墨、肖龙友、孔伯华、汪逢春、陆渊雷、章次公、丁仲英、赵树屏、宋大仁、章巨膺、余无言、朱小南、樊天徒、丁福保、缪铭泽、刘星垣等的个人传略和学术成就，同时骈登照片，为近代中医学史的宝贵史料。

杂志要求"杂"，不仅编辑人员要成为"杂家"，在文稿的形式和内容上也要求"杂"。不仅需要高水平的"阳春白雪"，也需要通俗普及的"下里巴人"。这样才能扩大杂志发行量，达到雅俗共赏的目的，同时为发现、培养中医人才，蔚成学术民主的好风气创造条件。我们在全国各地，特别在京、津、沪、冀、鲁等地设分社，并聘请特约撰稿、特约编辑，使本刊在全国各省畅销，成为当时较有影响的中医期刊之一。

此后，我还主办《中华医学杂志》《北京中医月刊》，后者于一九五五年改名为《中医杂志》，且于一九五九年并入中医研究院，成为现在《中医杂志》的前身。

重积累　循序渐进

我在临证实践中,有个重要体会,就是读书、看病都有个积累的过程,由少到多,由简到繁,由易到难。一点一滴,日积月累,聚涓滴而成江河。试以脾胃学说为例述之。

（一）用古方,妙在师心化裁　脾胃病证为临床常见,对脾胃虚弱、中气下陷的内伤发热,人皆知用补中益气汤,即"甘温除大热"法。开始我亦套用此方,主治此证每效。后又发现许多病人在治疗发热过程中,其他症状也随之痊愈,引起了自己的重视。嗣而对此留心观察,将之记录,汇集成册。如有同道王某,患内痔便血,自用补中益气汤无效,余诊之为中气下陷、脾不统血,药证相符,又何以东垣方失灵?窃思痔血尚有大肠血热一层,自古用槐花散凉血清热,故参合二方用之竟效。并试用于其他痔血病人亦效,其处方为:黄芪五钱,党参四钱,白术、当归各三钱,升麻一钱半,槐米三钱,地榆、侧柏叶各四钱,陈皮一钱半,柴胡一钱,甘草一钱半。每用五剂即血止,继服十剂巩固。自此,余习用补中益气汤参以他方,治中气下陷诸疾。如习惯性流产,用原方加阿胶、艾叶、续断、杜仲、桑寄生之补肾固胎;脱肛,用原方加防风、枳壳,即合三奇散,能升提益气;用原方加川芎（八分）、防风治脾虚久泻,源于尤怡《金匮翼》,但总不出东垣补中益气升阳。可见用古方,关键在于师其心,用其法,灵活化裁,方可积累自己的经验。

（二）学理论,贵乎溯源探流　从东垣补中益气汤的应用开始,我反复阅读东垣的《内外伤辨惑论》《脾胃论》《兰室秘藏》,从中得到不少启发。特别是《脾胃论》大量引证《素问》《灵枢》经文,阐畅脾胃学说,发难解惑,倡升降理论,制补中升阳诸方。由此我重点从脾胃生理、病理、病症、治法、方剂药物各方面,对脾胃学说理论进行溯源探流,并将相类、相反的方面加以综合比较。如《内经》"人以胃气为本"和李中梓的"脾为后天之本";《内经》"阳道实,阴道虚"和《伤寒论》阳明"胃家实"、太阴脾不足;东垣升脾阳,天士养胃阴;东垣"调脾胃以治五脏"和景岳"治五脏以调脾胃"。凡此种种,以名句、名方、主法、主药,分门别类,积累汇总,做分类卡片。其中特别欣赏张仲景《金匮要略》"四季脾旺不受邪"和周慎斋"诸病不愈寻到脾胃而愈者颇多"之语,并联系实际,用于临床。如有一再障病人,六年病史,

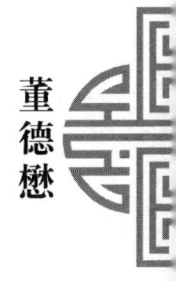

董德懋

选用西药和补肾养血中药无效，虽有五脏俱虚之症，但虚不受补；见其腹满、纳呆、便溏、苔腻，为寒湿困脾，投以藿香正气合平胃散，苦温燥湿，醒脾开胃，俾寒湿除而中土始健，谷气充则五脏得养。继以补气养血诸法，治疗乳糜腹水、血紫质病、冠心病等疑难疾患，亦获佳效（详见《中医杂志》一九八一年第二期段荣书文）。

（三）勤思索，总结经验教训 我不仅习惯积累成功的经验，也注意从挫手的病例中总结失败教训。记得在江西永修县临证，曾有一批小儿夏季热患者，见发热、烦渴、尿频、纳呆、便溏、舌红、脉虚数。初辨证为阴虚暑热，以养阴清暑罔效。筹思良久，上渴下尿为辨证着眼，乃津液敷布失常。"脾为胃行其津液。"津液之病，应以脾胃枢机调节为要。又见发热、纳呆、便溏、舌红、脉虚数，显系脾阴不足，虚阳外浮所致。故投以陈无择六神散、《局方》参苓白术散等，用大量山药、扁豆、芡实、莲肉滋润脾阴，兼合参术苓草健脾益气，脾土健则津液输布，脾阴复而暑热自消，终以全功。

同时，我还常从别人治疗失败的病例中总结教训，积累经验。曾有刘姓婴儿，六个月，患肺炎，用青、链、红、庆大霉素无效，除发热无汗、咳嗽痰鸣、憋气抬肩外，反起呕吐、厌食，且腹泻日五至二十次，大便呈绿色黏液状。询问其母，患儿平时消化欠佳，每易腹泻、呕吐。自服西药红霉素后，出现呕吐腹泻等症。可见脾胃已伤，为脾气不升、胃气失降所致。故嘱停用西药，节制哺乳量，以护胃气，上喘下泻且发热，俗谓"漏底伤寒"，如治喘以宣肺易伤脾胃，治泻须调中又碍肺实。我思索，病情复杂，脾虚为本，肺实为标，当先治标，后治本。用小青龙加黄芩汤（原方为石膏，因脾虚石膏不宜，易以黄芩）二剂，得汗后改投健脾和胃之参苓白术散以培土生金。

（四）精选药，反复推敲斟酌 对药物的应用，我也不断在临证中积累经验，反复推敲，比较同类药物之异，异类药物之同。

如临床常用行气药物治脾胃气滞病症，有香附、乌药、木香、砂仁、陈皮、枳壳、厚朴、槟榔、大腹皮、蔻仁等，其辛香温燥，具止痛、除满、解郁、化痰、祛湿、和胃、运脾作用，部分药物还有平喘、活血、疏肝、通下的功效。但因辛燥又易耗气灼津，故不宜久用。以后在临证中发现《济阴纲目》加味乌药汤不仅可治妇人气滞痛经，对脾胃气滞病证亦效。方内乌药、香附、砂仁、木香四味行气，药性平和，且同中有异，异中有同。如香附行气而疏肝解郁，长于止痛；乌药行气除满，对胸腹痞满皆宜；木香行气而宽中止泻，对腹泻下痢较宜;砂仁行气而醒脾开胃,能芳香化湿。临床常酌选其中二三味小量(一至二钱)配用,每取良效。

再如脾胃不和,胃气上逆,见呕吐、嗳气、呃逆、吞酸等,余每以降逆和胃法,选旋覆花、代赭石两药。起初我套用仲景旋覆代赭汤,时效时不效。后辨为脾胃虚者用原方较合适,如有肠胃实热见便秘、口干、苔腻者,则去参、草、枣加瓜蒌、玄明粉、大黄、枳实,降逆通下合用。可见选药精当必须在正确辨证基础上,始能积累合理的经验。

对越鞠丸、戊己丸、半夏泻心汤、枳术丸等方,余用药配伍比例亦视病人体质、证候的寒热虚实而定。如枳术丸,虚重白术,实重枳实。戊己丸,寒君吴萸,热君黄连。越鞠丸,香附、川芎、苍术、神曲、山栀治"六郁",亦辨气、血、湿、痰、食、火郁的不同,而出入化裁。

在用药时,我每悉心体察。如逍遥散有薄荷以芳香解郁、升清理气,用量小,配伍妙。后酌加于脾胃方药中亦效。并仿其义改用荷叶、藿香叶,亦奏异曲同工之效。再在降逆方中加苏叶、枇杷叶,又取止呕肃肺之功。二者均为叶类药,荷叶、薄荷升清,杷叶、苏叶降浊。这样不断积累经验,看似寻常,从中亦可得到不少东西。

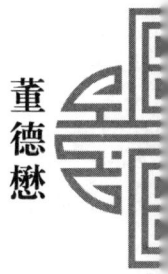

董德懋

善归纳 执简驭繁

做学问,不仅要重于积累,而且要把积累的东西归纳为简要的纲领,执简驭繁,指导临床。

在肝病证治上,我重点学习《内经》《难经》《巢氏病源》《千金》《脏腑药式笺正》《西溪书屋夜话录》《笔花医镜》,乃至近人赵树屏、秦伯未等论肝的理论著作。但总感到肝病临床多见,而理论却头绪纷杂,我在上述基础上,用归纳法总结为以下几点:

(一)**肝的生理** "肝为将军之官",主谋虑而藏魂,与现代解剖学神经系统有关。"肝藏血""人卧则血归于肝",贮藏血液,调节血量,与血循环相关。肝体阴而用阳,为二者的结合。

(二)**肝病治法** 肝病治法,一为养肝体,二为制肝用。养肝体乃养阴、养血,亦可从脏器相生方面着手。制肝用乃安镇、疏理,亦可从脏器相制方面着手。时或二者兼用。

（三）肝病证治分类

1.肝郁。以情志抑郁所致,每见胁肋胀满或窜痛等。法以芳香辛散,疏肝解郁。方以四逆散、柴胡疏肝、逍遥、越鞠,药用柴胡、香附、川楝、佛手、橘叶、青皮等,兼火加芩、栀。

2.肝火。气有余便是火,从肝郁而来。证见面红、目赤、口苦、耳鸣、头痛、急躁易怒、舌边尖红、苔黄,以面部症状为主。属实热体壮者,用清泻法,方如当归芦荟丸、龙胆泻肝汤。如症状较轻,或热盛而体虚,则当轻剂泄火,方如丹栀逍遥散、青蒿鳖甲汤,用桑叶、菊花、丹皮、丹参、栀子、茵陈、夏枯草、青蒿等。

3.肝阳。肝阳上越,或由肝血不足,或由肝肾阴虚,或由肝火上升所致。多见头痛、眩晕、易怒、耳鸣、眼花、失眠、口苦、舌红等症。肝血不足所致者,用柔肝潜阳,四物汤加潜阳药。肝火上升所致者,用平肝潜阳,加味磁朱丸、龙骨牡蛎汤。肝阴不足所致者,以滋阴潜阳,杞菊地黄汤加潜阳药。潜阳药有龙骨、牡蛎、磁石、石决明、珍珠母、代赭石等,选二至三味即可,量宜大而先煎。

4.肝风。或由火,或由气郁,或由阴亏血少而来,属内风。风性动摇、善行数变,症见眩晕、震颤、抽搐,皮肤自觉如虫行。治宜熄风于内,不可辛燥灼液伤津,方如天麻钩藤汤。热盛发痉以羚角钩藤汤,血燥风动以黄连阿胶鸡子黄汤,阴虚风动以三甲复脉汤。

5.肝虚。多为阴血不足。又因乙癸同源,故肝阴不足可兼肾阴虚证。肝阴虚不能潜阳,故又为阴虚阳亢。补肝血用四物、当归补血汤;补肝阴以一贯煎、杞菊地黄汤。如阴血不足,症以疼痛为主的可以用柔肝法,用芍药甘草汤、当归芍药散。如肝虚血不内藏,则以胶艾四物加止血药,常用于妇人崩漏。如肝虚不固,血不养胎之滑胎或不孕,常以胶艾四物合补中益气汤。

6.肝寒。肝病大多偏热,但间亦有寒证。肝之实寒证,如积聚癥瘕宜于温化,以《沈氏尊生书》血症丸;肝之虚寒则投以景岳暖肝煎。

这样归纳,将错综复杂的肝病分为六类,以虚实寒热阴阳辨证,便于临床使用,也适于授徒教学。当然这还是要在正确掌握辨证论治思想的基础上,才能灵活出入,否则就会成为无源之水,无本之木。此外,我曾将理脾治法,归纳为益气、升举、温中、清热、理气、固涩、通下、祛湿、养阴、消导十法,以攻和补为纲。攻法为通下、理气、清热、祛湿、消导,补法为益气、升举、温中、固涩、养阴。凡此种种,可知归纳在学习过程中的重要性。

　　总之,做学问,干事业,必须要从良师、交知友,为事业打好基础。善归纳,重积累,熟读、精思、妙用,亦所谓"厚积而薄发",尤为学习过程中不可缺少。这就是我一点浅薄的体会,提出来供大家参考。

（陆寿康整理）

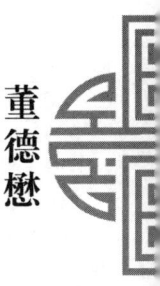

董德懋

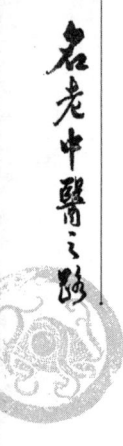

治学杂谈

中医研究院广安门医院
副教授、副主任医师　　谢海洲

作者简介

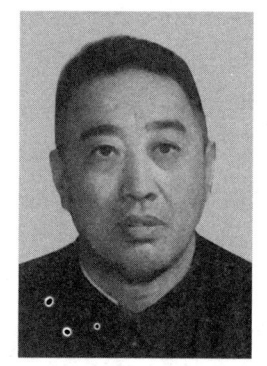

谢海洲（1921～2005），河北临榆人。幼承家技，从事中医教学、临床和科研工作近四十年。致力于本草学的研究，对于中医理论和临床也有一定造诣。主要著作有《中药常识》《常用药品小辞典》（与于力合编）《药物手册·中药部分》《北京四大名医》等。

我业医近四十年，虽小有成绩，然教训也不少，谈一谈为后学者借鉴。

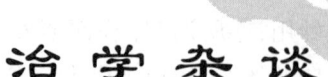 **幼承家技　博采众长**

我出身一个中医的家庭，祖父、父母和叔父都是终生以医为业。祖父是一位穷秀才，不事生产，只知读书，且为绅士们教家馆，有时自己也课徒。他经营了两间小药铺，代卖成药，兼看病。父亲、叔父、母亲随祖父学习医术，经常采集当地药材，去杂晾干，为病人做些丸散膏丹之类，收些小费以度日。

祖父课徒很有经验，主张先学《医宗金鉴·杂病心法要诀》，然后学程钟龄的《医学心悟》，参考《笔花医镜》《医宗必读》，再学习《内经知要》，参考《灵素类纂约注》，回过头来学习陈修园的《伤寒论浅注》《金匮要略浅注》，看《医学从众录》《医学实在易》，背《长沙方歌括》。这种先《伤寒》《金匮》，后《温病》的教学自学方法，北方民间医生大都相似，与南方医生先《温病》、后《伤寒》的学习方法迥然有别。他十分重视背诵，身体力行，能从头至尾背诵《医宗金鉴》和陈修园医书二十四种。我在家庭影响下，到十二三岁时已能读《古文观止》及一些医书，并能背诵二三十篇古文和《内经知要》及一些药物、方歌等。

　　在"九一八"事变前，父亲害急性传染病故去，母亲也放弃中医事业，进入山海关普济医院随季大夫(犹太人)学习西医，后来就随同到北京妇婴医院工作(为教会医院)。我初中毕业后随母到京，为生活所迫，在医院开电梯，并利用工余，在青年会学习英文。

　　进北京第二年报考汇文中学，因母亲在教会医院工作，子女得以免费并可领取助学金。还可利用每年寒暑假在图书馆工作的机会，得以翻阅文史线装书。此时深得国文教员李戏鱼、高庆赐的指点，学习他们的讲稿、方案、笔记等。毕业后，留校教初中语文，在此期间以志于医学，得与余冠五探讨医学理论。在任教同时考入北大农学院学习两年日文，大部精力仍教书习医。此时结识了周军声老师。周先生医学娴熟，善于诱掖后进，在他的帮助下，自学了同仁会与上海博学会的西医书。更值得提及的是，经周先生介绍此间得以拜赵燏黄先生为师。赵先生是本草学专家，而且对文献学、文史版本考据校雠学都有研究，鉴定古文物经验也相当丰富。他常提供我图书实物，指导阅读，并为修改稿件，为我在本草方面的学习奠定了基础。赵先生教读书与自学的方法等，使我打消了学西医的念头，又回转来学习中医了。自此多年来，追随赵先生，深得其耐心教诲，受益良多。在赵先生处结识了徐衡之先生。他是上海新中国医学院教师，与章次公先生最为要好，他学问渊博，得以互相问难，探讨医理，广开了眼界，提高了学术水平。至此决心深入钻研中医理论及本草方剂等，于一九四七年投考中医，通过鉴定合格，终于凤愿得偿。

　　一九五〇年，伤寒学家陈慎吾，约我协助为其主办的汇通中医学校担任本草方剂的讲授，并有幸先后聆听陈先生讲《伤寒论》达三四遍之多，深

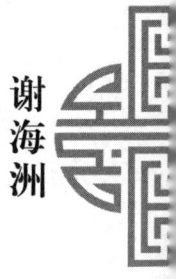

谢海洲

感差距之大。尽管我看过、背诵过《伤寒论》，也看过注家，但很多还是一知半解。陈先生条条用自己独到见解来解释，不拘于注家，而是前后呼应，左右逢源，融会贯通。并采用类证、类方、类病等归类方法研究，条理有序，一目了然，易学易记。后来，我将这种方法应用到《金匮》学习和读其他的书，也无不效验。

我在北京市中医进修学校教书时，又得遇钱达根先生，他熟谙古典文学，通乾嘉考据之学，通过共同编写讲稿，向他学了不少东西。又经常请教过瞿文楼先生、金书田先生。瞿先生主张背诵《神农本草经三家注》[张隐菴、叶天士（实为姚球）陈修园]，使我在本草研究上受益匪浅。

众所周知，中医学源流久远，流派极多，学术见解各有千秋。我早年较注重拜师访友，与同道互相切磋，不耻下问，深得诸家之益处。

除此以外，对富于创见，独具一格的医家著作，更是择善而从之。在这一点上，我常想：本来我这北方民间医生，只会开大柴胡、大青龙之类的方子，对于温热病就需向南方医生学习。底本就是《张聿青医案》和费伯雄的《医醇賸义》。丸方膏方偏学前者，处理急性热病多学后者。张聿青少承家学，毕生勤于临床辨证察色，尤长脉诊，极注意节令等对病人的影响。曾著《如梦录》一篇，自述一生为人行事，其经历越艰苦，其成就越大，钻研越深，所得越多。费伯雄先生习举子业，后学医，清咸丰、同治年间，以医名远近，请诊者踵相接，乃居遂成繁盛之区。费氏治学，宗于东垣、丹溪，不偏不倚，善于通变化裁古人有效之剂。

学医就要有善于撷众长的学风，既向书本学习，又要向师友请教。至今我仍常常热望参加各种学术会议，从中汲取营养。利用余暇翻阅近代医学杂志期刊，凡遇有效之一方一药，凡有新颖独特学术见解，都笔记于册，推敲揣摩，深入研究，或验之于临床，重复推广。例如曾向《中医杂志》学习过一个治疗白塞病的方法，用犀角地黄汤、三黄解毒汤、当归连翘赤小豆汤加升麻、土茯苓，临床用之辄效。又如曾亲自走访老中医张仲元先生，学习他治精神病的宝贵经验，并进行整理、归纳、总结、分析，写成医话。

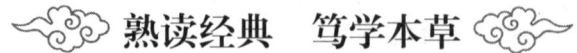

熟读经典　笃学本草

经典著作是中医理论的源泉，有了熟读乃至重点篇章能够背诵的硬功,博览各家各派,才能抓住重点。老一辈之所以能引经据典,脱口而出,如数家诊,就是因年轻时下过一番苦功。经典读熟了,以后才有豁然贯通之妙。尤其在青少年时,奠基更为重要。我四岁时,随祖父课徒的学生念些歌赋,虽不理解,念得多了,也就记住了。背,不单纯是记忆的问题,还有加深理解的作用。学习方歌、药物更是如此,不背不成。熟背才能得心应手,口到笔到,熟能生巧。临床时初有方,后无方,最后又有方。这种意境都是背诵、记忆、实践、提高的过程。背诵开始要少,由少而多,积腋成裘,积沙成塔。到一段落,可以暂放,再另起第二段落,记熟了再开始第三段。《金匮要略》我就是这样分条分段背诵的,一共四百条都能朗朗上口,永志不忘,并可由此及彼,互相联想,互相印证。这种背诵的"童子功",对学中医的人是必备的。

回顾早年学医的历程大致分为四个阶段:

启蒙(或称入门)阶段。开始时,背学《医学三字经》《四百味》《四诊心法》《药性赋》。不懂的字词在老师的指导下查字典,疑难问题请老师讲解。

第二阶段,学《神农本草三家注》《内经知要》《伤寒论浅注》《金匮要略浅注》《温病条辨》,同时参考《本草备要》《灵素类纂约注》《长沙方歌括》等。重点章句,熟读乃至背诵,并做些读书笔记。

第三阶段,背《汤头歌诀》、读《医方集解》,参考《成方切用》《成方便读》等,打一点方剂学的基础。

第四阶段,读内科方面的书籍。初起可学《医学刍言》《医学心悟》《医宗必读》《笔花医镜》。边学边写心得笔记。最后,再看李用粹《证治汇补》、林佩琴《类证治裁》、沈金鳌《杂病源流犀烛》。还兼看一些各家的书,妇科如陈修园的《女科要旨》、明·武之望《济阴纲目》,儿科可由《保婴要旨》到《万密斋儿科》《幼幼集成》等。

这样大约需三年时间,其间一半时间临床,一半读书。临床忙时挤时间学,利用"三余"时间(冬者岁之余,夜者日之余,阴雨者时之余)。抓紧零散时间,且要有毅力。读书是艰苦的,但可读出趣味来。我常以自身浮浅的体会告诉学生说:作为中医,熟读经典著作,触类而旁通,这是贯彻始终的学问,舍此是无径可循的。

多年来,我一直注重本草学的研究。我认为先认方药是治疗疾病的前

谢海洲

提,没有方药,临床恰似无米之炊,巧妇也难为之。

后来,从事教学工作,进一步提高了中药理论水平。解放初,协助陈慎吾先生创办北京汇通学校,主讲《神农本草经》。一九五六年北京中医学院成立后,在中药教研组任讲师。因具有英、日两门外语基础,得以不断学习中外各种研究成果,扩展了中药研究的深度、广度,为深入探讨提供了条件。由于酷爱本草,重视实地考查。在三十年代后期,曾追随赵燏黄先生多次到河北祁州(安国)药材市场、辽宁营口人参市场,也参观过四大怀药产区,到杭州笕桥了解生地的栽培,到四川绵阳考察大面积栽培麦冬,到灌县考察种植川芎。每次都眼到、口到、笔到,均能总结经验,写成考察文章。此外,还参观过重庆佟君阁药厂,杭州胡庆余堂,苏州雷允上,上海蔡同德堂、姜衍泽,北京同仁堂老式药厂等。教学期间,随学生采集中草药,炮制、配制丸散膏丹等,教学相长,提高了实际操作技能。

为了使脏腑辨证及药物应用融为一体,有益于临床工作,我对张元素《脏腑标本药式》进行了初步探讨。该书原本虽已亡佚,但在明·李时珍《本草纲目》中记录下来了。张元素的弟子李东垣、王好古、罗天益等人师其法,于他们著作中亦可见一斑。其后,张山雷纂辑了《脏腑药式补正》,按脏腑分类用药,作了系统的理论概括,言简意赅,切于实用。我注意将古人用药经验证之于临床,察之于古,验之于今,努力取得直接的体验。

我觉得研究本草,不能忽视药物的组方及炮制工作。中医方剂是一个单元,正于一味中药是一个单元一样。组方配伍,要与辨证有机结合,法随证立,方依法出。张景岳说:"夫方之善者,得其宜也,可以法也;方之不善者,失其宜也,失其宜者,可为鉴也。"所谓得其宜者,得法之宜也。徐洄溪也指出:"若夫按病用药,药虽切中,而立方无法,谓之有药无方;或写一方以治病,方虽云善,而其药有一二味与病不相关者,谓之有方无药。"由此可见,古人制方用药,务求方中有法,法中有方。量方用药,有规矩准绳。制方要通权达变,取前人经验,不落前人窠臼。古人谓方之为做也,做病而有力者也。正如喻嘉言所云:"凡用药太过、不及皆非适宜,而不及尚可加,太过则病去药存,为害最烈。"我体会,在组方配伍中,除注意君臣佐使等组方原则外,还应根据治法要求,处理好五个辩证关系:

一曰散与收。散指发散、宣散,多指祛除外邪,宣通气机;收指收敛固脱,固摄气血之谓。二者相互为用,互相制约。如虚人外感,既要祛除外邪,用荆防之辛散,又要助其正气以芪术之甘温固表,所谓黄芪防风相畏而相使,实际上是反映了扶正祛邪两种治法的作用。

二曰攻与补。攻为祛邪,补为扶正。应根据邪正斗争情况,将攻补灵活配合,二者之中,关键在于扶正。《伤寒论》保胃气、存津液,温病之"存得一分津液,便有一分生机",皆在于顾护正气。正如十枣汤之用大枣,白虎汤之粳米、甘草,小柴胡汤之党参……我每用清热解毒、活血化瘀及攻伐之剂,必适当佐以顾护正气之品,正本此意。至于具体方药之多少,或平补平泻,均应据证灵活掌握,唯以祛邪而不伤正,扶正而不留邪为目的。

三曰温与清。温指"寒者热之",清指"热者寒之",治寒以热,治热以寒,"治寒不远热,治热不远寒",是治则之大法。但因病情复杂多变,组方配伍并非纯用寒热,而是寒热并施,温清并用。寒热错杂之证,自不待言。真假寒热之证,因纯用寒热易致格拒不受,亦需反佐一二味药性相反之品,谓之反治。根据方剂配伍及治疗的需要,常宜灵活伍用寒热之剂,如左金之萸连,交泰之连桂,取其相互制约、相反相成之功,或为监制他药以防其偏。这些药物虽数少而量轻,但其效用颇大,往往有出奇制胜之妙。

四曰升与降。升指提升,言其向上;降指通降,谓其向下。升降本为人体血气之正常运动,所谓"升降出入,无器不有"。若升降失常,则生化无权。故治病当调气机之升降,配伍应注意药物的升降,使气升降相宜,调配得当,升者不可升而无制,降者不可降之太过。如眩晕一证,无论病因若何,其病机无非清者不升、浊者不降所致,应升清降浊并用。虚者,升其清阳为主,升麻、荷叶之属皆可加入;实者,降其浊气为主,重镇潜降之品皆可选用。

五曰静与动。静者言其阴柔呆滞也,属阴;动者言其行走通达也,属阳。补益之剂,尤其滋阴养血之品,易于壅塞气机,故其性多静;而宣通之剂,如行气活血通阳气之品,则多属动。组方配伍时,应注意动静结合,动中有静,静中有动。如补法最易引起脘腹痞胀,纳食欠佳等气机不畅、胃气不和之证,或郁而化火变生他疾,常宜合宣通和胃之法,佐以动药,以行其滞,宣其痞,散其壅,故补气常佐以行气,补血常佐以活血;养阴注意助阳化气,温阳注意阴阳互根,才能补而不滞,滋而不腻,阳生阴长,能生能化。我临证尤其喜用羌活一味,其具宣通气机促进生化之力,用补益之法时,均可佐入,甚得其益。亦应注意动中有静,通中有补,防止用过,伤其正气。

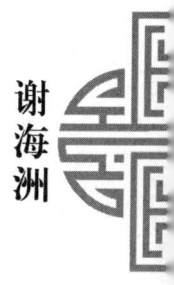

谢海洲

这五个关系相互渗透、互相联系,其间含有丰富的辩证法思想,可补君臣佐使之不足。组方配伍时若能处理妥当,对提高辨证论治水平必有帮助。

此外,临证选药务使精当,推敲玩味,始能切中病情,制方在于常法之中,选药要有独到之处。我应用活血化瘀法时,常将伤科常用之刘寄奴、鬼箭羽、苏木、泽兰等用于内科,效果颇佳。在应用扶正固本法时,常用胡桃肉、黑芝麻、补骨脂、龙眼肉等平和温润之品补肾益脑而收功。在辨证论治指导下,还将现代药理研究成果为我所用。如血小板减少症常合用一些有升血小板作用的药物,如连翘、首乌等;粒细胞减少症,应用较大剂量鸡血藤等;真性红细胞增多症,应用桔梗、远志、紫菀等。这些药物的应用一般并不违背中医理论。

⁓ 着重临床　法中求法 ⁓

我从事本草研究多年,但始终不愿放弃临床,并力求做到临床、教学、科研三位一体。因为我觉得既有丰富的药物学知识,又有临床体会,医药并茂,方为上工。本人虽非上工,但毕生是向这方面努力的。

下面就中医治法方面的一些问题谈一点体会。

对疾病进行辨证之后,确立治法用药,是诊治疾病的基本过程。确立治法为理法方药中承先启后的重要一环。固然,无正确的辨证,即无有效的治疗;但若无正确的论治,虽则辨证无误,亦属徒劳无功。总之是立法一错,方药全误。早在《黄帝内经》中就已奠定了中医治疗学的理论基础,对基本治法进行了初步总结。随着医疗实践的发展,遂有八法的形成。但我认为,八法只是一个总的原则,临证中具体治法应用很有深入探讨的必要。本人体会,人体生理、病理应以邪正斗争为中心,应着眼于扶正祛邪,恢复人体正常之生理状态,故病有寒热虚实,治有温清补泻;脏腑有生克制化,治有补母泻子;病有六淫七情,治也各有不同,应随其病因病机而转变。人以正气为本。尤其要重视脾胃脏腑活动中作为先、后天之本的重要地位。肾为先天水火之脏,元阴元阳之所居,命门所系,元气之根,是一身气化之源,其为"封藏之本,精之处也",能藏精生髓主骨充脑,故为"作强之官",主水液代谢,司生殖发育,为人体生命活动之动力,抗御外邪之源泉。肾的功能关系到全身脏腑,肾病必影响其他脏腑,而其他脏腑病变,后期也必影响到肾,所谓"久病及肾",动摇根本。但先天之本肾,又必赖后天之本脾的营养。人生之后,先天之源已断,赖后天水谷精微之气补充。故《内经》指出"胃者,水谷之海,六腑之大源也。五味入口藏于胃,以养五脏气""五脏者皆禀气于胃,胃者五脏之本也"。李东垣进一步指出:"真气又名元气,乃先身生之精气也,非胃气不能滋之。"说明了后天脾胃对先天元气的作用。不仅在生长发育中赖后天水谷之精荣养,而且在病理情况下,亦赖脾胃健运方能祛除外邪,扶助胃气,恢复脏腑功能。况且,不仅水谷由脾胃受纳运化,而药物亦赖其吸收输布。临证时尤应注意胃气的存亡。"有胃则生,无胃则死。"治疗上宜顾护胃气,如"浆粥入胃,泄注止,则虚者活",乃其胃气来复。

　　"血气为神,要在疏通。"《内经》指出:"人之所有者,血与气耳。"(《素问·调经论》)又说:"人之血气精神者,奉生而周于性命者也。"(《灵枢·本脏》)人体一切生理功能的完成,皆赖气血充盛。所以,"气血者人之神,不可不谨养"(《素问·八正神明论》)。我认为气血是脏腑生理活动的物质基础,也是病理变化的依据。调养气血为摄生之首务,论治之中心。脏腑功能正常,不仅在于气血充盛,且贵在气血通调,如日月之行不休,"如环无端,莫知其纪,终而复始"。若外邪侵袭或脏腑失和,则气血运行失调,发生病变,并进而引起各个脏腑功能异常。《素问·调经论》说:"气血不和,百病乃变化而生。"朱丹溪也指出:"气血冲和,百病不生;一有怫郁,百病生焉。"王清任更指出:"治病之要诀在明白气血。无论外感内伤,要知初病伤人何物……所伤者无非气血。"故凡病必有气血失调。其在表者,必是营卫失和;其在里者,则是脏腑之阴阳气血不调。轻者在气,重者入血,轻者气血不畅,重者气血瘀滞,甚则形成积聚。诸般病症,由此而生。

　　基于上述认识,临证时常在八法基础上,以扶正培本、活血化瘀、清热解毒三法为习用之法。推敲揣摩,稍有所得。

　　扶正培本属八法中补法范畴。扶正者,扶助正气,补益气血阴阳;培本者,培补脾肾。张景岳曾说:"世未有正气复而邪不退者,也未有正气竭而命不倾者。"可见治病之关键在于扶助正气。扶正培本法在临床上主要用于虚证和虚实夹杂证。我常用扶正培本以增强抗病能力祛邪外出。对老年体弱者、久病者、产后等正不足者,不可徒攻其邪,以致邪未去而正又竭,

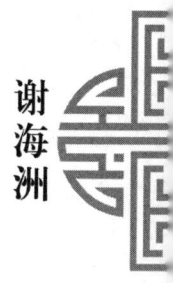

谢海洲

215

病未除而人先危。邪势猖獗，若已伤正，也无忘顾护正气。应用时要抓住三点:①益气血重在补脾。脾为后天之本，气血化生之源，只有脾气健运，才能化源充足，益气生血。而且脾有统血之功，脾虚失其统摄血脉之力，则多有出血之患。而且出血又能加重血虚。所以出血之证亦必须健脾益气，方能使血归于经。对于气血两虚或气虚不摄血，我从补脾入手，当归补血汤或归脾汤加减用之常获良效。在补益气血中还应注意气血相互依存的关系。血瘀时行气以活血，血虚时益气生血，大出血时，注意"有形之血不能速生，无形之气所当急固"，故有用独参汤之举。还应注意血对气的作用。"血不充盛则气无所藏，血失濡润则气易耗散。"李东垣创补中益气汤用当归"以和血脉"，我常在补气时佐入当归等血分药，取血为气母之意。②补阴阳应当益肾。肾为元阴元阳之所居，五脏阴阳之虚衰，皆影响肾之阴阳。故凡阴阳虚衰之证，应当注意益肾。张景岳说:"善补阳者，必于阴中求阳，则阳得阴助而生化无穷;善补阴者，必于阳中求阴，则阴得阳升而泉源不竭。"故肾气、右归之中，以六味补阴，桂附温阳，所谓水中补火;左归之中，熟地、山药、杞子养阴，又伍以鹿胶、菟丝之温肾，以防阴凝不解。我曾治一妇人，年三十一岁，两年前因产后大出血致乳房萎缩，经闭不行。近两月来又毛发脱落，性欲全无。兼见气短、心悸、失眠、健忘、腰酸畏寒，手足逆冷，全身痿软，舌淡胖无苔，脉沉细无力。经西医诊断为"席汉综合征"。我辨之以肾气虚损，气血大亏。投以扶正培本、补肾养血之剂，方用当归、熟地、五味子、山萸肉、川芎、仙茅、菟丝子、仙灵脾、黄芪、白术、沙苑子、枸杞子、牛膝，服四十余剂而愈。本例用归、地、五味、萸肉等滋阴养血的同时，合以温阳益气二仙、黄芪以阳中求阴，求得其生化之妙，遂使虚衰大证起而复兴。我在补肾时，还特别重视肾和脑髓的关系。我依据中医理论指导，将一些脑、脊髓等中枢系统疾患归于脑髓，而将一些造血系统疾患归于骨髓，提出了补肾养脑生髓的治法，自拟"补肾养脑汤"（紫河车、龙眼肉、桑椹、熟地、当归、赤白芍、丹参、茯苓、太子参、生蒲黄、菖蒲、郁金）和"补肾生髓汤"（紫河车、熟地、龟板胶、党参、黄芪、黑桑椹、制首乌、黄精、当归、仙鹤草、砂仁、鸡血藤），收到一定疗效。③补脏腑注意生制。调补脏腑的基本原则，即《难经·十四难》指出的:"损其肺者益其气;损其心者和其营卫;损其脾者调其饮食，适其寒温;损其肝者缓其中;损其气者益其精。"要根据各脏腑的特点及其虚衰情况进行调治。尤其应注意各脏腑间生克制化的相互关系，特别是相生的方面，即所谓"虚则补其母"的间接补法。如培土生金、扶土抑木、补火助土、滋水涵木等。相互资生中最重要莫过于先、后天之本的作用。因脏腑生机在肾，补养在脾，故临证诊病，先察脾胃是否健旺，继思气化是否正常。脏腑失调，脾肾俱虚时，先补脾以资化源，后益肾以固根本。

在应用扶正培本法时，我常常注意以下几点：

（一）明辨虚实。注意"大实有羸状，至虚有盛候"，不犯虚虚实实之戒。

（二）根据病情分别选择不同补法。如病势急迫，气血暴脱，宜用峻补，且应补足，使药效持续方能挽救于万一。否则药性一过，元气复脱，则功亏一篑。而对于慢性病，则宜用缓补之法，须日积月累，至一定时日始见功效，不急于求成或浅尝辄止。

（三）防止补药之弊。壮阳之剂久用易生虚火，宜少佐柔润之品；滋阴之品，多用腻膈碍胃，酌加理气和胃之药。务使补气不壅中，养阴不碍胃，才能补而得效。

（四）注意"虚不受补"。虚不受补或因脾胃虚弱，补而不适；或因遣药不当，过于壅滞；或因夹有余邪痰浊。正如陈若虚所说："受补者自无痰火内毒之相杂；不受补者，乃有阴火湿热之相攻。"（《外科正宗》）故常根据情况，或予调理脾胃，或用平补、清补、缓补之法，或先祛内停之痰浊湿热，方能奏效。

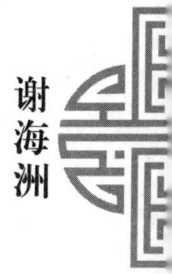

谢海洲

（五）注意时令剂型。《内经》有"春夏养阳，秋冬养阴"之说，诸家认识也不尽一致。但服药之时令确需注意。我认为立冬至春分的四个月中，乃万物闭藏之时，人合天地阴阳，气血固摄于内，又少化火滞气之弊，是服补剂的最好时令。而且慢性虚证，又非一汤一药所能马上奏效。故常配以膏丸之剂调理，久用方能收功。

（六）注意食养摄生。扶正培本不可专恃药饵。"药能治病，未可能补人。""病去则养之。"《内经》提出："谷肉果菜，食养尽之。"这是值得认真领会的。

活血化瘀法是针对血失调达的"瘀血"病变提出的一种治法。活血即疏畅血流，化瘀即消散瘀滞。我体会瘀血的主要证候特点有：

病史　有外伤、手术史，极易损伤脉络，形成瘀血。有出血史，各种内外出血皆可使血溢脉外，形成瘀血。病程较长，"久病入络"，由气及血，导致血行瘀滞。

症状　①疼痛,刺痛样感,痛有定处,拒按;②肿块;③胸腹满闷,"欲捣其胸上";④发热,入暮发热或身觉烦热而体温不高,但也随瘀血部位不同而各异,如"瘀血在肌肉,则翕翕发热";⑤口燥,但欲嗽水不欲咽;⑥皮肤粗糙,甚则甲错,颜色黯黑或出现瘀点、瘀斑,或面颈部出现红丝赤缕或掌色暗红,或唇甲紫绀;⑦大便色黑而润,或如柏油样;⑧出血;⑨精神方面出现健忘,发狂等证,"血在下如狂,血在上善忘";⑩月经不调,经色紫黑有块或痛经。

舌脉　脉象沉细弦涩或结代;唇舌暗红或发紫,甚或紫蓝,或有瘀点、瘀斑,舌下脉络粗大,曲张色暗。

以上诸症,最重视舌象的变化。因气血的微小变化从舌质上反映最早。对于本法我主要用于如下病症:①外伤后遗症。早期采取活血化瘀法。我吸收了伤科治疗跌打损伤经验,受七厘散、紫金锭、回生第一丹等方启发,自拟"脑震荡后遗症方",药用苏木、刘寄奴、鬼箭羽、土鳖虫、菖蒲、稀莶草、鸡血藤、泽兰、赤芍、川芎。②痛证。唐容川说:"凡是疼痛皆瘀血凝滞之故也。"举凡痹证、心腹疼痛、胃脘痛、头痛等都是不同部位的气血凝滞,故常以活血化瘀法治之。但应注意所在脏腑及夹杂病邪的不同,配合不同方法,选择不同药物。③风证。包括内风、外风,主要指肝风内动引起之眩晕。头痛、口眼歪邪,震颤抽搐,甚至突然昏仆等证。风窜经络则可引起麻木瘫痪,半身不遂。无论内风、外风,当先从血脉论治。故有"治风先治血,血行风自灭"之说。外风当兼行血活血,内风则宜养血活血。且内风多兼脏腑阴阳之失调,或夹痰浊为患,应合用他法,方能十全。④血证。指出血和发斑。唐容川说:"凡系离经之血,与养荣周身之血已暌绝而不合……此血在身,不能加于好血,而反阻新血之化机,故凡血证总以祛瘀为要。"治疗各种血证,如白血病、再障、血小板减少症等,并非一味补血止血,而是据证配合活血化瘀之法,选用作用较轻的活血化瘀药或祛瘀止血之品,如丹皮、赤芍、生蒲黄、茜草、三七等。⑤久病。必然会出现由气及血、由经入络的病理机制,引起血行瘀滞。叶天士在其医案中多次论道:"经几年宿病,病必在络。"周学海亦引叶氏之说认为:"凡大寒大热病后,脉络之中必有推荡不尽之瘀血。"许多慢性病后期多有血瘀的病理变化。如《金匮要略·血痹虚劳病脉证并治》之大黄䗪虫丸证,出现"内有干血,肌肤甲错,两目黯黑"之干血痨症,即是五脏虚劳,引起经络营卫气伤而致的瘀血现象。这既是许多慢性病出现虚实夹杂的原因,也是一些虚证补之不当或虚不受补的原因之一。对这类病症我采用补中有消、消补结合或以消为补的治法。如大黄䗪虫丸即是一个"缓中补虚"的良方,常为我用。我认为,活血化瘀法是以通为补的方法,久病虚实夹杂皆可用之。⑥癥瘕积聚,都是气血积滞而成。《灵枢·百病始生》指出:"凝血蕴里而不散,津液涩渗,着而不去而积皆成矣。"王清任亦说:"结块者,必有形之血也。血受寒则凝结成块,血受热则煎熬成块。"此时,须选用祛瘀力强兼有软坚化积作用的药物,如鳖甲、丹参、王不留行、三棱、莪术等。我还特别喜用虫类药,如虻虫、水蛭、䗪虫、鼠妇等。此类药善走窜入络,通经破瘀之力甚强。这与叶氏主张"通络之法,每取虫蚁迅速飞走诸灵"其义相合。⑦妇人病。妇人以血为先天。肝藏血,若肝气郁结,失其调达则经血不调,或经产之后,血络受损,护调失当,均可引起经带胎产诸病。如经闭、痛经、月经不调、不孕症,慢性盆腔炎等均可用活血化瘀法,但常需与疏肝理气药合用。选药时,多选用兼有调经作用之活血化瘀药,如当归、丹皮、赤芍、灵脂、香附、元胡、蒲黄等。

在应用活血化瘀法时,我常注意以下问题:

(一)气血关系。气为血帅,气行则血行。活血化瘀中佐入行气理气之品;虚证宜加益气之品,冀其推动血液运行。

(二)辨明虚实。血瘀一证,局部观之属实,整体又多兼虚,注意祛瘀不伤正,补虚不留瘀。

(三)分清寒热。予以温经散寒或清热凉血之法,切不可泥于"温则行之"而一味温热,也不可拘于"遇寒则凝"而忌用寒凉。

(四)明确部位。我临床依瘀血部位不同,分别选用不同方药。头部常用通窍活血汤或自拟"脑震荡后遗症方",胸膈以上及两胁用血府逐瘀汤、复元活血汤及旋覆花汤等,腹中用膈下逐瘀汤,脐下用少腹逐瘀汤或当归芍药散,半身用补阳还五汤,关节痹痛用身痛逐瘀汤等。

(五)瘀血轻重。一般瘀血不畅,行血活血即可;瘀血内停者,应活血祛瘀;形成癥瘕痞块则应用消癥破瘀通经之法。

(六)根据病情配合他法。正虚者,扶正祛瘀;出血者,止血祛瘀;兼寒者,散寒祛瘀;夹热者,清热祛瘀;有痰者,化痰祛瘀;因湿者,渗利祛瘀;有肿毒者,消肿祛瘀;积块者,软坚祛瘀;妇人者,通经祛瘀等。

清热解毒法包括清热和解毒两方面,二者互相渗透密切相关,应从热和毒两方面理解本法。热证,临床观察火热颇多。《内经》病机十九条中属火属热者占九条,几近一半。故河间有"六气皆从火化"之说。凡引起人体上下内外表里脏腑阴阳失调、阴虚阳盛者,皆可形成火热之证。毒之为病古人多指药毒、食毒及蛊毒等,以后则邪毒并称,有所谓火毒、热毒、湿毒、水毒、血毒、温毒等。今人将癌肿病因称为癌毒,可见毒的概念甚广。我体会,凡邪之甚者,重伤气血或伤及脏腑组织出现红肿、糜烂、溃疡等症,皆可谓毒。毒与火热有关,并非凡毒皆属火热。清热解毒法是指清解热毒而言的。热毒的临证特点:①一般表现。程钟龄将热证特点归纳为"口渴能消水,喜冷饮食,烦躁,溺短赤,便结,脉数"。他如身热,面红目赤,皮肤黏膜发红,头痛头晕等证也常出现。②组织损伤。火邪热毒易灼伤内外脏腑组织,引起局部红肿、糜烂、溃疡或形成脓肿。③血证。迫血妄行,引起各种出血发斑之证。④神志症状。引起心神不安,烦躁不宁,重则热毒入心,邪闭心包引起谵语,或热极生风出现痉厥抽搐之症。⑤舌脉。舌多红绛或暗红,舌苔黄腻,或光剥,或焦黑起刺,或燥裂少津;脉多疾数有力或疾促细数等。

我在临床中清热解毒法只用于三方面:

(一)痈疡。凡出现痈肿疮疡组织损伤之属于阳证者皆用之,仙方活命饮、五味消毒饮、黄连解毒汤主之。内痈之证,配合活血化瘀排脓之法,如肺痈则以千金苇茎汤合桔梗汤加赤芍、鱼腥草、薏苡仁、赤芍等。慢性发作常合用当归芍药散加减。

(二)热毒伤及脏腑、气血。应辨其部位,分别采用清气凉血或清脏腑热毒等治法。若热毒在血则凉血解毒,并辨明虚实,调理脏腑阴阳,一般我常用犀角地黄汤加减。因犀角价昂难得,又常以玳瑁或广角代之,称之为"玳瑁地黄汤",亦有其效。若热毒伤及脏腑经络则应辨明所属,结合生理病理特点立法用药。

(三)癌。癌之名称古已有之,最早见于宋《卫济宝书》。其发生原因一般认为由于外感邪毒、七情郁结、饮食起居失节引起脏腑气血失调或痰湿瘀毒等积聚而成。我治疗癌症重视清热解毒法。并根据癌肿部位、性质及兼夹邪气,以整体观为指导,配合扶正培本、活血化瘀等法综合治疗。如白血病,初期或复发时,正气尚可,而邪毒又甚,表现为幼稚细胞极度增多,全身热毒证候明显,以清热解毒为主,扶正培本为辅。缓解期则以扶正培本为主,清热解毒为辅,活血化瘀相机而兼用。清热解毒药常用青黛、龙葵、雄黄、墓头回、芦荟、重楼、白花蛇舌草、黄药子等。

在应用清热解毒法时,要注意:①热毒的轻重;②顾护脾胃,因清热解毒多苦寒之品,易伤胃气,可佐入健脾和胃之药,对于脾胃虚弱者尤应慎重;③正确对待"炎症","炎症"虽多属热证,但亦不尽然,而热证也并非皆是"炎症",切不可一见炎证即清热解毒。反之,某些清热解毒法有消炎抗菌作用,但并非清热解毒仅是消炎抗菌,更不能把清热解毒药物当成抗生素使用。抗菌消炎和清热解毒是中西两个不同概念,不能混为一谈。

上面列举三法,寓举一反三之意,借以法中求法,说明只有重视实践,才能对学术问题深入探求。实际上,临证要圆机活法,因病证变化无穷,治法岂能有限? 若死守三法恰似削足适履,亦无异胶柱鼓瑟。程钟龄说:"一法之中,八法备焉;八法之中,百法备焉。"各法配合,方能万举万当。不同疾病固然用不同治法,即是同一疾病,亦非能以一法同治。应根据辨证论治原则,针对不同病机,确立不同治法。另一方面,治法虽贵在灵活,然在辨明证候,确定治法之后,又要执持定见,不可朝秦暮楚,随便易法。灵活与定见,似相反而实相成。不灵活则难以应万病之机,无定见则难以收施治之效。而灵活、定见又都以辨证准确为前提。

（胡荫奇整理）

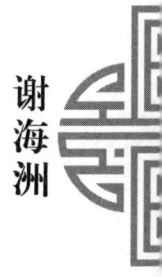

梅花香自苦寒来

浙江省中医药研究所研究员

针灸研究室主任　　　楼百层

作者简介

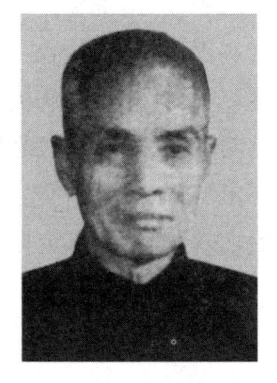

　　楼百层(1913～1992)，浙江诸暨人。一九三五年毕业于浙江中医专门学校。致力于针灸研究四十余年，兼及内科，尤对针刺补泻手法有所开拓。其针灸经验被输入电子计算机应用于临床。著有《针灸手法》等。

　　我从事针灸研究已近半个世纪，备尝艰辛，深感如同其他学科一样，欲攀登高峰，绝没有平坦的途径，唯有打好切切实实的基础，孜孜不倦地努力，坚持运用辩证唯物主义的观点，方能登堂入室。

奋发图强

　　我生长在浙江省诸暨县的一个中农家庭，父亲节衣缩食，一心想把我培养成受人尊敬的医生。作为农家子弟的我，目睹当时乡村缺医少药的状况，也有志于除疾济人，遂于一九三○年秋考入五年制的"浙江中医专门学校"，时值虚龄十八岁。

当时学校设有生理、解剖、医史、卫生、病理、诊断、药物、方剂、伤寒、内科、妇科、幼科、外科、针灸、推拿以及医学通论、国文、书法等课程。前两年为预科，专攻基础理论，后三年为正科，学习临床诸科。由于当时政府歧视、压制中医，蔑之为"不科学"，加上生理课中的"太极生两仪，两仪生四象，四象生八卦"和病理课中的"阴阳五行"等理论，常使初学者感到飘渺玄虚，难以领会，因此新生入校时每班有六七十人，但是一二学期后，自动退学者辄多达半数以上。我秉受严命，来自农村，深知读书不易，故不论能否理解，唯兢兢业业，概予"死背硬记"。除了抓紧晚自修外，并于每日拂晓在暗淡的路灯下苦读。每日中、晚餐后半小时内，又坚持习练《行书备要》。由于勤奋，在以基础理论为主的两年预科期终考试(四个学期)中，我均取得第一名。根据当时校章规定得以免缴学费，这对我这个家境清寒的穷学生来说，是个很大的鼓励。

进入三年级后，就以临床课程为主。上午授课，下午到"施医局"实习。三年级学生以抄方为主，四五年级则为学生诊病，老师改方。这些老师由当地名医轮流担任，亦称学校"实习老师"，由于医务繁忙，故大多不兼讲课，最多上几次"处方实习课"。学生将老师列出的病例按性别、年龄、起病经过、症状、脉象、舌苔抄录在"处方实习簿"上，然后答述理、法、方、药，交老师批阅。我由于基础课程掌握得较扎实，所以在临床课程中成绩一直名列前茅。

在三年正科时间里，当时的教务主任徐究仁老师对我的教益和启发颇大。他也来自农村，深知农村缺医少药的情况，常勉励我在假期中大胆给病人治疗，在实践中提高本领。但应恪守一条，即无论所治之病熟悉与否，应做到事后翻书，这样不仅容易记牢，不会出事故，且提高也快。于是，我在三年级的寒假期间就开始给人治病，记得当时以《加批时病论》为主要查阅书籍，疗效亦不错。徐老师的教诲使我终生难忘，而经常查阅各种书籍，成了我治学的一贯学风。

醉 心 针 灸

在施医局的实习中，目睹针灸老师的治疗效果非常显著，不仅对扭伤、疼痛之症常能收到立竿见影之效，而且对很多慢性杂病的疗效亦使人惊

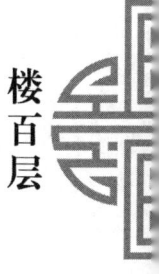

楼百层

奇。这引起了我的仰慕，同时又读到了"汤药攻其内，针石攻其外，则病无所逃也"的古训，从而激发了我学习针灸的热情。在进入五年级的最后一个学期时，我将学习重点移到了针灸上。当时全校仅一名针灸老师，曾广义，陕西人，祖上是太医院的御医。他临诊取穴不多，对针刺手法的运用十分讲究，尤对针感的放射传导能掌握主动，大有华佗那样"若当针，亦不过一二处。下针言，当引某许；若至语人，病者言已到，应便拔针，病亦行差"。但是，这位老师的针刺手法不肯轻易传授，仅叫我在棉团上捻针习练指力。对此，我领会是打好基础，因而除在棉球上操练外，并利用走路、说话等时间，以火柴、牙笺等在指上捻运。天长日久，指头捻动就灵活多了。正好那时承淡盦先生的《中国针灸治疗学》初版问世，内有经穴部位照片，我如获至宝，废寝忘食地先把全部经穴尺寸歌读熟，然后拿着书本将病人身上所取经穴与照片逐个对照，并把病人的症状、扎针经穴及其深度、针感放射途径、病情转变等全部记录下来。这样经过一段时间，我已大体掌握了他的取穴规律，但曾老师仍不让我在病人身上扎针。记得有一次，一个曲池穴留针病人诉针下感应消失了，而曾老师正在给另一位患者施针，我就仿他的运针手法去捻动了一下，病人即说，"有了，有了！"当时我心里真有说不出的高兴。经过这一次尝试，以后凡留针的病人，我就主动去捻运了。此外，我也经常在自己和同学们身上试针，扎得多了，捻起来也就灵活。虽然在施医局内曾老师还不肯完全放手，但在校内老师和同学中如有疼痛等病都主动找我扎针。同时，我也替校外同乡们扎，辗转介绍，每天都有我锻炼的机会。

到学期即将结束时，曾老师忽然对我很热情，并给我一包针，说："这是我送给你的，留作纪念。你的技术已学得差不多了，我同意你挂'曾广义夫子授'的牌子行医，以后有什么事可找我。"这使我感到十分意外，增强了我学习针灸的信心，而且更感需要勤奋钻研。

兼收并蓄

一九三五年春我在浙江中医专门学校毕业后，即行医于故乡诸暨。由于当时医界轻视针灸医生，嗤之为江湖郎中，加上农村经济破产，一般慢性病登门求医者寥若晨星，凡接触者多系时令感症。这种情况下，我只能以内科为主。我重点研读了《温热经纬》《温病条辨》《广温病论》《叶天士医案》和《伤寒指掌》诸书,其中尤以吴坤安的《伤寒指掌》论述精辟,颇切实用。如内附"察舌辨症法",即为卓识之撰,对辨证用药确具指导意义。至于《伤寒论》白文,虽在医校毕业时已能背诵,但由于对六经传变之说,历代注家众说纷纭,见解不一,使我无所适从而尚难运用于临床。后遇一"气喘汗出,身有微热"的患儿,使我想起了《伤寒论》中的"汗出而喘,无大热者,可与麻杏石甘汤"的条文,即予一剂,次日病情向愈。这使我悟出"读书千遍,其义自见"的真正含义,从而对伤寒方的应用也产生了一个飞跃,即不必拘泥于条文中的"一日、二日、七日"及"循经传、越经传"等虚设之词,只要从病证的实际出发,按原文的精神实质,即可灵活地予相应方剂治之。如症现"心中懊侬"(烦热壅于胸中窒塞不通)为主者,概宗栀子豉汤加减。如呈"身大热,汗大出,口大渴,脉洪大"四大症状的,则用白虎汤治之,并牢记"无汗之禁"。凡遇"脉结代(脉律不齐,时有间歇)心动悸"的,就以"炙甘草汤主之",等等。又如对半夏泻心汤、生姜泻心汤和甘草泻心汤的应用,由于三方的组成药物实质相同,唯侧重面各异而已,因此我在临床运用时,抓住以下三条:干噫食臭显著者,用生姜泻心汤;下利较剧,完谷不化者,用甘草泻心汤;其余则概以半夏泻心汤为治。如此由博返约,执简驭繁,临诊就能屡收良效。

当时,我虽以内科为主,但仍不忘针灸。这是受到了《伤寒论》"太阳病,头痛至七日以上自愈者,以行其经尽故也;若欲作再经者,针足阳明,使经不传则愈"以及"太阳病,初服桂枝汤,反烦不解者,先刺风池、风府,却与桂枝汤则愈"等有关针灸的条文影响。《针灸大成》是我重点学习之书,对其中的各家歌赋,如"百症赋""标幽赋""金针赋"等尤注意熟读,使临证取穴有据。在自学钻研过程中,我深感"独学而无友,则孤陋而寡闻"。但当时所处乡村,并无针灸同道,故每逢农村集市遇有扎针卖膏药的场合,我都要围着看个究竟,留心他们的针刺操作。记得有一次目睹针刺"睛明穴",其深度竟达一寸以上,使我大为震惊。考古代文献记载仅针一二分深度,在医校时,曾老师亦只针此深度。深达一寸以上者却从未见过。为此,我主动与他们结交。时间长了,在他们那里获得了许多朴实有用的知识,而这在文献上却是无法得到的。如对一些穴位,历代医籍虽记有"禁针""禁灸",却互有出入,常使初学者无所适从。但在民间医者眼里看得很简

楼百层

单,如认为"背薄如纸",故凡取用背部穴位须沿皮斜刺,不能直刺;又谓"避开筋脉,就是穴道",筋脉系指肌腱血管等。虽然这些认识今天看来不足为奇,但当时对我的启发颇大,对睛明穴的针刺,至今我仍一直掌握这个深度。

勇 于 探 索

　　一九四七年夏,我离开了故乡诸暨,迁杭州开业。开始的两年,由于在家乡行医时以内科著称,而杭城离诸暨并不遥远,同乡较多,故就诊者仍以内科为多。至一九四九年杭州解放,人民政府十分重视和推广针灸疗法,使我消除了专攻针灸会被人视作江湖郎中的顾虑,同时登门求针者亦日益增多,于是我将全部精力倾注到我一直热衷的针灸学科上。当时我的诊所设在杭州最有名望的"广济医院"(现浙江医大附属二院)对面,可谓是"饭店门口摆粥摊",凡经该医院治疗未能获效或不愿手术治疗的患者,常会抱着一线希望来我处试行针灸治疗。那是业务渐趋繁忙的时期,也是我在理论联系实践中努力探索,增进知识的时期。在针灸医疗实践的反复磨砺中,一些原建议手术摘除的甲状腺腺瘤患者,经针治后腺瘤缩小获愈;一些医院难奏速效的腰腿扭伤患者,经针灸治疗后常能奏"抬进来,走出去"之效。于是病人与日猛增,户限为穿,病种也日趋扩大。

　　随着针灸业务的开展,省、市卫生厅局及医院相继聘我为"省立杭州疗养院""中心门诊部""浙江医院""省立杭州医院"等单位的特约针灸医师,还经常邀我会诊。这样我接触的病种就更多了,针灸的治疗范围也扩大到了内科各个系统的疾病。在几十年的摸索过程中,虽然走过不少弯路,有过失败,但从中也有不少收获。现将自己的体会,择其要者述之,或对后学有所裨益。

　　(一)熟读歌赋,继承前人经验　　按症取穴,这是针灸疗法的特点,也是古今针灸家的一贯传统。如"肚腹三里留"。凡肠胃道疾病,如腹痛、腹胀、肠鸣、泄泻等等,都可取用三里穴治疗。这里就涉及到熟读背诵针灸歌赋的基本功问题。各种歌赋,多是前人临床经验的总结,便于记忆,其文流畅,朗朗上口,结构清晰,言简意赅。如"四总穴"即是简单易诵的四句歌诀,其中"面口合谷收"一语,就说明合谷穴常用治疗口腔、颜面部的疾病。

即针刺合谷不但常用止牙痛,且对口腔和颜面部的炎性疾患,也有显著效果。故我在治疗面瘫早期伴神经炎症患者时,每加针合谷而收良效。曾有一例齿龈出血患者,长期服用维生素 C、K 等无效,经我针刺合谷十次后,霍然而愈。此外,曾遇一例血吸虫繁衍地区的农民,肝肿大至脐旁,一日突然剧痛,延我针治。当时我还是首次见到这种肝脏剧痛病人,遂按《通玄指要赋》中"胁下肋痛者,刺阳陵而即止"和《标幽赋》中"胸满腹痛针内关"等记载,选取右侧阳陵泉与内关穴,进针得气后,痛即缓解,留针十分钟后,完全恢复正常。

在前人针灸歌赋的基础上,结合自己多年的临床体会,自撰了"治疗总穴歌",作为临证的重点用穴,现录如下,供作参考。

面口合谷收,曲池配穴优;如遇头痛时,风池效可奏。胸胁内关谋,可向外关透。肚腹三里求,上腹中脘搜,下腹加关元,天枢治脐周。腰背委中求,殷门亦可收,陀脊按部加,斜向脊柱透;下腰大肠俞,上腰肾俞揉。上肢取曲池,合谷肩髃施;下肢阳陵泉,环跳绝骨刺;周身节骱病,疼痛取阿是;避开大血管,胸背禁深刺。

(二)重视操作,掌握针刺手法 针刺手法,是针刺疗法中的重要环节。熟读各种针灸歌赋,虽可继承前人的临证选穴经验,但在针刺疗法中,常因操作手法的不同,而在同样疾病、同样穴位的情况下,其所得的临床效应也不同。因此不论古今针灸学者,皆非常重视针刺的操作手法。这种手法的目的,古代称为补泻,即"虚则补之""实则泻之"。现代称补泻手法为兴奋与抑制:凡是体质动能减退的应予兴奋的方法,体质动能亢进的应予抑制的方法。因此,一般多认为古代所称的针刺补法,即是现代的轻刺激兴奋法;古代的泻法,就是现代的强刺激抑制法。但是二者实际上是否完全符合,却是值得商榷的,下文将谈及这一问题。

1.学习经典,要融会贯通。关于针刺补泻手法的阐述,当推《内经》为最早。如"徐疾补泻""迎随补泻""呼吸补泻""开阖补泻"等,均源于此典。嗣后历代医家在这基础上加以发展,创立了"捻转补泻""提插补泻"以及"平补平泻"等补泻手法。由于古代文字深奥,经典所述又多为原则性的理论,若不加阐释,不结合临床体验,则往往难以学深学透,且易犯理

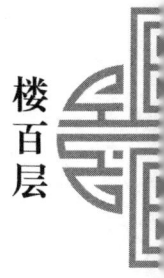

解片面、断简残编之弊。例如"徐疾补泻"法，是以《灵枢·九针十二原》的"徐而疾则实，疾而徐则虚"与《小针解》的"徐而疾则实者，言徐内而疾出也；疾而徐则虚者，言疾内而徐出也"为根据的。起初我亦理解为以进、出针的快慢分别补泻法，然而通过经文的互相印证和临床体验后，看法就深化了。考《九针十二原》中早有"刺之要，气至而有效"的记载，说明要产生针刺效应就必须先得气。这样就不能把徐疾补泻法的操作全程仅仅理解为进出针的快慢。因为将针快刺进穴、慢退出穴，或慢刺进穴、快退出穴，简单地一次即能达到"得气"和"补泻"的效应，显然是难以想象的。为此，对《小针解》这段文字中的"出""内"二字，尤其是"出"字的含义当细细玩味、反复推敲。我认为，"出"者应对"内"而言，"出""内"二字联系起来，就是由浅及深、由内而外、互相往来的意思。因此，徐疾补泻的针刺操作全程应理解为：将针进入穴内后，由浅部徐缓地微捻纳入深部，再由深部疾速捻退至浅部，上下往来，以气调为度，这样可导致阳气内交，所以称之为补法；反之，由浅部疾速捻入深部，再由深部徐缓地微捻退至浅部，上下往来，以气调为度，这样可引导阴气出外，所以称之为泻法。《灵枢·官能》中"明于调气，补泻所在，徐疾之意"及《小针解》的"刺之微在数迟者，徐疾之意也"，就是这个意思。由此推而广之，可认为"呼吸补泻"即是在徐疾补泻基础上，结合患者呼吸时机分补泻的一种方法，而不能机械地把它理解成仅以"呼气时进针，吸气时出针为补；吸气时进针，呼气时出针为泻"。至于"开阖补泻"的"出针后于穴位上速加揉按，促使针孔闭塞，不令经气外泄为补；反之，出针时摇大针孔，不加揉按而令邪气外泄为泻"，是针刺全过程中的后阶段，当与其他补泻手法配合为用，而不能单独使用，故"开阖补泻"实际上不是一种独立的补泻手法，只是徐疾补泻的一个组成部分而已。诚如《灵枢·邪客》所谓："先知虚实，而行徐疾。"《内经》所载针刺补泻法，基本上均以徐疾补泻法为基础，离开了徐疾，也就无从言补泻。

2.博览群书，应互相印证。在学习经典的同时，还应广泛阅读历代名家的著述，互相对照，同中求异，异中求同，以此列彼，互相印证。如对于"迎随补泻"，现今多遵张世贤氏《图注难经》中对《难经·七十二难》的解说，理解成以针尖对经脉的顺逆朝向分补泻，即以针尖迎着经脉来向而刺的是"迎"，为泻法；随着经脉去向而刺的是"随"，为补法。然而考《内经》原著关于"迎随"的阐述有《灵枢·终始》的"泻者迎之，补者随之，知迎知随,气可令和,和气之方,必通阴阳";《九针十二原》的"往者为逆,来者为顺,明知逆顺,正行无间,迎而夺之,恶得无虚,追而济之,恶得无实;迎之随之,以意和之,针道毕矣";又"补曰随之,随之意,若妄之,若行若按,如蚊虻止,如留如还,去如弦绝"(明·马莳氏解作:即始徐而终疾也)。若能仔细推敲这几段经文,并结合《小针解》"……迎而夺之者,泻也;追而济之者,补也"的论述,则不难看出:"迎"指泻法,"随"指补法,"迎随"实乃补泻手法的统称。故马莳氏亦谓徐疾补泻为"迎随"。

此外,如陈瑞孙氏的《难经辨疑》认为:"迎者,迎其气之方来而未盛也,以泻之;随者,随其气之方往而未虚也,以补之";滑寿氏在《难经本义》中谓:"迎随之法,补泻之道也。"高武氏亦同意陈、滑二氏"迎"是泻法,"随"是补法的见解,故他赞同张洁古氏的"呼吸出纳,亦名迎随也"之说。汪机氏在《针灸问对》中除同意陈氏之见外,还批判了以顺逆经分补泻的说法:"迎者迎其气之方来而未盛也,泻之以遏其冲,何尝以逆其经为迎;随者随其气之方往而将虚也,补之以助其行,何尝以顺其经为随。所言若是,其诞妄可知矣,岂可示法于人哉。"

由此看来,张世贤氏的《图注难经》中对《难经·七十二难》的解释是值得商榷的。张氏认为"迎随补泻"是以针尖对经脉顺逆朝向分补泻的一种操作手法,这是不甚妥当的。正如《医学大辞典》对该书所评价的那样:"……其注亦循文敷衍,未造深微。"

(三)研究手法,提高针刺疗效 如上所述,在针刺的临床实践中,常因操作手法的不同,而致取效每有佳逊之差异。现今针灸界对针刺补泻手法中的"提插补泻""捻转补泻""平补平泻"以及"烧山火""透天凉"等复式手法均较常用。对于这些针刺操作手法,我是这样理解与运用的:

1. 提插补泻。按照机体的内外,深浅分阴阳,即以外部的皮肤为阳,内部的肌肉为阴。《针灸大成》云:"夫荣卫者,阴阳也。经言阳受气于四末,阴受气于五脏,故泻者先深而后浅,从内引持而出之,补者先浅而后深,从外推内而入之,乃是因其阴阳内外而进退针耳。"从这段阐述可以看出,调整荣卫内外阴阳之气,即为提插补泻的主要目的。此外,在《问针灸补泻如何》中有:"得气推而内之,是谓补;动而伸之,是谓泻;夫实者气入也,虚者气出也;从阳生于外故入,阴生于内故出。"这更进一步说明了"提插补泻"中,补法的先浅后深、紧按慢提,其目的是为了把体表的阳气"从外推内而入之";泻法的先深后浅、紧提慢按,则是为了把体内的阴气"从内引持而出之"。根据这个原理,我在临床取用躯干部脏器体表的穴位时,多用此种操作手法。这不仅符合上述观点,而且运针时不会同捻转补泻手法那样,易使患者产生针下牵引性难忍或疼痛的感应。即使将针误触及脏器时,也不致造成破坏性的实质损伤(如同进行肝穿刺操作不带有捻转动作)。至于补、泻法的具体应用,则应按照中医辨证:凡是属于虚证的,概用提插补法,如用治阳痿病,疗效堪称满意;属于实证的,则用提插泻法,如对便秘症的治疗,虽按中医辨证有虚实之分,但无论属虚、属实,总以通润大便为治则,这就含有泻的意义,故我概用提插泻法,效果亦颇理想。

若结合现代的针下感应强度(刺激量)来分析,则在针刺得气基础上,凡将针重插轻提的(补法),其针下感应就强(但未超过患者的耐受程度);反之,用轻插重提的(泻法),针下感应则相对较轻。这样就不符合现代的轻刺激是古代的补法、强刺激是泻法之说,且对泻便的作用也难以理解。从现代医学观点来分析,便秘的原因(不论属虚属实),主要是由于大肠运动的减弱,因此只有运用轻刺激的提插泻法以促使肠蠕动增强,方能使大便通行。反之,若施以所谓强刺激即泻法,则会起到肠运动更加抑制的作用。

2. 捻转补泻。在历代文献中,方法各殊,繁简不一,众说纷纭,莫衷一是。目前针灸界对捻转补泻的操作"以捻转较重,角度较大者为泻法""捻转较轻,角度较小者为补法"。这是根据高武氏在《针灸聚英》中对以捻转方向分补泻提出"捻针左右,已非《素问》意矣,而人身左右不同,谬之甚也"的尖锐批判后,而以高氏建立的"其泻者有'凤凰展翅',用右手大指食指撚针头,如飞腾之象,一捻一放……其补者有'饿马摇铃',用右手大指食指撚针头,如饿马无力之状,缓缓前进则长,后退则短"的手法演化而来的。

关于捻转补泻法的应用,古代文献中虽无明确规定,但从《针灸大成》"言荣卫者,是内外之气出入;言经脉者,是上下之气往来,各随所在顺逆而为刺也"的文字来理解,前者是言提插补泻法调和荣卫之气的内外出入,而后者是指捻转补泻法调和经脉之气的上下往来。也就是说,捻转补泻法的主要目的在于通调经脉气血。据此,我在临床上对于运动系统的疾病,在取用四肢部位的穴位时,多用捻转补泻手法为治。凡经辨证属邪盛有余而呈疼痛或痉挛的,概用泻法;反之,属正虚不足而现麻木或痿软的,概用补法。临床疗效表明,以上病症施行捻转补泻法较提插补泻者为佳。

再就针刺感应强度来看,本法虽然符合"轻刺激为兴奋法,即古代的补法;强刺激称抑制法,即古代的泻法"之说。但从其适应范围来说,本法似以运动系疾病较为适宜,不同于兴奋、抑制法那样不分系统地适用,此系立法观点不同所致。由此涉及一个问题,即古代补泻法的内容,并不能仅以"刺激量"来理解、阐述或包括。这也是有待今后进一步探讨研究的课题之一。

3.平补平泻。现今应用的平补平泻法,是以强调手法运用中的一个"平"字命名的。它与《神应经》及《针灸大成·问刺有大小》中所说的"以同一穴位,既施有补法,又施有泻法"而名的平补平泻法的操作方法完全不同。它立法于《灵枢·五乱》中"徐入徐出,谓之导气,补泻无形,谓之同精,是非有余不足也,乱气之相逆也"的记载,仅以不快不慢,均匀地提插捻针为其具体操作手法。虽然这种"徐入徐出"(不快不慢均匀提插捻针)的导气法,并不像其他补泻法那样有一定的操作形式(如针刺的浅深、捻动的快慢、幅度的大小、指力的轻重等),但对诱导邪气外出,导引正气恢复,同样有泻邪补正的作用,都是以保护精气为最终目的,这种治法叫作"同精"。由于这种操作手法强调徐入徐出的提插捻针,为针对"乱气之相逆",亦即一时性的气血紊乱而呈现的虚实不太显著或虚实兼有的病证而设,所以目前针灸界就将这种导气法称为"平补平泻"。

从针刺感应强度来衡量这种以导气法为立法依据的"平补平泻"手法,其针下感应则最多只能达到中等度的刺激量,当属于兴奋法的范畴。若以兴奋法就是古代的补法,抑制法就是古代的泻法的观点来联系对照,那么,这种平补平泻的操作,只能起到平补的作用,而没有平泻的作用。

4.烧山火与透天凉的补泻法。以针刺时针下有无热感或冷感作为手法成功与否的衡量标志,它由上述提插补泻法的基础上发展繁复起来。其针刺感应强度,在使用补法时,烧山火显比提插法强,施行泻法时则二者基本相同。这样又与轻刺激—兴奋法—补法,强刺激—抑制法—泻法之说,适得其反。关于临床应用,亦与其他补泻法一样,以经络学说为依据,结合证候的寒热辨型,并在手法上掌握针下热补寒泻的原则。

至于适应病症,《金针赋》中有"烧山火,治顽麻冷痹……除寒之有准""透天凉,治肌热骨蒸……退热之可凭"的记载。因冷痹是寒气之胜所致,

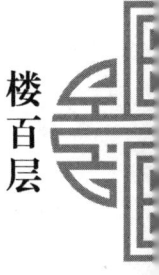

楼百层

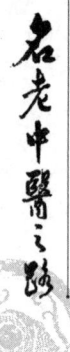

故当用烧山火手法以"温阳祛寒",此又以《素问·痹论》"寒气胜者为痛痹"、《灵枢·寿夭刚柔》"刺寒痹者内热"等为依据。透天凉所治的肌热骨蒸,则由虚火燔灼、骨髓内热所致,多见于一些虚损病人。故循"寒热正治"的原则,用透天凉泻法以退虚热。现代的兴奋、抑制的针感不仅与烧山火、透天凉无法雷同,且不能达到针下的热感与冷感。

结　语

　　回顾个人四十余年的治学经历,既有教训,也有经验。不经冰霜苦,难得透骨香。祖国医学渊源悠久,历代医籍浩如烟海,若要提高业务水平,非得下苦功不可。在求知的征途上,切不可浅尝辄止,亦不可略有所获,便沾沾自喜而停顿不前。我虽年迈,尚不敢自怠,愿与后学诸秀共勉。

（楼星煌　施明仙整理）

学医在勤奋　临证贵辨析

中医研究院第二临床医学研究所副主任医师　　　路志正

作者简介

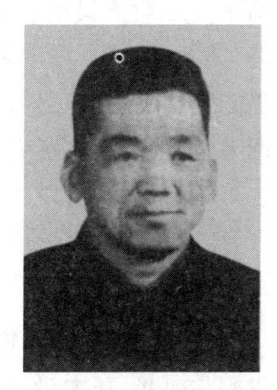

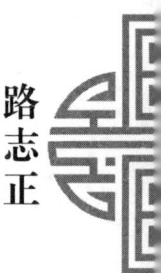

路志正(1920～2023),河北藁城人。从事中医工作四十余年。建国后在卫生部中医司技术指导科工作,为开展中医学术、推广针灸疗法和中西医学术交流等,做了不少努力。历任中华医学会中西医学术交流委员会委员、中医研究院学术委员会委员、广安门医院内科学术研究室副主任。精通中医典籍,对脾胃学说和温病学有较深入的研究。擅中医内科,兼通针灸等,在临床上有较高造诣。曾参加编写《中医临床资料汇编》(1955年)《中国针灸学概要》《中华人民共和国药典》等。

我从事中医工作虽已四十余年,自愧才疏学浅,滥竽医林,无何贡献。但回顾过去的学习,鸡声灯影,备具甘苦,寸积铢累,亦有心得。故特录出,或可用征得失。

幼承家学　积于跬步

家伯路益修为吾乡名医,父亦粗通医道。家境的熏陶,使我幼年即酷爱医学。弱龄之时,父亲即口授《千家诗》《医学三字经》等。六岁入学,业余时间更嘱我诵读《药性赋》《汤头歌诀》等入门书籍。后考入高小,因经济拮据而辍学,随从家伯学医,兼读四子之书。但古文枯涩难懂,有时不免畏难。偶或偷空玩耍,家伯即以《荀子·劝学篇》和宋濂的《送东阳马生序》教我。

伯父教我诵读中医典籍的方法是:先是低吟,即自念自听,吟读数十遍或百遍之数,有若流水行云,出口成诵,形成自然记忆。他反对高声朗读或强记在心,否则忘却亦快。低吟之后,要逐渐放慢速度,边读边体会文中涵义,所谓"涵味吟诵",务求弄懂原文。孔子曰:"学而不思则罔,思而不学则殆。"逐渐使我认识到背诵和理解之间相辅相成的关系,所谓"读书百遍,其义自见"。许多名篇大作及中医经典都是这时诵读的,至今不少原文仍能朗然成诵,深感得力于当年窗下功夫。而且,习惯成自然。晨间如不读书,则怅然如有所失。朗朗上口,乐在其中。今虽六秩,其趣不减。

熟读经典　医文并重

一九三四年伯父创办医校,我正式学医。时值山西盐城名医孟正已先生游学河北,在无极一带医名甚噪。伯父与之交往极密,命我拜其为师。孟师经验丰富,于医理造诣尤深,治学严谨,教授有方。主张学习要从难入手,首先学好经典,然后旁通诸家,方能取到高屋建瓴之效。指定书目主要是《素问》《灵枢经》《图注难经脉诀》《伤寒论》《金匮要略》《本草备要》等。由于伯父深知中医古籍文义深奥,有些字多音多义,古体假借情况甚多,且无断句,学习经典首先要过好文字关。若无坚实的古文基础,则难以登堂入室。特聘清末秀才陈宣泽先生教授《易经》和《古文观止》等。医文并重,不仅提高了文学素养,而且加深了对经文的理解和记忆。如学习《易经》了解了阴阳变化、消长盈虚的规律,从而更有助于理解和掌握中医的阴阳学说。古人有"易于医通"之说,即是指此。

《内经》乃中医理论之渊薮。王冰称其为"至道之宗,奉生之始"。但其言简意博,理奥趣深,学习时要结合诸家,多方考虑,择善而从。其难解之处,尤要结合临床,不可贸然否定或擅做改动。记得初读《素问·生气通天论》时,对"因于暑、汗,烦则喘渴,静则多言,体若燔炭,汗出而散"一段经文颇为费解。窃思既有"汗"出,何以又云"汗出而散",遍查各注,莫衷一是。丹溪翁更将暑改为"寒",以明其可汗之理。后读东垣及温病各家论述,并验之临床,始感丹溪之改值得商榷。盖暑证汗出,既是邪热蒸迫津液外泄之象,又是邪热得以外解之途,非表虚亡阳之汗可比。故初起需"汗出而散",绝对不可以止汗。后世以新加香薷饮治暑温初起无汗,白虎汤加减治暑温壮热烦渴、汗出之证,无不取辛散退热之意,所谓"暑当与汗俱出,勿止"之谓也。可见,一个问题需反复思考,多方查证,并结合实践,才能真正理解。再如切脉,《内经》有"三部九候"之论,由于种种原因,后世发展为"独取寸口",但实践之中常感不够。如大面积烧伤及某些血管病患者,寸口无法切按或无脉,则不仅需"三部九候"进行诊脉,甚至凡体表未被灼伤部位,一切可触到之动脉,皆可切按。如脐间动气,十二经脉等常可弥补独取寸口之不足。对于危难重症欲知其预后吉凶,还须以下部三候(足厥阴、足少阴、足太阴)中诊视,即古人谓之枝叶虽萎,而树根犹荣也。

　　在诵读原文的同时,要选择一些注本进行阅读,以加深对原文的理解。且许多注家有精辟的论述和极有见地的发挥。为此,家伯和孟师要我在读书时,除先读序言、凡例以了解其写作动机、过程及大致内容外,还要重视注文的学习。如王冰在注《素问·至真要大论》"诸寒之而热者取之阴,热之而寒者取之阳"时,提出了"壮水之主,以制阳光;益火之源,以消阴翳"的治疗原则,对临证有极大的指导意义。张景岳在"阴阳者,天地之道也"下注有"道者,阴阳之理也;阴阳者,一分为二也"的精辟论述,若不细读,焉能得知!对于其他典籍的小注眉批,亦应细读,不可草草放过。如汪昂《增补本草备要》,其注文博采各家所长,引证广泛,立论公允,文字简练,要言不繁,不仅了解许多医家之用药特点和经验,学到不少有效方剂,且可节省大量时间,真是一举多得。如黄柏治口疮下小注云:"治口疮用凉药不效者,乃中气不足,虚火上炎,宜用反佐之法,参、术、甘草补土之虚,干姜散火之标,甚加附子,或噙官桂,以引火归元。"寥寥数语,而理法方药井然一贯,从中可以得到反治经验。其次,一些有效的单方验方常以小故事体裁记述下来，既引人入胜，又易于记忆。如枳壳条下，方士进瘦胎饮；蛤粉条下，宋徽宗宠姬病痰嗽，面肿不寐，李防御治之不效，向走方郎中求得黛蛤散。它如肺损用白及末，产风血运用华佗愈风散（荆芥穗），阳明头目昏痛用都梁丸（白芷），胃气痛用良附丸等等，至今仍为医家所习用。

上下不通之"关格"证及二便不通之证，病势急迫，医者甚感束手。我在翻阅《本草纲目》时，观四十一卷"蜣螂"（又名铁甲将军、推车客）条下，云其"治大小便不通"（大便不通用上截，小便不通用下截，二便不通全用）；"蝼蛄"有"利大小便"之效，用治"十种水病""大腹水病""小便不通大便闭"之证（用时取下体）。临证用于二便不通之证，果然有效。一妇因针刺后感染，二便不通，腹胀难忍，不可触摸，需支架护其腹部，饮食难进，极度虚弱，因处以蜣螂、蝼蛄、人参、附子等攻补兼施之剂。药后二便通利，所下结粪如羊矢状，大量尿液亦浸泡其身，遂得痊愈。可见无论正文、注文，皆是前人经验总结，都应仔细钻研，验之临床，方能有所收获。

"眉批"亦是评注者在熟读精思、深明个中三昧后，以最简练的语言在原文上方，提出的个人评价或见解，多是最关键、最吃紧处。使读者从疑似之间得到正确的理解，具有提纲挈领、画龙点睛之妙，亦值得认真阅读。

勤于实践　善于总结

随师侍诊是临床实践的第一步。我初见病人时，茫然不知所措，但边抄方、边体会老师诊病时的一言一行。侍诊日久，则对老师辨证思路及治疗特点有所认识，并逐渐能够独立思考。许多病症不经过实践是难以认识和掌握的。如亡阴亡阳之重证，若不当机立断，危在顷刻。而只有书本知识，不经过临床体验不敢决断和处理。随伯父侍诊时，曾治一赵姓患者，证见头身汗出如雨，四条毛巾擦拭不迭，心慌气促，四末厥逆，脉细如丝，伯父诊为大汗亡阳之证，遂投大剂参附，随煎随饮，三小时后汗收厥回而苏。使我对大汗亡阳留下深刻印象。类似病例在我侍诊时见到很多，对以后临证中抢救亡阳亡阴重证教益很大。

一九三九年之后，我独立应诊。凡日间疑似难辨、立法处方无把握者，则于晚间研读有关书籍，即是古人"白天看病，晚上读书"的方法。尤其是阅读一些医案，如喻嘉言《寓意草》《章楠治案》《柳选四家医案》《临证指南医案》等,以提高辨证分析能力,从前人验案中得到启发。前贤谓读书不若读案,确有一定道理。

在实践中应不断总结,循序渐进,逐步掌握一般疾病发展、转化、预后及诊治的基本规律。如"消渴"一证,有上、中、下三消之说,前人论之甚详。积多年临证观察,我常以脏腑经络辨证,认为本病发于中,起于胃,次及于肺,终归于肾。初因脾胃失和,而致胃热伤津;继则子病累母,胃热上蒸,灼伤肺阴;终则下传于肾,真阴受损,阴损及阳,气化不行,而渐由阴虚阳亢,导致阴阳俱衰。故初则宜白虎、增液清其胃脾燥热。其腑实者亦可以调胃承气釜底抽薪治其标,再用清胃养阴治其本;在肺则以生脉散、白虎剂清胃润肺;入肾则先用生脉散、地黄汤、大补阴丸滋其阴,阳衰者则宜肾气丸益火之源,助其气化。以此辨治,较为简明。但应注意,消渴虽以阴虚燥热为特点,治以养阴清燥为常法,然"火与元气不两立""壮火食气",又以正气不足为其本,故用药不可过于寒凉,尤应忌用苦寒,而始终要注意益气扶正,助其气化。如黄芪、太子参等,常宜相机选用。

此外,不仅要总结成功的经验,更要善于总结失败的教训。一九四二年,乡中陈某患温病逾月,屡治不效,延请往视。至时家人正焚香拜佛,祈祷神灵。患者年方十七,观其僵卧于炕,两目直视不眩,面色晦滞,昏睡不醒。观其舌,质暗而紫,苔黄厚而干。切其脉如转索,左右弹指。扪鼻察息,呼吸虽慢而尚匀,吐气虽微而仍温,四肢逆冷。索观前医处方数十张,多宗白虎加减,而方中石膏用量颇重,初用二两,渐增至半斤,且皆煅用。面对此等危症,一时难于决断。沉思良久,悟出此系石膏用之不当。石膏煅用,失却解肌之效,而成寒凝之弊,遂致邪热内伏不得外达,犯了"汗不出者,不可与也"之戒。欲解其凝,必以温通。虽热伏于内,但元气已衰,遂以参附汤化裁,以人参、淡附片、紫油桂各五分,煎水频服,观其动静。翌晨,家人喜来相告,药后至夜半时,病者眼启能言,少思饮食,四肢转温而能屈伸。我因忙于诊务,以为既已见效,可守方不变,嘱其继进两剂。孰知三日后家属张惶来告,言服完两剂后,骤然烦躁不安,赤身裸体,言语不休,行动狂妄,如有神凭。我急往诊视,果如所述。见其面色红赤,舌质红绛,苔黄燥而有芒刺。询其大便数日未行,口渴思饮,手足濈然汗出,其脉沉实有力,纯系一派阳明腑实之候。遂用增液承气化裁,以滋阴润燥,荡涤腑实。药后当晚下燥屎二十余枚,二日后热退身清。事后,我自责临证草率从事,

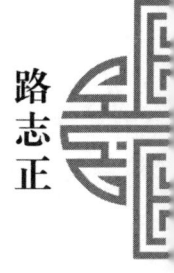

路志正

致生变端。本例初用温通回阳之桂附,原为救急扶正之图,既已奏效,则当更议他法,然未详察,以为得效而觉原方药少量小力薄,可再继进。致使燥烈之性激发伏热,二火交炽,亢盛莫制,遂成阳明腑实之证。误治之失,甚为内疚。深感医者责任重大,且医理精深,必须详究。倘稍有疏忽,则祸不旋踵。孙真人谓"胆欲大而心欲细,行欲方而智欲圆",诚为至理名言,应为医者之座右铭。

博采众长　融会贯通

中医理论,博大精深;中医著述,汗牛充栋。如徒执一家之言,则很难窥其全貌,得其精髓,临证用之,亦甚感不足。故在学习经典著作的基础上,我开始浏览各大名家著作,受益匪浅。在《内经》"人以胃气为本"思想的指导下,我临证无论内伤、外感,均重视调养后天之本。治法则多取仲景、东垣、叶桂诸家之长。张仲景"保胃气、存津液"的思想贯穿《伤寒论》之始终;而东垣所立升阳益胃、补中益气、升阳泻火等法补前贤之未备,为调理脾胃之圭臬,然立法处方却详于脾而略于胃;至叶氏"太阴湿土,得阳始运;阳明燥土,得阴自安""脾喜刚燥、胃喜柔润"之论,又补东垣之不足,所列甘平、甘凉濡养胃阴之法,实开后世之先河。合诸家之长,调理脾胃,重在升降,顾其润燥,常以羌、防、升、柴、荷叶、荷梗、葛根合健脾益气之品以升脾阳,而用杏仁、杷叶、竹茹、苏子、苏梗合清养胃阴之味以降胃气。藿香有芳香化湿,悦脾和胃,升清降浊之功,亦常选用,并酌加少量大黄,冀其腑气一通,胃气自降。若脾阳不足,又兼胃阴亦虚,则既不可过于温燥,复劫胃液,亦不可过于凉润,重伤脾阳。如"萎缩性胃炎"一病,临床辨之,多属气阴两虚,或挟湿邪为患。往往因胃阴不足,津不化气,渐及脾胃阳气受损,脾虚不运,又兼湿困,而致阴阳俱伤,形成虚实夹杂之证。其治虽宜益气养阴,但益气需补而不壅,养阴宜滋而不腻,化湿当利肺气,运脾醒脾,行而不燥,常以甘寒而不宜苦寒。养阴常用沙参、麦冬、石斛、玉竹;升阳健脾多用葛根、荷梗、太子参、山药、茯苓、白术、扁豆等;理气多选用玉蝴蝶、绿萼梅、梭罗子,而不用广木香、沉香等辛温香燥之品,以防耗气伤阴;如胃酸缺乏者,则以甘寒与酸寒生津之麦冬、玉竹、甘草、白芍、乌梅等,共奏酸甘化阴之效;挟湿者,可酌加藿梗、半夏、杏仁以化湿醒脾,开胃利肺,但不可久用；若病久则虑其入络，常加入玫瑰花、代代花、丹参等活血通络之品，临证以此治之，多有效验。

胆结石症，近来多以大剂清利，甚或"总攻"治之，施于肝胆湿热者，收效恒多。而用于体质素亏，脾胃虚弱，排石无力者，则非攻下所宜。故仲景有"见肝之病，知肝传脾，当先实脾"之教，岂能忽之。而纯事清下，不予辨析，致苦寒伤胃者有之，下伤肝脾者有之。因之，我对于此类病症，多以健脾和胃合清利湿热法同用，寓攻于补，攻补结合。如曾治一胆总管树皮状结石患者王某，经中西医会诊皆以为胆管阻塞，胆囊膨胀到鸡蛋大，毫无收缩能力，结石排出不易，必须手术。但患者年逾花甲，不愿手术，根据其体质虚弱等病情，而用香砂六君、补中益气等健脾益气，佐以清利肝胆湿热之品，治疗三个月，竟将结石排出而收功。

再如"石淋"一证，今人亦多主湿热之说。认为湿热蕴蒸，煎熬津液而成，故主以清利湿热为治。殊不知水为阴，寒则凝，若与尿中杂质相合亦可导致石淋，则非温通不可。若徒以清利投之，犹如霜上加冰，难以奏功。故不唯"八正""石苇"可消石淋，他如"肾气""真武""黄芪建中"亦可选用，务以识证为先。前贤刘宗厚有言："淋闭有寒热之殊。"罗知悌亦有"主寒"之论。若不会通各家，执一而论，焉能十全？

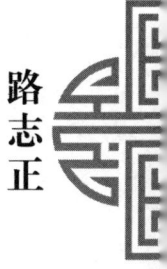

提高疗效　针药并行

医以解除患者疾苦为事。医针虽小，然收效神速，具有简、便、廉、验之特点，故古人有"一针二灸三服药"之说。观《内经》之治，多以针为法，《灵枢》八十一篇，古有"针经"之称。故针灸乃中医学重要内容之一，不可低估。我早年即拜王步举先生为师，深研《灵枢》《甲乙》《针灸大成》中重要篇章，熟读其中"百症赋""标幽赋""马丹阳十二穴歌"和《医宗金鉴·针灸心法》之"经脉循行歌""穴位分寸歌"。数十年间，常假此以起顽疴，得益甚多。

然针灸之学，易学而难精。首先明其理论，所谓"业医不明脏腑经络，开口动手便错"。有人以为针灸乃一小技，有何理论可言，这是偏见。若其深研《内经》《甲乙》，则知其高深，不是一蹴可得，非下苦功不可。故针灸之学，不能只从几个穴位着眼，而应从整体观，从脏腑经络学说入手学习，理解脏腑、经络、腧穴之间的密切关系。"腧穴"决不只是局限的一个点,而有其一定范围。针刺之感应是由点到面,由面到线,方能收到较好效果。除熟记十四经腧穴外,应重点掌握好四肢肘膝以下之五腧穴等特定穴,同时对经外奇穴亦不可忽视。我从多年实践中曾发现个别奇穴,如"遗精穴",位于男腹部脐下正中三寸,旁开一寸处,左右各一。主治遗精、早泄、阳痿、阴囊冷湿,已收载入郝金凯著《针灸经外奇穴图谱》一书之中。

针刺时,不仅要重视刺手(右手)的作用,而更不可忽视左手(押手)的作用。《难经》谓"知为针者,信其左;不知为针者,信其右",即是强调了押手的重要性。得气感应,多先从穴下反射到押手上的一瞬间,刺手针下的沉、紧、酸、麻、胀感随之而至。对补泻手法,前人有许多宝贵经验,我常将"迎随""呼吸""提插""捻转"等手法融合一起,喜用"烧山火""透天凉"两法,分别治疗虚寒性和热性病症。对发热、咽喉肿痛等症,则配合少商等井穴放血一珠,收效更捷。即是类中风初起,面红升火,舌强语謇,神志欠清之际,急使人拦腰抱定,并固定其头部,以圆利针点刺手足井、宣穴出血,有减缓头部充血之利,而无加重中风之势。他如面瘫、头痛、脘痛、腹泻等症,内服药物固亦有效,但配方煎药费时,而针灸随时可用,立竿见影。若内科医生兼会针灸,则如虎添翼,不仅见效快,疗程短,且易巩固。一九三八年夏,一妇傍晚来诊,适师外出,余见其面色淡黄,目合口噤,龂齿寒战,四肢搐搦,脉弦而紧,询其夫,始知数日前避暑热,院外就寝,夜半暴雨骤至,突然惊醒,急忙回屋,不慎左额部碰于门框之上,致局部紫黑血肿,时而隐痛,未予重视,不意今日上午全身恶寒拘急不适,午后病势加重云云。详为辨析,显系破伤风之候,伤势不重,病尚轻浅。根据老师治法,先针风池、风府、百会、合谷、阳陵以驱风止痉,开关通窍;后以华佗愈风散合玉真散加减投之,嘱以黄酒一两为引,取微汗为度。药后竟至霍然。对老师经验不仅大为叹服,且更体会到针药并投之神效。

应该注意的是,用针同用药一样,须根据辨证论治原则,先辨证,次立法,处方后再为下针,而且要详记医案,不可孟浪从事,否则不仅疗效不高,且易发生事故。一九五二年我曾遇一起因记载医案不详而发生折针的医疗事故。为此,在《北京中医》发表过一篇"谈谈针灸处方,避免医疗事故"的短文。希望引起针灸同道的重视。

师古不泥　有所创新

我初入医林,家伯及孟师即常以扁鹊撮《内经》之要为《八十一难》,仲景承"热论"而述《伤寒》,金元四大家宗岐黄之学而各树一帜教我。不仅要效法古人,更要善于思考,有所创见。

六淫致病,各家皆有所论,但风、寒、火、热之邪向为人所重视,而对湿邪则论述较少,丹溪虽有"六气之中,湿热为重,十常八九"之说,但亦详于热而略于湿。叶天士明确指出:"吾吴湿邪害人最广。"因为江南水乡,沟渠纵横,天热下逼,地湿蒸腾,人处其中,易得湿病,诚乃真知灼见,因对治湿之法,大有发挥。但有人认为,北方干燥,刚劲多风,则湿邪不甚。余曰不然。积多年临床体会,湿邪伤人有天、地、人之不同,有内外之别,邪正之争。夫天暑下逼,氤氲蒸腾,或受雾露雨淋,是天之湿也;久居卑湿之地,江河湖海之滨,或水中作业,是地之湿也;若暴饮无度,恣食生冷,或素嗜浓茶,或饥饱失常,肥甘厚味,皆人之湿也。天地之湿伤人,诚为外湿;而人伤饮食,则多为内湿。湿邪伤人,无论内外,最易困遏脾阳,令脾阳不振,失其运化,所谓"湿困脾土"是也。而脾虚不运,轻则停而生湿,甚则聚而成饮,凝而成痰,积而成水。外溢则为肤肿、疮痒、湿疹;上泛则见头重如裹,咳逆眩晕;停于中则脘痞纳呆,胸闷呕恶;下注则为泄泻、白浊、带下等症。凡此之类,皆属湿证,所谓"诸湿肿满,皆属于脾",随其所在而表现不同。除一般特点外,临证尤应注意其舌脉。舌体多胖大,质呈暗淡或暗紫,苔多黏腻滑润,脉多濡缓细涩。

治湿之法,古人多有论述。除根据上、中、下部位之异,脏腑寒热之殊,采取不同治法外,临证时尤应注意通、化、渗三法。"通"乃温通或流通之意,因湿性重浊,最易阻遏气机,故宜杏、蔻、橘、桔等调理宣通三焦气机之品,更重在调理脾胃之升降;"化"则应注意湿邪之转化,温化寒湿时忌用大辛大热,以免过燥伤阴而化热,清化湿热则忌大苦大寒,以防湿邪凝滞或过伤脾阳而寒化;"渗"指以淡渗或苦渗之品引湿下行,所谓"治湿不利小便,非其治也"。当然,治湿还应和健脾、温肺、益肾合用,方为治本之图。

冠心病,医家多以通阳宣痹之瓜蒌薤白剂取效,或从气血瘀阻以活血化瘀收功。我治一冠心病,房室传导阻滞患者,前医曾选用宣痹通阳、益气

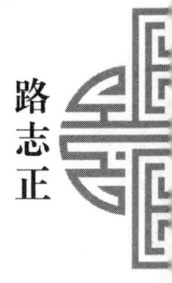

路志正

241

养血、活血化瘀之剂及扩冠等西药而效不显。观其胸闷脘痞、恶心欲吐、口黏、口干不喜饮、头晕目眩、舌胖嫩、脉濡缓等见证，显系湿浊中阻，郁遏心阳所致。遂以运脾祛湿、芳香化浊法，药用藿苏梗、清半夏、云茯苓、杏仁、菖蒲、郁金、路路通等而得愈。

"便秘"一证，常用下法，或攻下，或润下，或温下，或用导法，或攻补兼施，务令其下。一妇二十二岁，患便秘五年，靠双醋酚汀排便，先是二片，后加到二十二片始得一便。经某院住院检查，诊为"功能性巨结肠症"，虽经中西药物治疗，未见显效，拟动手术。患者畏惧，前来就诊。证见腹胀溲少，纳差乏力，少饮水浆则全身肿胀难忍，苔薄白而干，脉濡而弱。辨其为湿邪壅盛，阻于大肠，影响三焦气机通畅。治宜温化湿浊，宣通气机为法。仿吴鞠通宣清导浊法意，用茯苓、杏仁、藿苏梗、晚蚕砂、川朴、皂角子、炒莱菔子等药仅十剂，竟收全功。

"发作性睡病"，中医称"多寐""嗜卧"。究其因，有胆热好眠者，有气血虚弱者，有髓海不足者，但仍以湿邪困脾者为多。而湿困脾土又有湿重和脾虚之辨。湿重者，体多肥胖或久居卑湿之地，或素有茶癖，或暴饮无度而致水湿停渍，困遏脾阳，证以肢体酸困、沉倦无力、胸脘痞闷为主，苔多白腻，脉来濡缓，治宜芳香化浊、燥湿健脾，方用藿朴夏苓汤加减。脾虚者证以肢体倦怠、脘腹胀满、食入则昏昏欲睡为主，苔白质淡，脉多沉弱，治宜健脾益气，以醒脾困，方用六君子汤加砂仁等治之。余用此法，曾治愈多例病者。

"脑震荡后遗症"，近人多以活血化瘀入手，这仅是治法之一。殊不知脑为清灵之府，跌仆惊恐，最易引起气机逆乱，而变生痰湿。痰湿扰乱清空，则头痛、头晕、麻木、恶心呕吐，诸证丛生。我治疗此类病证，除一般常用之平肝熄风、镇静安神、活血化瘀法之外，尚多从痰湿考虑，以温胆汤化裁，亦每多效验。

我举以上数例，说明湿邪为害，伤人甚广，不独南方多见，北方亦未可忽视。为医之道，不可拘泥和故步自封，要在根据情况，灵活变通。需知法有常变，知常不知变，则难中病情；只有知常达变，方能恰中契机，才是圆机活法。

许多疾病，古人未能述及，须在临证中不断探微索隐，有所发挥。如"多寐"一证，虽常见以上几种，但亦未可概论。尝在门诊治一"发作性睡病",以其有鼻塞胸闷、痰多黏白、气短浮肿等见证,辨为肺气失宣,鼻窍不利所致,竟以疏风宣肺、清气化痰法得效。药用苍耳子、白芷、桔梗、前胡、法夏、陈皮、黄芩、牛蒡子、竹茹、黛蛤散、六一散、芦根等五十余剂而治愈。说明肺窍不利亦可引起嗜眠,岂可尽归于脾湿、胆热哉!我们临证之际,切不可以固定证型套病者,对号入座。若此,无异作茧自缚。

勿囿西医病名 总以辨证为要

新中国成立以来,由于贯彻党的中医政策,多数中医同道参加了国家医疗、教学、科研工作,中西医接触频繁。但在中西学术尚未沟通之前,除应注意加强团结、互相学习、取长补短外,在临证会诊之际,仍应根据中医理论,四诊八纲,辨证论治,方能获效。切忌囿于西医病名,限制中医的辨证思路,使无所措手足;或按西医诊断投药,进退无据。须知中医学在其漫长的发展长河中,对疾病的认识积累了丰富的经验,形成自己独特的病名。早在《内经》中就有"风""痹""痿""疟""血枯""鼓胀""消""瘅"等病名。迨至《金匮要略》更以病名命篇,为临床识病辨证相结合之规范。后世递相发展,形成一套辨病辨证相结合的理论体系。徐灵胎曾有"凡病之总者谓之病,而一病必有数证"之论。根据前贤教诲,结合个人体会,我认为辨病是以明病之类,辨证乃可求病之因。以病名为纲,则证候为目,而病因为本,辨病辨证相结合,则纲举而目张矣。实质上,辨证论治四字,即已概括了识病、辨证、求因、施治、理、法、方、药诸方面的问题。而非中医学无有病名,但较之近代,其统一性尚欠完整耳。

尝治一妇,乳中结核累然,乳头时渗清水,两乳发胀,胸胁胀满掣痛,经期尤甚,诊其脉象沉弦,舌苔薄白。西医诊为"乳腺副腺增生症"。一医以其炎症从火,予以清热解毒之剂。药后更觉胸闷不舒,脘痞纳呆,遂转求余治。盖乳头属足厥阴,乳房属足阳明。当其五七之年,阳明脉衰,兼之忧思恚怒,肝失条达,而致肝木侮土,气血痰湿胶结不化,致成"乳癖"之病。其因在于气滞,证属肝脾不和。遵"木郁达之"之旨,予疏肝健脾、解郁通络之治。用醋柴胡、青蒿、橘叶、丹皮、栀子、当归、白术、薄荷、王不留行、路路通、生甘草,凡五诊,月余而平。

有些病证,中西医病名不同,然其临证表现有的相似,虽可借鉴,但其

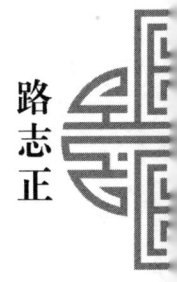

路志正

认识亦有差异,不可混为一谈。"甲状腺肿大",虽类似中医之"瘿瘤",但情况又各不相同。而"甲亢"一证,则与"气瘿"近似,多为本虚标实之候。本虚者,气阴两虚;标实者,胃热肝郁或化火生风。初则宜清肝泄热,佐以养阴清胃,以龙胆泻肝汤、丹栀逍遥散化裁之,或酌投白虎、竹叶石膏汤加减。中期则气阴两虚较为明显,以益气养阴之太子参、山药、黄芪、沙参、麦冬、玉竹、白芍、元参、女贞子等为主,佐以夏枯草、黛蛤散、生牡蛎等清肝平肝之品,并酌加小麦、莲肉,以养心阴,敛汗平悸。后期阴虚火旺渐平,而以脾虚痰阻为明显,常以参苓白术散加减。颈肿和眼突多由肝火挟痰凝滞而成,故应以滋阴潜阳,软坚化痰之鳖甲、夏枯草、生牡蛎、浙贝母、旋覆花、黛蛤散等主之,因其并非全系水土缺碘所致,故不宜必用海藻、昆布、海带等味。至于其他甲状腺瘤,则当以活血化瘀、软坚化痰、滋阴潜阳等法治之,海藻、昆布等自在当选之列。曾以此法治愈"甲状腺冷结节"患者,疗效尚称满意。

有些病症,经西医确诊,而中医典籍中虽无记载,但不见得古无此病,尚可从某些类似症状中得到启示。如"新生儿硬皮症",与中医儿科"五硬"症相似。其病因病机,或为气血两虚,则血行不利,不能荣养肌肤四肢而致;或为土虚木旺,精血不能濡养筋脉肢节。一般来说,前者易治,后者较难。我常以王清任之补阳还五汤益气活血,以治前者,令气行血行,则肢节得养;后者则以健脾益气、崇土制木法,以四君、六君增删而治之。

许多病症,现代医学一时亦诊断不清,或虽有诊断,亦原因不明,或诊断虽明而疗效欠佳。均应根据中医理论,认真钻研,勤求各家学说和经验,亦可从中得到启发。如能不断积累经验,则对丰富中医宝库,不无帮助。曾治一"周期性发热"病者韩某,一九七六年十月开始发热,每月一次,持续三至五天,体温 $38.5 \sim 39.5℃$。至一九七九年九月曾先后十次住院,经检查为免疫功能缺陷,虽中西治疗,未能根除,遂求诊于余。见其体瘦面黄,面目无神,手足及鼻尖易出汗,发热日晡为甚,脉沉取无力。诊为元气虚、阴火盛、营卫不足之证。以补中益气汤加首乌、鳖甲、牛膝为治,半月而愈。随访至今,未再复发。

互相勉励　共同提高

　　以上仅就学习和从业的肤浅体会作一简介,我深感医道精深,不可浅尝辄止,而医者责任重大,临证不可不慎。诊病时务要审证求因,以究其本;论治时注意燮理阴阳,以平为期。而治病之道,贵在因势利导,以疏通气血调理阴阳为要;用药之旨,要在切合病机,制方务求稳妥,用药宜轻灵活泼。古人云:"药贵精,精则专;忌庞杂,杂则无功。"治病不在药多量大,确为经验之谈。当然,对于急症重症,则又非大剂、峻剂不能取效。若能悉心临证,灵活变通,则可精益求精。我年逾花甲,深感读书不多,经验更少,愿与同道及后学者共勉,互相学习,共同提高,以求对中医事业做出微薄贡献。

　　　　　　　　　　（王鹏宇　姚乃礼　路喜素整理）

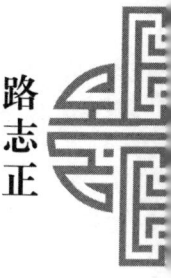

路志正

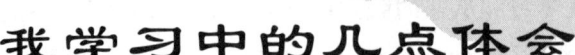

我学习中的几点体会

武汉医学院第二附属医院

中医科主任　　蒋洁尘

作者简介

蒋洁尘(1918~1982),湖北汉阳县人。从事中医临床和教学工作四十余年,著有《中医学基础》,并先后在京、汉、穗、鄂等医刊发表论文多篇。著有《景岳新方选》《金匮选注》等。

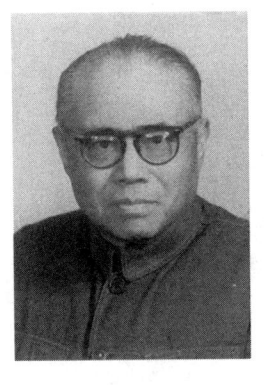

余自幼多病,早有习医之念。于一九三三年春购得陆士谔编著之《医学南针》一套,继而又购读该篇后附记之必读医书:《内》《难》《伤寒》《金匮》等。唯因无师指点,暗中揣摩,未能窥得门径。厥后,得阅恽铁樵之《伤寒论辑义按》及陆渊雷之《伤寒论今释》《陆氏论医集》,以其浅而易懂,读后对此道渐次有所理解,而更坚定学习中医之信念,乃于翌年考入湖北国医专科学校就读。三年后卒业行医。于执业开始时,一度专攻《伤寒》《金匮》,醉心"经方",对宋、元、明、清诸流派的产生,认为是历史的倒退;曾蔑视温病学派,以为叶桂、吴瑭喜务轻灵,果子药不能愈大病。后临证渐多,方意识到此乃偏执。所谓"经方""时方",同样来自实践,用之得当,均有良效。在这一阶段,同时又有一偏见,即认为中医优异之处,体现于临床实践,从而只重视临证有效之方药,除唯视仲景为"不二法门"外,不甚留心其他理论,误认为这样是崇尚质朴,避免空谈。迨后,受到师友之熏陶,结合临证之体会,乃渐次认识到理、法、方、药之间有不可分割的关系。方药脱离了理法的指导,就不能称其为方药。撇开了理法专讲方药,名曰重视,实际上并不能称其为重视。从表面上看,这是重实践轻理论,实际上却是否定了实践和理论相互间的辩证关系。认识到此,余在尔后行医时,得以较好地处理理论学习和临证实践的关系,进而对法的重要作用及其正确运用有所体会。谨提供于此,以作刍荛之献。

“法”,是辨证论治之纽带

　　中医治病之特点为辨证论治,具体而言,不外理、法、方、药四个方面。所谓辨证或“理”,即是认识疾病,诊断疾病;所谓论治或“法、方、药”,即是解决疾病,治疗疾病。认证清晰,论理精当,诊断确切,是治疗疾病的前提;确定正确的治疗方针,选择恰当的治疗手段,是使疾病得以治愈的保证。因而理、法、方、药实为一密切相关的整体。这四个部分,何者重要,何者次要,看法容有不同,所谓见仁见智。依余浅见,论理正确是治病的前提,殊为重要,但需在辨证基础上,拟定治疗法则,选用适当方、药,方能完成辨证论治之全过程。其中“法”的拟定,既反映诊断,又指导治疗,起到承上启下之纽带作用,更为重要。辨证——论理,正如对敌我双方形势之分析,为制定战略战术之依据;治疗法则乃是根据敌我形势所制定的作战方针,具有战略意义;选方用药则是在战略思想指导下所运用之具体战术。古人谓“用药如用兵”,概括实为允恰。故方、药如离开治疗法则的指导,则等于无源之水,无本之木,只是药物的堆砌而失去方义。临床上正是依靠“法”这条主线,将理、法、方、药串成一有机的整体,而“法”在其中既独立存在,又渗透于理、方、药之中。这同武术家讲究手、眼、身、法、步,异曲同工,即“法”既为一端,又体现于手、眼、身、步之中。故严格讲来,理、法、方、药四端不可平列,其主线和关键是“法”。

　　中医自汉、唐以降,逐渐发展为各个流派,形成各流派的实质正是治疗法则,即以“法”分派。例如,金元四大家,不正是以“寒凉”“攻下”“补土”“养阴”各派著称吗?降至后世,凡有成就、影响较大之中医名家,无不都是在治法上具有独到之处。如清·王清任擅长活血化瘀,居然以活血化瘀

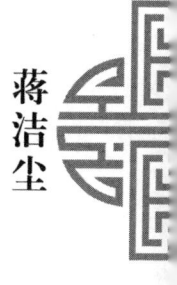

蒋洁尘

治疗五更泻、霍乱等等。又《医学广笔记》与《陆氏三世医验》均曾提及朱远斋其人。朱氏擅长攻下，有自制"润字丸"一方，屡以攻下愈重证，深受丁长孺（《医学广笔记》之编者）及陆养愚之赞扬。总之，名家之出名，均表现在治法上有所专长，可谓代有其人，兹不一一列举。

因此，学习中医如不在掌握法则上狠下功夫，决难取得高深造诣。一部《内经》，方药虽少，理法独详，特别是有关治法这部分，散见于各篇章之中，扼要精当处，殊不少见，对具体选用方药起着重要指导作用。故学习时必须深究《内经》中有关治疗法则之记载，即使是片言只语，也当精思冥悟。《伤寒论》条文共三百九十八条，前人称"伤寒三百九十八法"，提到"法"的高度来看待它，这是对《伤寒论》的推崇。陈藏器的"十剂"、程钟龄的"八法"，都能在《伤寒论》的方药中得到具体说明。

专门搜讨治疗方法的医籍，颇为少见。日本丹波元坚编著的《药治通义》编审精当，持论平正，收集得也很完备，值得参阅。

在"法"之指导下学习方剂

（一）学习方剂，须明方义　前人曰："方者法也。"意即方剂须体现法则，如方剂无法则作指导，势必形成"有药无方"。前人又曰："方者仿也。"意即方剂是可以仿制的，如只知生搬硬套，呆用成方，必将导致"有方无药"。"有药无方"与"有方无药"，其失相等，都是抽掉了法则的内容。临证拟方、用药，均宜根据病情需要，固不必囿于前人"成方"更不得流于药物堆砌，要点在于依"法"选药组方。由是，临床上可以"有法无方（成方）"，万不可"有药无法"。有鉴于此，学习方剂不可限于背诵歌诀，呆记药味，亦不只是了解其适应证，重要的是要理解其方义。尤怡的《医学读书记》中"补中益气汤、六味地黄丸合论"值得一提。论中谓："气虚者，气多陷而不举，故补中益气汤用参、芪、术、草等甘温益气，而以升、柴辛平助以上升；阴虚者每每上而不下，故六味地黄丸多用熟地、萸肉、山药味厚体重者补阴益精，而以茯苓、泽泻甘淡助之下降。气陷者多滞，陈皮之辛，所以利滞气；气浮者多热，丹皮之寒所以清浮热。然六味之有苓、泽，犹补中之有升、柴；补中之有陈皮，犹六味之有丹皮也；其参、芪、归、术、甘草，犹地黄、萸萸、山药也，法虽不同而理可通也。"文中有分析，有比较，阐述堪称透辟简练，读之深受启迪,实属上乘方解。总之,学习方剂,必须细心精究,深明方义,方可举一反三,逐步提高。

(二)方剂配伍,相辅相成　方剂之配伍,在治疗法则上须注意相互制约,相互为用,即所谓相反相成。如气虚宜补,气滞宜行。但治疗气虚,决不可单纯汇集补药;治疗气滞,亦不得一味行气破气。在一定情况下,应是于补或消之中,适当加以"反佐",即补中有消,消中有补。

补中有消:即补气当佐以行气,如异功散用参、术等益气,配以陈皮即是。唯其如此,方能补而不滞。

消中有补:如四磨用乌药、槟、沉,佐以党参即是。这样才可以破气,防止耗气。

又方剂之配伍,尚须注意动静结合,升降相配,其理亦同。

然而,临床应用时亦非绝对如此,因在治疗法则上尚有"并行"与"独行"问题。《素问·标本病传论》指出:"谨察间甚,以意调之,间者并行,甚者独行……"张景岳谓:"间者言病之浅,甚者言病之重也;病浅者,可以兼治,故曰并行;病甚者,难以杂投,故曰独行。"要之,并行或独行,应根据病情之标本缓急而定。如对急重的里实证,不容徘徊瞻顾,务必纯任攻逐——独行,不得杂以他法。因之,不能认为有了四磨,五磨可以弃置;同理,亦不得因已有黄龙汤,就不再需要大承气汤。凡此,都应在法则的指导下决定如何取舍,而法则又都有一定的适用范围,要引用得恰当,切合实际。

(三)有定法中无定法,无定法中有定法　治疗法则之运用,既具原则性,又有灵活性,而灵活性正寓于原则性之中。如针对某一疾病患者,当有一定之治法,但如同时延请十位中医分途诊视,可能提出十张不同处方,方药虽异,如能遍尝,可能均有一定疗效。此可谓无定法。实则中医治病并非漫无标准,不过是在一定治疗法则指导下,使方用药途径多,灵活性大而已,即所谓"有定法中无定法",可以殊途同归,达到愈病目的。示其灵活性并未脱离原则性,是"无定法中有定法"也。

因此,苟能认识及掌握法则之规律,即使纲领在手,可以执简驭繁,高屋建瓴,得心应手,运用自如。某外国剧作家曾将中国戏剧之表演形式概括为"有规则的自由活动"。看来,中医亦适用此评语。所谓"规则",乃"自由活动"之前提,愈是"规则"在手,愈能"自由活动",即所谓"熟能生

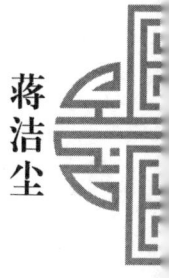

巧"。其所以"有定法中无定法",终能愈病,正因"无定法中有定法"之故。

（四）使方而不使于方　方剂之具体运用,必须在理、法之指导下进行。"使方"即不失理、法地自由运用与驾驭方剂,否则将为方剂所左右而"使于方"。"使于方"为初学者必经过程。"使方"依赖于"使于方","使于方"有待发展至"使方"。如何才能相对地完成这个从机械地"使于方"成熟到机动灵活的"使方"的这个过程呢? 我有两点体会:

一是"医贵多方",即需熟悉前人的各类成方。所谓熟悉,决非死记药味,重点在于从理、法上加深理解,对每一个病证至少要牢记五个以上的方剂。临床实践,要注意必须"执方",切忌"凑药"。一般来说,理法方药这四个方面,要求面面俱到。医案中有本《谢映庐医案》,该书的一个特点是"处方用药,善于选用成方"。它在每一则医案的后面,都附有一至两个其所本的成方,而且不偏执经方、时方,对初学者来说,此书允称为最好的医案范本,值得阅读。

二是学习各家方解,要善于比较、分析,从而鉴别高低,择善而从。如玉屏风散的主治,《成方切用》谓:"治自汗不止,气虚表弱,易感风寒。"《兰台轨范》则称:"治风邪久留而不散者,自汗不止亦宜。"两相比较,《成方切用》不免狭隘、局限,流于一般。而《兰台轨范》所谓"治风邪久留不散"似乎抽象,实则是抓住了应用此方的关键,妙在意境广阔,只要是可以风邪久留不散来解释的各类疾病,均可应用,不限于阳虚自汗一症。我多年以来屡以此方加味治疗过敏性鼻炎、支气管哮喘、慢性荨麻疹、神经性皮炎……均能取得一定的效果。说明徐洄溪注语"治风邪久留不散",看来空泛而实则全面、准确,比诸他书精当扼要得多。

总之,余临证四十余年,建树甚少,教训良多,今不揣简陋,勉作刍议,不当之处,敬希予以教正。

采百家之长 走自己的路

浙江省中医院妇科主任医师　　裘笑梅

作者简介

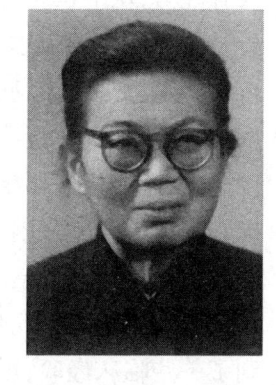

裘笑梅(1912～2001)，浙江杭州人。从事中医临床教学治疗及科研工作五十余年，专擅妇科，对经、带、胎、产常见病较有造诣，著有《裘笑梅妇科临床经验选编》等。任中华全国中医学会浙江分会常务理事、浙江省人大代表等职。

我出生在教员家庭，幼时体弱多病。十八岁时，在杭州弘道女中读高中，因常患鼻衄，而不得不辍学，在家休养。父亲略懂医学，远近邻居有小病小痛，常来家索药，亦见有不少贫苦患者，因无资求医买药得不到治疗而悲惨死去。由己及人，深感"人命至重，有贵千金"，乃萌学医之念，立志做个能解脱人民疾苦的医生。这也是父母之夙愿。遂拜杭城著名老中医清华为师。其时老师年已耄耋，仅承教五载，因患中风病逝。从此，我一边承袭清华老师独立在杭州贯桥同益堂药店内"崇德医药局"挂牌坐期，一边继续自学攻读医书。初为儿妇科，嗣后专事妇科。至今五十载岐黄生涯，年逾古稀，可真是"功业未及建，夕阳忽西流"。在中医学这个博大精深的海洋里，我只拾得了数片贝壳而已。

熟读精思　博学强记

我从师之初,老师先给我四本书:《医学心悟》《濒湖四言脉诀》《药性总赋》《汤头歌诀》。此后,三个月未见老师面。过了三个月,老师才来。我们见面坐定,他便边翻书边考问我。如:"何谓保生四要、医门八法?"我答:"保生宜饮食,慎风寒,惜精神,戒嗔怒;八法为治病之方,即汗、吐、和、下、消、补、清、温是也。"又问:"脉有要诀,治有成方,何在?"继答曰:"脉有浮沉迟数之分,要决于胃、神、根三字。人与天地相参,脉必应乎四时,而四时之中,均以胃气为本,如春弦、夏洪、秋毛、冬石。胃气生则有神。人之有脉,如树之有根也。古人治病,药有君臣,方有奇偶,剂有大小,此即汤头。"幸而在这三个月里,我没有稍事懈怠,老师对我的对答比较满意,说:"看来你是有志于学医的。"接着,老师又要我同他弈棋,弈完说:"治病用药不能没有魄力,从下棋看,你还有点魄力。"这才正式收我为徒。之后老师一再告诫我:"学医要矢志不移,志不强者智不达;读书要精勤不倦,熟读深思义自明。"从师五年中,我日里侍医抄方,夜晚读书做功课。那时,老师除规定读书篇目,须日日坚持诵读外,还按日出若干思考题要我作答,他每天批阅检查,至甚严格。那年代,要学医读书也真不容易,肩上还有一副生活的重担。我迫于家庭贫困,每天下午去小学兼任语文课,以补贴家用和购买书籍。晚上在一盏昏暗的煤油灯下,几乎常常挨到午夜以至通宵达旦。那几年,虽是艰苦,却为我步入医林打下了基础。我不但读了许多医学典籍,学到了一些临床经验,更重要的是培养了一种习医求学问的能力。

读医典,我认为应从《内经》《难经》《伤寒》《金匮》等入手,然后循序渐进,博览各家著述。习妇科,基础与内科同,然妇人之病多于男子,固有其行经孕产哺育等特殊生理情况,且性情多郁,所以在一定的范围内,产生了一些特殊的疾病,因此在病理和诊断治疗上与一般内科病有殊。此所谓"医之术难,医妇人尤难"。中医学中妇科学说,其源甚古,繁茂丰厚,我认为必须下苦功夫熟读的有以下主要典籍:《金匮》妇人病三篇,是专论妇科病的。其中"妇人妊娠病脉证并治",讨论了妊娠出血、妊娠腹痛和妊娠水肿等症;"妇人产后病脉证并治",提出了痉、郁冒、大便难三症和对产后腹痛、发热、呕逆、下痢等症订立了治法;"妇人杂病脉证并治",研究了热入血室、脏躁、经闭、痛经、漏下、转胞、阴疮、阴吹等症。此三篇中所述的理论和方药，为后世治疗和研究妇科临床疾病的准绳。巢氏《诸病源候论》述妇人杂病二百四十三论，研究诸病之源，九候之要，为第一部病理专书。孙思邈《千金要方》妇人方治六卷，以脏腑寒热虚实概诸般杂症，而为立方遣药的总则。陈自明《妇人大全良方》，对妇科病做了系统的总结，认为肝脾损伤是月经病的主要病机。薛立斋《薛氏医案》，重视先天后天，力倡脾胃兼补之说。《傅青主女科》病立一案，案列一方，条分缕析，言简意赅，有独到的经验。《叶天士女科全书》，自调经种子以及保产育婴，靡不一一辨举，条分明晰，虽变症万端而游刃有余，实为女科之宝筏。这些医学著述，有志于学妇科的，要熟读，关键处得一字一字地推敲。古人说："案头书要少，心头书要多。"这对学医者尤为重要。平时熟读，把案头之书累积潜藏于心头，临床应用便犹如囊中探物，伸手即得。

⁀⁀ 旁搜囊括 虚心求教 ⁀⁀

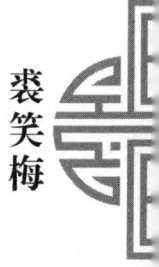

《学记》说："独学而无友，则孤陋寡闻。"学习中医学，钻研经典著作，要依靠老师的教育指点，还需要有虚怀若谷的精神，乐于拜一切有知识的人为师，特别要向有学问的当代医生求教。昔孙思邈，凡有"一事长于己者，不远千里，伏膺取决"；傅青主"马医下畦，市井细民"，既是他的朋友，也是他的老师。古代医学大师们这种"无贵无贱，无长无少，道之所存，师之所存"的优良学风，认真记取，对于学业是大有裨益的。

早年我在同益堂药店坐期时，常常挤时间去店堂观看撮药，学习体察各家名医用药之轻重，君臣佐使的配伍，尤其注意对危症病人的抢救方。有点滴体会，随即录入本内，本名曰《勤记免忘录》。同时，向药工请教药材的生熟之分，炮制之别，对不常用的药，宜细辨其气味。一日，见一只带皮的香囊，老药工告我：此便是麝香，其芳香走窜力极强，嗅之会昏晕。我为确切了解其药性，有意用鼻嗅之，果然，立感昏昏然欲倒。由此获得了辨别麝香真伪的经验，并体会到药性过猛之药，用量须慎之又慎，万不可掉以轻心。

我有幸曾与浙江著名老中医叶熙春一起临床。叶老精湛而独到的医术，使我得到许多宝贵的启迪。如治疗虚寒痛经，按常规投入温经汤。此方大多能奏效,但也有无效者。叶老不拘泥于成方,果断而大胆地投以桂枝汤复加肉桂。这是叶老的创见,疗效确较温经汤显著而巩固。我思其重用二桂,意在着力于助阳补益,以逐寒活血,为寒者热之之法。叶老选药组方,匠心独运,用药之专,用量之重,犹如异军突起,独树一帜,给我莫大的教益。诚如南齐名医褚澄所言:"用药如用兵,用医如用将。世无难治之病,有不善治之医;药无难代之品,有不善代之人。"我体会,一个善治之医,应有胆识,善谋略,敢于独抒己见。如有一妇人怀孕七月,持续高热,我院内科给做了引产术,热度仍不退。后嘱我会诊。见病妇汗泺如注,有阴阳离决之患,命已岌岌可危。此时,我认为患者虚实相挟,必先扶其正,然后祛其邪,正不扶,邪不去。拟急用独参汤救治,处方:别直参二钱,服三剂。高热病妇用参,似乎不适,始有人反对,有人疑惑。后决定先试服一剂。服后果然汗止,热度亦消退,继服二剂,再投以清热之剂,终于转危为安。

⟿ 敢于疑古　勇于创新 ⟿

　　继承与发展中医学,要师古而不泥古,不囿于一偏之见,不执着于一家之言,在博采百家之长,融会剖析的基础上,善于化裁,敢于自己闯出一条路来。南宋名医陈自明,对妇女患脏躁悲伤,投以大枣汤,"对症施药,一投而愈"。今人之更年期综合征和青春期紧张症,即属脏躁疾患范畴。我在临床中亦袭用甘麦大枣汤,发现有许多病例不能取得满意疗效。为了探求新的途径,我一方面继续研讨古医经典,从理论上寻根求源。《素问·上古天真论》说:"二七而天癸至,任脉通,太冲脉盛。"说明妇女在十四岁时冲任脉逐渐旺盛,月事以时下,此为初潮行经之际,气血尚不足,肝肾虚亏,阴阳不得平衡,故来月经前后容易出现烦躁不安症状。《素问·上古天真论》又说:"七七任脉虚,太冲脉衰少,天癸竭。"说明妇女在四十九岁左右,正是冲任脉功能逐渐衰退的一个过渡时期,机体平衡容易失调。弄清了病理病源,另一方面又综合分析临床病案,发现患者以阴虚肝旺型较为多见。明乎此,我认为应治以平肝安神潜阳滋阴之法。经过一段时间的摸索,我创拟了"二齿安神汤"(青龙齿、紫贝齿、灵磁石、茯神),旨在养心神,开心窍,镇惊而守其神。临床与甘麦大枣汤合用,疗效显著。如有一女青年,十九岁,因受刺激喝酒一两而致癫狂,神志不清,乱叫乱骂,甚至乱行烧火。曾在绍兴精神病院治疗,服用氯丙嗪、安定、泰尔登,病情略有好转,出院回家后服胎盘二只,病又复发如前。继又入湖州精神病院,电疗四次,仍服氯丙嗪等,药量倍增,住院四月,病情似有好转,出院后仅十天又发病。后经上海精神病院诊断为"月经性精神病"(因发病每在经前七至十天,直到月经干净后四五天),予服避孕药控制月经来潮。来我院门诊时,患者语言错乱,哭笑无常,头痛烦躁,神倦乏力,喉中有痰声,两眼定视,两颧潮红,脉弦细,苔薄,质红绛泛紫色。辨证为:阴虚阳亢,神不守舍。遂投以二齿安神汤加当归、川芎、赤芍、泽兰、益母草,服三剂。二诊时,语言较前清晰,神志较安静,能坐片刻,夜寐蒙眬,有痰难以咳出,头痛烦躁忽有忽无,口苦唇干,小溲少黄,少腹胀痛有经来之兆。前方除川芎改用僵蚕,嘱继服五剂。三诊,经转,色鲜红,量少略有血块,夜寐较安,言语清楚能对答,头痛腹痛均自消失,食欲略馨,嘱停服一切西药,以二齿安神汤加芩、连、淮小麦、炙甘草、红枣,再进十剂。后又续眼前方四十五剂,经候如期,色量正常,上症全部消失,并能参加轻劳动。几十年来,我采众长,化古法,已先后总结整理出二齿安神汤等疗效显著之验方二十八首。

　　如何正确地开展中西医结合工作,创造出我国的新医学,是一个有待于不断实践与探讨的大课题。我仅从临床实践而论,深感西医确有许多长于中医之处,中医学习西医,有利于提高疗效。举例来说,先兆子痫和子痫,属西医"晚期妊娠中毒症"的一种类型。中医没有"妊娠中毒症"病名,但从本病的临床表现来看,类似于中医妇科所称的"子肿""子满""子晕""子痫"诸症。《诸病源候论》中指出:"胎间子气,子满如肿者此由脾胃虚弱,脏腑之间有停水而挟以妊娠故也。"《医宗金鉴》亦说:"孕妇忽然颠仆抽搐,不省人事,须臾自醒,少顷复如好人,谓之子痫。"这是妊娠最严重的疾病,重则可致母婴死亡。现代医学对妊娠中毒症的诊断,根据妊娠二十四周后,如高血压、水肿、蛋白尿三个症状有二者,均诊断为先兆子痫。古人对本病虽早有认识,但限于历史条件,绝大多数中医文献都把"子肿""子满""子晕""子痫"等当作不同的病证,其实上述各症,不过是整个疾病发展过程中的不同阶段,"子肿""子晕"往往是"子痫"的先兆证候,即使较轻的"子肿"有时亦可发展为危重的"子痫"。因此,必须重视它们之间的内在联系。鉴于上述认识,我制订了主方"牡蛎龙齿汤"(牡蛎、青龙齿、石决明、杜仲、制女贞、白芍、夏枯草、桑寄生、茯苓、泽泻),无论防与治,疗效均较显著。我采用

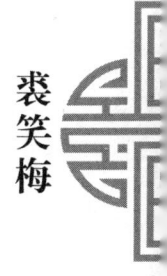

裘笑梅

中西医结合在妇科临床中尚是初步开端。

仁术济民　夙愿得偿

古人有言:"夫医者,非仁爱之士不可托也;非聪明理达不可任也;非廉洁淳良不可信也。"医生的规范是要无限忠诚于病人的健康,视人之病犹己之病。几十年来,我尽力做到:凡有求治,风雨寒暑勿避,远近晨夜勿拘,贵贱贫富好恶亲疏勿问。再则,医之一道,其理甚奥,其责甚重,论治立方,性命攸关。为医者不应草率逞能以沽名钓誉,亦不得瞻前顾后,自虑吉凶,护惜身名。对于危急病人,即其病不可治,亦须竭心力以图万一可生。有一女青年,十八岁,淳安人,值经来之时,外出遇雨淋,回家又遭父斥责,乍经闭病起,在当地治疗月余,耗去数百元,病却日重一日,不得已而来杭州投亲,设法救治。患者亲友正前不久经我治疗过,见病人危急非常,即于到杭当晚引来我家。病人用门板抬来,口吐白沫,神志不清,气息奄奄。我家人见之,恐其顷刻死去。病人父亲再三恳求,救女一命。如此重危的病人,又是晚间抬到家来,我可以要他们去医院检查抢救。但贻误时间无异于断送其性命,作为一个医生,只有尽心竭力救治的责任,断无犹豫推诿的借口。我诊断患者系瘀阻迷闷,肝气郁结,投以桃红四物汤加失笑、花蕊石散,先服一剂,嘱当晚即煎服,明天复诊。是夜,我反复展转思考,未敢入睡。翌晨,病人家属来院,说服药后,早上已来月经,量不多。见有转机,我如释重负,增删原方,继服二剂,病人神志渐清,化险为夷。

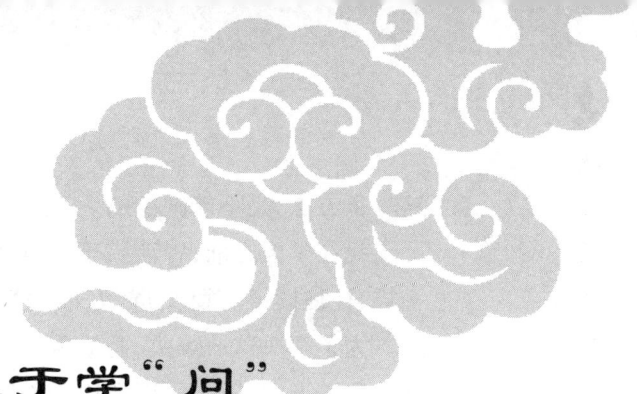

治学之道在于学"问"

福建中医学院副院长
兼附属医院院长、教授　　赵　棻

作者简介

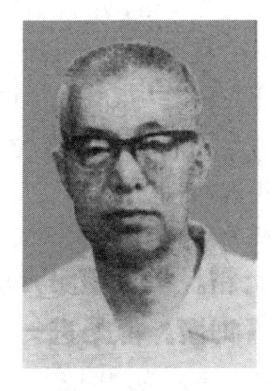
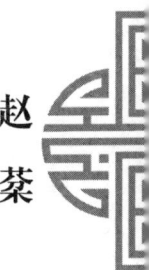

赵棻(1911～2000),福州人。少年时,见家人病笃,中西药均罔效,后由名医精心诊治,始转危为安,因此对中医学极感兴趣,遂矢志攻医。虽承师启蒙五年,实以自学为主。因能勤钻苦研,医术日精,但仍孜孜不休。悬壶以来,颇得群众信仰。解放后,福建中医学院成立,遂执掌教鞭。二十余年来,桃李多出其门下,深为医林重望。学宗补土,但不拘泥于温补,能别树一帜,对疑难重证,治愈颇多。著有《赵棻医疗经验选集》及主编《中医基础理论详解》等书,颇得读者好评。

我年轻时,由于家人患病极笃,奄奄一息,危在旦夕,用中西药皆罔效,后经名儒医周良钦精心诊治,始转危为安,遂立志学医。除承师启蒙外,孜孜不倦,五易寒暑,始奠初基。

临诊以来,日益发现中医学术理论中,尚难理解的问题颇多,深感"书到用时方恨少,事非经过不知难"之憾。因思古今医家,虽各有师承,然多是自学而成,即所谓无师自通者,我何不效尤一试。但思自学总要有一套方法,才能有所收获。我体会到治学之道,途径很多,而"善学者必善问"

这一条方法,是不能缺少的。

我在学医之前,曾涉猎于古典文学,由于古汉语措辞用字,与现代文不一样,往往读了一篇文章,好像都懂,如深入提问,又觉难通,诗词更是如此。为了解决这一难关,乃采取发问的方法,自行解决了不少的疑问。我认为这种方法,完全可以适用于学医。

现举一例学习诗词发问自解的方法和经过,以资说明:李白的"静夜思",原文是"床前明月光,疑是地上霜。举头望明月,低头思故乡。"真是浅显易读,一看即懂。但是进一步追问,这首诗为什么说写得好? 好在那里? 为什么既然说出了床前明月之光,何以又疑是地上之霜呢? 望月思乡,尽人皆知,有何深意? 这样层层提问,又感到答不上来了。经过初次思索,稍有领悟。李诗题为"静夜思",他用"床前明月光"五字,就把夜深人静的情境,衬托出来。用"疑是地上霜"五字,把深秋月色洁白如霜,描绘出来,后两句转入正题,说出望月有所思,思故乡也。但我细细琢磨,仍感到不深不透,实际上还未学通。反复深思,又有进一步的理解。如床前明月之光,为什么能说明更深夜静呢? 因为月光透射到屋内的时间,不是上半夜,就是后半夜,此诗以静夜为题,当然后半夜才可称静。为什么既知明月之光,又疑为地上之霜呢? 因为秋凉才有霜,下霜又多在深夜,既在深夜,应当是已睡了一觉,醒来感到凉意,在朦胧中,映入眼帘的洁白月色,疑为寒霜,如果一直醒着未睡,尚有何疑? 这也点出深秋月夜月明之景,因秋而生感。秋天又是诗人最易触景生情之时,古人有秋声赋、悲秋之作,都是以秋来抒情的。但是望月思乡,是想什么? 又没有指出。要知明月两字,诗家多用为团圆之意,也意味着作者在梦中与家人乐叙天伦之趣。标出低头两字,说明眼前却是只身异地,有不能与家人团聚之叹。举头低头,两种情景,在脑中回荡,意念绵绵。寥寥二十字,把时间、地点、环境、思想都说清楚,没有千锤百炼的功夫,是不能写得如此含蓄、言浅意深的,故称佳作。这样解释,或可使人折服。但是我不是诗家,所有解释,不一定对,此处不过借以说明读书须"好问阙疑",是一项很重要的方法。话说回来,我们是谈医,解释这么多诗意,与医何干? 我觉得医学虽非文学,而学"问"的方法,对学习任何学科,是可以通用的;尤其学习中医,更须如此层层发问。我当时研究古典医籍,探讨其机理,即本着这种方法,收到不少益处。现试讲几例通过发问,自行理解的问题,介绍于下。

如阴阳五行学说，是中医基础理论的基础。又是入门第一关，如果不明确它的精神实质，便成为绊脚石，影响整个中医理论的学习。这里单举一个问题来问：为什么说阴阳五行学说是中医学的说理工具，称为朴素的唯物论和自发的辩证法？这个道理不解决，就会怀疑中医太陈旧、不科学，阴阳五行有唯心色彩。原来阴阳学说，把阴字列为第一位，阳字列为第二位，从阴字代表物质，阳字代表功能来看，先物质后功能，把物质列为第一性，这正是唯物主义的观点。因为唯心论者是把功能（精神）列为第一性的。以这种思想方法作为说理工具，符合客观真理，故中医学说能一脉相承，历数千年而不衰，道理即在这里。

五行学说原是说明地球绕日一周，成为春、夏、秋、冬四季，在这四季中，地球上的一切生物，均随着四季的变化而变化，四季本身也在变化，都是有物质为基础，且又互相联系的。古人为了说理方便，以木、火、土、金、水五字为代名词，以东方、春季等为木；南方、夏季等为火；西方、秋季等为金；北方、冬季等为水；地球为中土、为长夏。它的主要精神实质，是承认一切事物都有联系，不是孤立的，并且时时都在变化。这正是辩证法的观点。中医学中引用阴阳五行学说为说理工具，并推广其含义，由于指导思想颇符合辩证法和唯物主义观点，故经得起实践的检验。弄通了这一关，学习中医的绊脚石，便可以搬开了。

其次，再谈谈学习《素问·阴阳应象大论》一章内的如下一段话："天不足西北，故西北方阴也，而人右耳目不如左明也；地不满东南，故东南方阳也，而人左手足不如右强也。"这段经文，有的注释，把天地当作实际的天地，把东南、西北当作我国版图的地势，以东南地势低洼、气候炎热为阳，西北高原、气候寒冷为阴。照这样解释，如何与人体的耳目、手足联系得上呢？原来古人写文章，有个习惯，不喜欢在一篇文章里，反复重用一个名词，总要另选一个适当的名词来代替，以新耳目，这种方法，在古人文章里是不乏先例的。所以"阴阳应象大论"里的天地、东南、西北，实际还是指阴阳，就是以天为阳，以地为阴。按古人定方位的习惯，都是以上为南，下为北，左为东，右为西。综合起来，以东南代替左，左又可代替阳；以西北代替右，右又可代替阴。这篇文章里主要是论述阴阳，为了避免阴阳两字，过于重复使用，故更换新名词代替，这是可以理解的。但是医学是讲具体的东西，既然天地、东南、西北都指阴阳，而与人体的耳目、手足有何关系？按

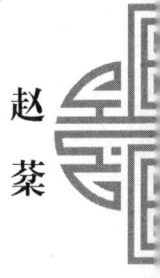

赵棻

中医理论,阴阳在这里应该是指气、血而言。气为阳,血为阴,清阳为天(在上),浊阴为地(在下),阳气上行头目,而盛于左,故耳目虽俱禀于清阳,但左明于右。阴血下行手足,而盛于右,故手足虽俱禀于浊阴,但右强于左。所以有"左右者,阴阳之道路也"的说法。这样联系起来,就不会感到"天不足西北,地不满东南"之句,难以理解了。至于气血在人身有左右、上下、盛虚之别,是否与地球的转动方向,或地球的磁场有关? 此中奥妙,尚难尽解,只可存此疑问,以待高明。这又是用为什么来探讨经典著作的一例。

再如学习脉学,感到很抽象,如讲到浮脉是浮在皮肤上,又如水漂木。听了好像易懂,但追问它的实际标准如何? 又难定论。在这种情况下,必须在字里行间去寻求答案。古人为什么说如水漂木,如果只在字面上去理解,只能认为浮者,浮于上也,脉浮在皮肤上,如木浮于水一样,其实这是一知半解。须知中医言脉,在于脉气,即脉之动态。要真正理解浮脉,必须深思其意,再加实验。可试取一块小木板,放在盆中,盛水后木浮于上,此时以手指轻轻下压,手指亦紧随木块下沉,如将手指轻轻提起,木块亦紧随手指上浮,这种应指上浮之力,即是浮象。临床验浮脉,即重按之后,随即轻轻提起,手指不离皮肤,脉气亦随手指上浮,这就是浮脉。古书文字简练,必须深究。验舌亦是如此。如舌苔的厚薄,从字面来看,理解并不困难,但厚薄的界限,应如何确定? 我想应该从舌的乳头方面去探讨,乳头被苔垢遮满,才算厚苔,否则仍属薄苔。如此鉴别,才有着落,决不可因古书未言,便囫囵吞枣。

再如方剂中的"大承气汤",不名大黄芒硝厚朴枳实汤,而名承气,是何用意? 须知方剂的组成,是针对病机的,大承气汤是用于胃家实、里热内结之证,名为承气,即点出腑气不降之病机。《内经》有"六腑者,传化物而不藏,故实而不能满也"之说,推而广之,凡能使胃气通降者,皆可谓之承气。前人有以硝、黄的作用为承气,或以朴、枳的作用为承气,论说不一,我认为还是以胃气宜降为是。这是符合病机的。

从以上几个例子来看,都要发问探讨,然后得到理解,可见"善学者必善问"这句话是对的。但是我所体会的问题,因限于水平,难免有错误之处,因为要阐明发问的过程,不得不详细叙述,以便说明。我们还应当承认,样样发问,都能自己解答,这是不可能的。个人学识,终有限度,应当虚心请教师友,以冀他山之助。如果确实遇到人体奥妙,在今天科学知识尚无法解释的问题,只可存疑,以待他日解决,尽可能做到应该懂的要真懂,不懂的也心中有数,所谓"好读书不求甚解"的作风,对学医是不利的。

此外,发问的另一作用,还能引人向钻研的道路前进。中国医药学是一个伟大的宝库,说明其中有很多的宝藏,尚待发掘,加以整理提高,因此我们学习中医,遇到关键问题,都要紧紧抓住不放,认真钻研,才能推陈出新。由此可见发问置疑的过程,是治学的一个重要方法。我对学"问"这方面是尝到一些甜头的。用敢不揣谫陋,略述梗概,以供自学者参考。

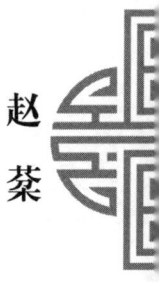

赵棻

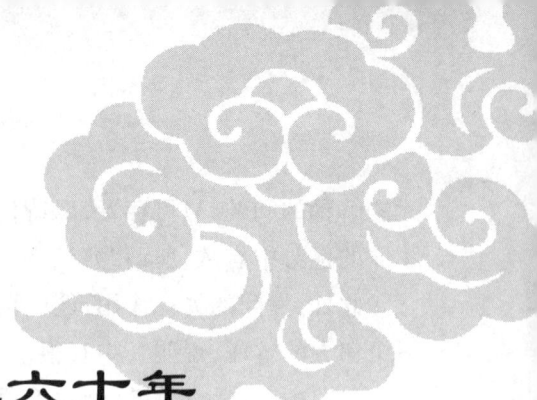

悬壶生涯六十年

北京中医医院副院长

北京市中医研究所所长　　　赵炳南

作者简介

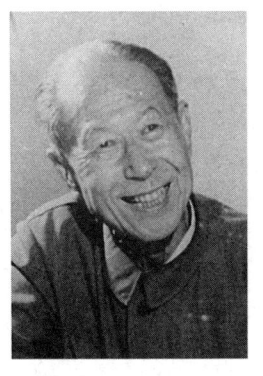

　　赵炳南(1899~1984)，回族，祖籍山东德州，生于河北宛平。因家境贫寒，只念过六年私塾，十四岁学徒，行医六十五载。所著《赵炳南临床经验集》一书，获全国科学大会奖。历任北京中医医院副院长、北京市中医研究所所长、北京第二医学院中医系教授、中华全国中医学会副理事长，北京中医学会理事长，全国第四、五届人大代表，北京市第七届人大常委等。

　　我是个普通的回族老中医，今年八十三岁，经历过清王朝、北洋军阀、国民党反动统治时期，行医生涯一甲子。可以说，人间的喜、怒、忧、思、悲、恐、惊七情备历；人生道路的酸、辣、苦、甜、咸五味俱尝。但是我新的生命却是从解放后开始的。我不能忘本，没有党、没有社会主义新中国，就没有我赵炳南的今天。

老妈妈大全

　　我学名德明，改称炳南是以后的事了。听老人讲，祖父是饭馆掌灶的，很早故去。父亲很小便独立谋生。我家有兄弟姐妹五人，全凭父亲给人帮工做糕点，母亲零碎做点外活勉为生计。

　　我自幼身体羸弱，经常生病。记得五岁那年，我出天花，高热昏迷，好几天睁不开眼。疹子出全，可谓漫天行蚁，体无完肤。那时，家里根本无钱就医，只听别人说："别瞧这么厉害，要是出得顺，七浆、八落、九回头。"在万般无奈之时，只好请一墙之隔的老邻居王二大妈诊视。提起王二大妈，本村无人不知，无人不晓。她老人家虽不识文墨，但粗晓医理，多知多会，大家尊称她"老妈妈大全"。我的病经王二大妈指点，慈母上街买些化毒丹之类的小药，服后很快好转，落下一身小疤，出街门，乡亲看见，都叫我"麻孩"。

　　六岁那年，我闹一场红白痢疾，每天拉肚子，一病就是一年。家里穷得连手纸也买不起，只好把破旧衣服撕成片当手纸，使脏了，用小灰水洗完晾干，以后再用。还是王二大妈出了个偏方，用无花果加蜜蒸熟，每天服数枚，才把我的病治好。

　　七岁那年，我患了场疟疾，一闹也是接近一年，家乡泊岸边有块长条石，发热时，我就躺到条石上冰身子，发冷了，就去晒太阳。不少人出偏方没治好。家母央求王二大妈说："您别瞧着孩子受罪了，干脆死马当活马治吧。"王二大妈说："有个单方试看，好了就好，不好就了。"她找了块绿豆大小的信石，布包砸碎，白开水送服。服药后，我觉得全身发热，如同登云驾雾，恍惚之中，仿佛有个天梯，爬呀爬呀，一不留神，撒手摔下来，吓得出身冷汗，病也就逐渐好了。

　　三年的大病，使我失去了启蒙就读的大好时光，但也培养了我对中医中药的浓厚兴趣。记得以后念私塾，老师常讲："人生一世，不为良相，即为良医。"我想：凭我家的条件，哪还希望当什么良相、良医呢？要是能像王二大妈那样，骑个毛驴，拎个包袱，能给人瞧病，也就知足了。放了学，别的孩子走东串西，我就喜欢到王二大妈那儿去玩。看她熬膏药、配方子，给她打下手，听她谈天说地讲故事。有时，老人家外出采药，遇到爬坡上坎的地

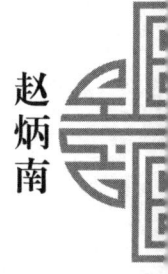

赵炳南

263

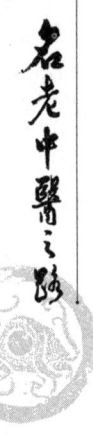

方，我就爬上去帮助采集。

在和王二大妈接触中，耳濡目染，我也学到了一点极为简单的验方小药，如马舌子焙干压面能治"羊角风"，鱼骨盆外敷能止血等。记得八九岁时，正遇少数民族办红白事，杀鸡宰鸭，热闹非凡。本家外甥金荣奔走相告，不留神，摔倒在石头角上，头上撞个大口子，流血不止。旁人用点细灰尘土用手堵住，我听王二大妈讲，鱼骨盆止血好，我找点药给他敷上，很快好了。

回想起我多病的童年生活，毋庸置疑，王二大妈以她高尚的医德，精湛的医术，潜移默化的言传身教，在我幼小的心灵里埋下了渴望学医的强烈愿望。后来，我学徒期满，业已行医，治好了一位盲人患者，他出于感激，问了我的生辰八字。只见他掐了掐手指头，叹息地说："好刚强的八字啊，就是五行缺火，改个名子还可以补救。"常言道："南方丙丁火"。赵炳南的名子就这样叫开了。其实，我幼年多病，哪里是什么五行缺火，是旧中国给我们穷苦人带来的贫困和饥饿啊！

皮球的风波

要是讲学历，不怕您见笑，我既非书香门弟，也无家学真传，只间断地念过六年私塾。八岁那年，我才开始上学，因为不是官办的学堂，经费、校址和师资都没有保障，就读之处不是庙宇，就是清真寺，老师常因经费不足辞去不干，或另被富豪家聘教专馆。六年之中，我就辗转投师六处，饱尝了辍学之苦。

我懂得单凭家庭接济，根本无力供我完学。所以每在放学之余，常帮人捎带买东西，挣上一二个铜板，零星添置点笔墨纸砚。有一次，好容易攒足了十三个铜板，看见别人家的孩子有皮球，心里很羡慕，就一个人到城里洋货店买个小皮球拍着玩。第二天，家母看见皮球，问我是哪来的，没等我说清了原委，家母急切地说："咱们家哪能玩这个？你也不瞧瞧，鞋袜还都破着呢！"回到家，母亲把皮球刷洗干净，用净纸包好，带我进城。到了洋货店，家母向掌柜先生连连道歉，说我不懂事，错买了皮球，恳请退换。掌柜先生拿起皮球，看看完整无损，勉强同意换了双鞋面，由母亲给我做双新鞋。这段往事常常勾起我童年生活的辛酸回忆，每念及此，不禁潸然泪下。

看看现在的学生，一个个生龙活虎，无忧无虑，他们生活上甜如蜜，学习上有人教，课外活动丰富多彩，简直是手捧金饭碗，生活在天堂！而我那时过得是什么日子啊！

小 沙 弥 子

十四岁那年，我经人介绍到伯贤氏药房学徒。一次偶然机会，德善医室的老师丁庆三出诊到药房歇脚，顺便谈起正在他那儿学徒的陈某，想到其舅父伯贤氏开办的药房学徒。于是二人商议互换徒弟，我就换到德善医室，投师丁庆三，开始了新的学徒生活。

提起德善医室，上岁数的"老北京"可能有些印象。我的老师丁庆三，起初开羊肉铺。遇有病家买肉，常常施舍肉铺自制的膏药。膏药很灵，患疮疡疖肿者，一贴就好。常言道："此地无朱砂，红土为贵"。一传十，十传百，病人越来越多，以后干脆弃商从医，又收了几个徒弟，开设医室，给人治病。

我学徒那会儿，中医外科的水平低，人数少，只占中医人数的百分之一二。谈不上用麻药、止痛药，更没有抗生素。有了病，吃点中药，贴点膏药，再就是上白降丹。痛厉害了，让病人到大烟馆抽上一两口大烟。当时有："外科不用读书，只要心狠就成"和"会打白降红升(丹)，吃遍南北二京"之说。在这种环境下学徒，哪有老师耐心地手把手教呢？记得有一次我看《濒湖脉学》上讲："浮脉，举之有余，按之不足，如微风吹鸟背上毛，厌厌聂聂。"对"厌厌聂聂"四个字，我百思不解其惑。请教师兄，也只是说："可意会而不可言传。"

学徒生活照例十分艰苦。每天早晨四点多起床，下门板、生火、收拾铺盖、倒便器、买东西、做饭、熬膏药、打丹、帮下手……不仅伺侍老师，还要照顾师兄。无冬历夏，一年到头，每天都要干二十个小时，一天只睡三四个小时觉。有一次，我摊膏药，一面用棍子搅，一面打瞌睡。突然，一只手插进了滚烫的膏药锅里，顿时，手上的皮被烫掉一层，痛得我钻心，又不敢让人知道，只好偷偷拿些冰片撒在上面。由于我年龄小，手脚麻俐又勤快，师兄都叫我"小沙弥子"，即小和尚。

艰苦的生活，繁重的体力劳动，并没有磨灭我强烈的求知欲望。每当

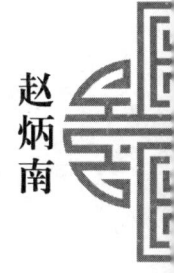

赵炳南

265

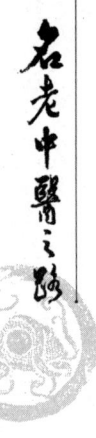

夜深人静,大家熟睡之时,我就挑灯夜读,疲乏了,用冰片蘸水点一下眼角,醒醒神,又接着念。学习所用的文具纸张,家里根本无钱购买。医室对面纸店家有个小徒弟和我相熟,常取出店内残缺不能售出的纸、笔二人分用。

在这种饥寒困苦的环境下,我自学完《医宗金鉴·外科心法》《外科名隐集》《外科准绳》《疡医大全》《濒湖脉学》《本草纲目》等医籍,有的还能背诵,至今不忘。对于一些中医皮外科基本功,如熬膏药、摊膏药、搓药捻、上药面打丹等,也都掌握得很娴熟。这些,对我以后的行医生涯颇有受益。

设 馆 行 医

一九二○年,北洋政府举办中医考试,我虽然考取了,但所发的是"医士"执照,只能在四郊行医,不准进城。过了几年,又经过一次考试,二百多人参加,只取十三名,我是其中之一,才准许在德善医室门口挂了个行医的牌子。旧社会,作为一个中医,不管你有多高技术,多大名气,也只能是个医士。就连蜚声遐迩的四大名医也绝无例外。直到现在,我还保存着这张用汉满两族文字书写,加盖官印的老执照,作为旧社会歧视中医的一个铁证。

就在我学徒的第四个年头,老师不幸病故,我又和诸师侄支撑门面,并继续苦读了三年。经过几年的钻研,我总算偷学了一些医疗技术,也为德善医室效尽了徒弟之劳。一次,河南省伪省长的女儿患鼠疮(淋巴结核),我出诊一周。师侄满以为这趟美差一定可捞到一大笔出诊费。谁知这个伪省长一毛不拔,回来两手空空。师侄怀疑我独吞了出诊费,不问青红皂白,第二天派人送了封信,硬是把我辞退,由他们独家经营。当时我没有一点积蓄,生活无着,只好到处奔波,求亲告贷,这家赊药,那家借房,东挪西借,总算在西交民巷办起了二间房子的小小医馆,有了落脚之处。三年后,医馆业务逐年兴盛,我重礼道谢了亲友,还清了债务,又租赁了一所有"天蓬、鱼缸、石榴树"的大四合院,如此又干了三年,有点积蓄,才正式开设了西交民巷医馆。

穷汉子吃药　富汉子还钱

　　旧社会，皮外科患者多为勤劳辛苦的穷人，一旦得了"腰痛、搭背、砍头疮"，往往"腿息工，牙挂对"。非但失去了养家糊口的能力，还要花费一笔钱治病。我来自底层人民，深知穷苦人看病不易。对那些无力就医者，我秉承"穷汉子吃药，富汉子还钱"的师训，免费看病吃药，分文不取。

　　一次，几个农民从西直门外抬来一位对心发（背部蜂窝组织炎）的患者。我见病人就诊不便，主动提出义务出诊，每次带上四五磅药，隔五六天去一趟。用药后，坏死组织很快脱落，新鲜疮面大小如盘，其深洞见筋骨。经我细心诊疗，亲自上药，二个月后，疮面长平痊愈。左邻右舍闻讯凑钱给我送了块木制的义匾，一路上百八十人敲锣打鼓，扭着秧歌，一直抬到医馆。在我行医生涯中，送来的木匾、玻璃匾、铜匾、银盾、银瓶不下百八十件，唯独这块义匾给我留下了深刻的印象。

　　当然，请我看病的，也有达官富商之类的阔人。从中也取得了一笔可观的收入。我除了把这些收入用来维持医馆业务外，还为社会公共事业略尽绵薄。当时的北平中医公会缺乏经费，我解囊相济；华北国医学院需要资金，我慷慨捐款；建立妇产医院，我竭力资助。到头来，只乐得两袖清风，俭朴度日。

御医与换帖

　　多年行医后，随着治好一些病人，我在中医外科界总算有了一点小小的名气。听说，善书上写了我一笔，就连北京的洋车夫遇有皮外科病家乘坐，也主动介绍到我医馆诊疗。但那些有钱人根本看不起我们，他们管中医外科病叫"疙瘩"，管我就叫"瞧疙瘩的"。

　　作为一个医生，我接触了社会的各个阶层，看过各种人物的面孔。富人的傲慢与跋扈，穷人的哀苦与悲戚，就像一面无形的罗网，使我难于挣脱。有人要求我一夜之间为之除却沉疴怪疾，有人希望拉我入伙，为之效力。于是，我固守着一条信念："岂能尽随人愿，但求无愧我心"。这既是我做人的哲学，也是我对待旧社会挑战的回答。

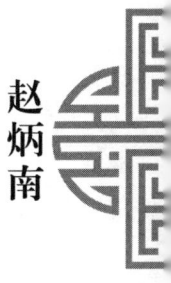

赵炳南

记得民国年间，清末皇帝溥仪退居天津旭街静园后，曾由他的老师陈宝琛、朱益藩二人介绍我前往看病。溥仪患的是右鼻孔"白刃疔"（鼻疔），唇颊部红、肿、高大，疼痛难忍，忐忑不安。那时虽说溥仪退位隐居，却还是关起门来做皇帝，神气十足。在询问病情中，我了解到他有破相之忧，希望免除手术，采用中医药治疗。我就用中医提疗的办法，外用药捻加盖黑布化毒膏，内服清热解毒托里透脓的中草药。三天后，栓出脓尽；一周后，基本痊愈，没留瘢痕。康德年间，我又给溥仪的荣皇后看过一次病。二次接触，溥仪对我有些印象，提出让我做他的御医。我说："家有八十岁老母无人侍奉左右，我这个年龄，只能尽孝，不能尽忠。"拒绝了逊帝的招聘。

民国年间，我曾给吴佩孚看过病，认识了他的儿子吴某。这个人喜欢玩狗，不惜重金。有一次，他的爱犬尾巴叫人剁了，蜷在墙角，疼得直打哆嗦。吴某知道我专瞧外科，便让我到他家给狗看病。当时我想，狗虽是个畜牲，但毕竟也是生灵，也就不大介意。我察看完伤势，撒点用上等冰片调制的药面，纱布包好，很快痛止，伤面愈合。吴很高兴，提出要和我换帖拜把兄弟。我说："我信仰伊斯兰教，祖辈传下的规矩，不和外教结亲。"就这样，换帖之事，始终未成。

旧社会人情冷暖，世态炎凉，使我信守一句话："万事不求人。"我曾气愤地说："旧社会我没有一个朋友。"

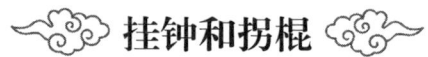

挂钟和拐棍

北平沦陷前，我怕挂那么多匾招惹是非，悄悄托人拍照后，卸下收藏。谁知这样也难免飞来的横祸。北平沦陷后，人不自由，连挂钟也不自由！日本侵略者规定中国人要按日本时间把钟拨快一小时。我想，在中国的国土上，难道中国人都不能按照中国的时间生活了吗？我开设的诊室里的挂钟，就硬是不拨，结果被汉奸狗腿子发现，一进诊所，便把挂钟摔碎了。他们一走，我又重新买了一个挂钟，照样按照中国时间拨好，挂在墙上。后来又被摔掉了一次，我再次买了个新挂钟。

当时，眼看国土沦陷，国难当头，作为一个中国人，我的心情非常忧闷。我盼呀，盼呀，盼望抗战胜利。认为胜利后，日子可能好过些。谁知道，"强盗前面走，豺狼后脚跟"。在国民党统治下，生活更是艰难。地痞流氓到诊所闹事,敲诈勒索,无所不为,再加上物价飞涨,生活毫无保障……在这种日子里,我心灰意冷,虽未满五十,却深感垂暮之年已到,于是,就拄起拐杖来了。

一九四九年十月一日,中华人民共和国成立,五星红旗庄严地升起在天安门广场。毛主席、党中央制定了一系列中医方针、政策,中医药事业获得了新生,宝贵的中医药学遗产得到很好地继承和发扬。北平一解放,人民政府就发给我中医师证书,我的工作也受到国家和人民的重视。一九五一年,北京各界人民响应抗美援朝总会号召,纷纷订出拥军优属公约或计划。我主动提出愿意免费给患病的烈军属诊疗,受到政府登报表扬。在北京中医医院成立之前,我先后被聘请为北京市中医第二门诊部、中央皮肤性病研究所、和平医院和北京医院的中医顾问,半日参加集体工作。在皮研所,我和西医同道商定共同搞湿疹、牛皮癣、神经性皮炎三个病种的研究。西医同道提出:牛皮癣并无真菌,称其为癣,不大合适。我说:"中医有牛皮癣之名,指皮损坚如牛领之皮而言,并无临床上大量脱屑之实,治法亦不相同。"认为,牛皮癣与古代文献所记载"白疕"相吻合。"疕"字从其字形结构看,是病字头上加上一个匕首的匕字,如同匕首刺入皮肤,以示病程的缠绵日久。经中西医认真研讨,始知中医所谓牛皮癣实际上指西医的神经性皮炎,西医所指的牛皮癣也不是中医所称的六癣之列。后来,我们取得一致意见,认为命名银屑病较为贴切。这件事虽小,却使我回想起一件往事。那是在解放前,北京医院是德国人办的。有一次,一位病人的家属请我去医院诊病。但那时,这所医院规定不准中医进病房。因此,我只好与病人家属一起,作为探视病人的亲友进去,趁大夫、护士不在时,偷偷为病人诊脉,回来后再开方,病人也得偷偷敷药吃药。对比之下,不胜感慨,只有在解放后,中西医才能真正摒除门户之见,取长补短,坐在一起,自由地交流学术思想。

一九五五年,经卫生部傅连暲同志介绍我给朱德委员长看病,见到了敬爱的周总理。周总理态度和蔼,平易近人,亲切地和我握手,嘱咐我,给首长看病要安全有效,中西医结合,积极谨慎,与病人商量。周总理温暖的手,像一股暖流,使我感到激动;周总理的亲切指示,给了我勇往直前的力量。我觉得自己心明眼亮,力量倍增,从此以后,拐杖也就自然而然地扔到一边去了。

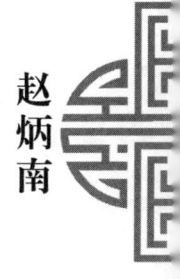

赵炳南

经验不带走

一九五六年,北京第一所中医医院建立,我是第一批参加医院工作的老中医。在党的中医政策感召下,我离开了苦心经营多年的医馆,投身到伟大祖国社会主义建设的行列中。当时,我把自己开业时的部分药材、器械和备够五间房子的柜木、檩、架全部捐献出来,略表自己挚诚之心。为此,政府还授予我二百元奖金。

参加医院工作后,使我有机会接受更多的教育和帮助,为更多的劳动人民解除病痛。我觉得自己心胸开阔了,视野宽广了,精力充沛了。新旧社会对比,真是天地之别,是党和毛主席拯救了奄奄一息的中医药事业,给我们中医指出了光明大道。这时,尽管我的工作空前繁忙,但我越干劲头越足,越活越有奔头。

我知道,自己的政治觉悟和工作能力都很差,对人民的贡献微不足道,但是党和人民却给予我很高的荣誉和政治上的鼓励。我曾先后被选为北京市人大代表、政协代表和全国人大代表,担任过北京中医医院副院长兼皮外科主任、北京市中医研究所所长、北京第二医学院中医系教授等职务。尤使我难忘的是曾多次见到了伟大领袖毛主席、朱委员长、周总理。

我常想,我只是个普通的回族老中医,来自底层人民,我所知道的一点医学知识和临床经验也来源于实践,来源于人民,理应把自己学到的技术毫无保留地献给人民。于是,我把保留多年的所有资料和手稿拿出来,把点滴心得体会说出来。例如,应用银花、生地烧成炭,清解血分的毒热,是我多年来摸索出来的治疗经验,用于临床取得了较好的效果。俗话讲:"外科不治癣,治癣便丢脸。"这句话固然反映了皮肤病难达速愈,但也从另一方面说明对于皮肤病治疗办法不多。我想,皮肤疮疡虽形于外,而实发于内。没有内乱,不得外患。皮肤病损的变化与阴阳之平衡,卫气营血之调和,脏腑经络之通畅息息相关。因此,我和同志们一起,从疾病的整体观念出发,从治疗难度较大的皮外科疾患入手,开展了对红斑性狼疮、白赛病、慢性瘘管和溃疡的研究工作,初步取得进展。

在总结经验过程中,我们从一个个病种入手。凡是跟我学过的医生,都把自己保存的有效病例,以及我讲解过的心得体会的笔记集中起来,然后我再逐个分析当时的主导思想，把同类的经验归纳起来，找出它们的共性和每个病例的特殊性。对于每味药、每个处方和每一段叙述，我们都认真研究修改，并且本着实事求是的态度，既总结成功的经验，也总结失败的教训，使后学者少走弯路。一九七五年，大家帮助我把过去几十年的临床经验加以总结，出版了一本《赵炳南临床经验集》。全书约有三十万字，共收病种五十一个，病例一百三十七例，介绍了三种特殊疗法及多年来行之有效的经验方、常用方，较为系统地反映出我的实际经验，获全国科学大会奖。近年来，我年老体弱，身体欠安，难以胜任门诊的繁忙业务。我就采用录音方式，讲一点，录一点，然后根据录音材料整理成文。这是一种快速、准确、省力的方法，有利于经验的整理和传授。此外，我还在同志们的协助下，将有较好疗效的十个常见病整理成计算机语言，编好程序，输入电子计算机，备日后的临床、教学、科研应用。我认为，整理、继承工作，老中医责无旁贷，应该采取积极主动的态度，把自己在实践中积累的知识全部拿出来，那怕是一点一滴，也能聚砂成塔。

我常爱说："知识不停留，经验不带走。"知识不停留，就是说，虽然我已经八十三岁，行医一甲子，还要活到老、学到老、干到老，还要钻研，还要攀登，还要挖掘，还要创新，决不能在现有的经验上停留。经验不带走，就是说，把我的点滴经验和体会要毫无保留地献给党和人民，传给青年一代，绝不带进坟墓。

几点希望

我经常收到各方面的来信，其中许多是有志于从事中医工作的青年人，他们希望我能谈谈个人的看法和体会。借此机会，我想说几句不成熟的话。

（一）熟读王叔和，不如临证多　书不可不读，对于一些中医经典医籍，不但要读，有的还要能背，但希望同志们不要钻进书堆里出不来。要重视临床，多认症、多实践。我年轻时，根本不知道累，上午看病百余人，下午出诊，晚上睡在医馆，整天和病人打交道，以后虽说年岁大了，也坚持门诊，坚持会诊，从不脱离临床。只有见得多，认症准才能辨析识病严谨，立法遣药切中，对疑难大症做到心中有数。

（二）寻师认能，博采众方　要善于学习，不仅向书本学，向老师学，还

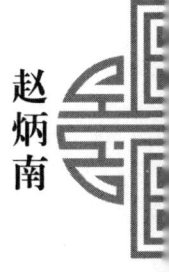

赵炳南

要向病人学,向民间学。我自己的经验中,有很多是向别人学来的。比如熏药疗法是在我早年行医时,看见一位老太太用草纸燃烟熏治顽癣(神经性皮炎),引起了我的注意。查阅古书中也有类似这方面的记载。于是我加以改革,临床治疗很多皮外科疾患,取得很好疗效。又如,一位头面部白驳风(白癜风)的患者,同时伴有头皮瘙痒、脱屑、头油多。我让他用透骨草煎水洗疗。数天后,白驳风如旧,但用来洗头却收到意想不到的去油止痒效果。我从病人主诉中受到启发,以后拟定了透骨草洗方专以治疗发蛀脱发病(脂溢性脱发)。

(三)千年的字会说话 要善于保存、总结临床资料,日积月累,相当可观。不要忽视只言片纸,有了新的思路,要及时记录在案。俗话讲"好记性不如烂笔头",文字比记忆更加可靠。至今,我还存有一些二十年代的资料,闲暇时翻阅一下当时治好病人的感谢证明书,对回忆病例颇为有益。

(四)慢走强过站 古语讲:"学如逆水行舟,不进则退。"做学问要持之以恒,不怕慢,就怕站。停止不前,满足于现成的经验,必将一事无成。我常给青年人讲龟兔竞走的故事,勉励他们不断长足,有所进步。

(五)宁可会而不用,不可用而不会 俗话讲,"艺不压身"。凡有用的知识,都要用心学,现在不用,以后可能有它的用场。希望年轻人珍惜大好时光,多学一些有益的知识,多掌握一些操作技巧。

为四化贡献晚年

一九八〇年底,我大病一场,生平第一次住进了医院。在院、所领导的亲切关怀和医务人员精心医护下,我很快好转出院,目前小休一段,待体健复元,争取做些力所能及的工作。

我知道,年岁大了,身体的各部件也不那么灵活了。就身体的健康而言,六十岁的人,一年不如一年;七十岁的人,一月不如一月;八十岁的人,一天不如一天。对这种新陈代谢的必然,我内心感到十分平静。所感欣慰的是:我的记忆力还不错,腿脚还算灵便。我愿意在耄耋之年,抓紧有限时间,扎扎实实地做点经验整理工作,为祖国的四个现代化贡献出我的晚年。

(张志礼 孙在原 邓丙戌 陈凯整理)

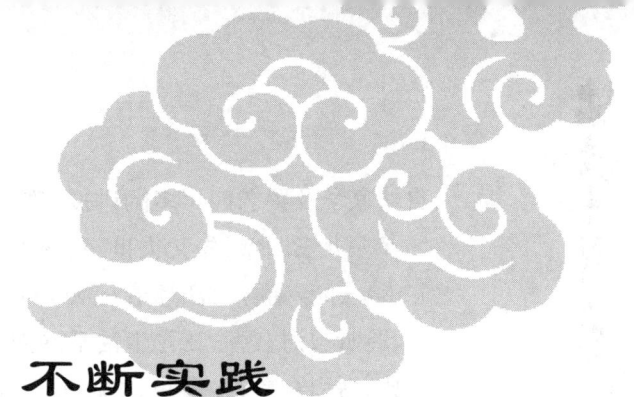

勤奋读书　不断实践

——兼忆瞿文楼、韩一斋、汪逢春先生

北京中医学院教授

温病教研室主任　　赵绍琴

作者简介

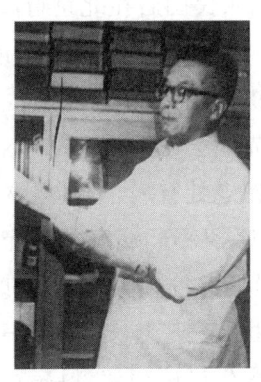

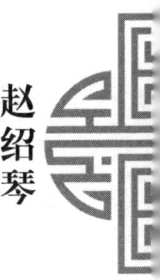

赵绍琴（1918～2001），北京市人。出身于世医家庭，曾祖父、祖父均为清代御医。父亲赵文魁，字友琴，系清光绪二十年御医，光绪三十年任太医院院使（院长）。本人早年就学于御医瞿文楼、韩一斋及北京四大名医之一汪逢春先生。毕生致力于中医临床和教学研究，长于湿温及内科杂病。主要著作有《温病纵横》《赵绍琴临床四百法》《临床脉诊》等。

我出身于一个中医世家，先父赵文魁老先生原系清代光绪年间太医院院使（即院长），尤精于内、难、温病、伤寒。平生忙于诊务，很少著述，耳濡目染，我从小就酷爱中医学，自幼即在先父指导下背诵了《濒湖脉学》《雷公药性解》《医宗金鉴·四诊心法》等，这算是我学医的启蒙教育。

十三岁时，先父委托其门人瞿文楼先生（清光绪年间太医院吏目）给我讲授《内经》《难经》《伤寒论》《金匮要略》《温病条辨》《温热经纬》等经典著作。先生要求严格，所讲述的科目不少都由瞿老亲自手抄交我背诵（有的手抄本我现仍保存）。如《素问》，瞿老不仅要求领会其意，且要求背诵原文及王冰注。

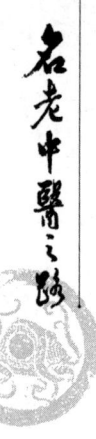

自幼家学及瞿老四年多的讲授,奠定了我中医理论的基础。

一九三四年,先父去世,我遂继承父业,并每日轮流到韩一斋(先父之门人,清末太医院御医)及汪逢春(1920～1940年北京四大名医之一)先生处进行临床学习,聆听教诲。韩、汪先生治学严谨,学识渊博,态度谦和,诲人不倦。讲解经典,博引众籍,多参以己见;论及病症,侃侃而谈,必深究其理。临证问病,认真细致,一丝不苟。望闻问切,理法方药,条理井然。其言谈音容,犹历历在目,然至今已忽忽五十年矣! 现仅将能回忆起的跟诸老学习情况及诸老教诲择其精要者,并略附个人体会述之于后,备同志们参考。

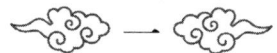

瞿文楼先生(1891～1957),名书源,河北新城人,以一等一名毕业于清太医院医学馆。后为太医院恩粮(有薪金的实习医生)、八品吏目(相当于住院医师),民国后在北京行医,为北京著名老中医。

先生中医理论造诣很深,且擅长书文。临证问病,有独特见解。瞿老讲述经文,不仅深入浅出,并常验之于临床。临床看病,强调要细心、全面。先生尝说:"治病求本,详诊细参,辨色看舌,务在精细。"一次一贵妇人,来瞿老处看病,等候既久,瞿老诊脉竟有四五分钟之余,妇人见先生慢条斯理,又不问病家之苦痛,心中不悦,怒气外形于色。不料瞿老则指其右胁下问道:"这里痛有多长时间了?"妇人怒容顿失,笑着应声道:"老先生,我右胁痛已三年多了,沈阳、天津、上海等地全都看过,今天正是为这病来的。"先生详诊细察,料病如神。

瞿老强调"治病求本",他说:"鲧湮洪水,医之禁忌。"并结合自己的临床经验,反复讲述治病必求其本的道理。先生说:"今之医家,不审标本,不论八纲,用补药为病家之所喜,每每错补误温,病者无怨。如每见火证必凉,并言热则寒之。不知火之初起,最忌攻泄。火郁当发,以导引为贵。疮疡外症,每用调和气血,后期再以活瘀通络,不留后患。切不可早用凉法。以寒则涩而不流,温则消而祛之。"瞿老的这些学术见解和经验,对我以后的临床有很大影响。

瞿老对温病的治疗强调宣畅气机,不可一派寒凉。他说:"温虽热疾,切不可简单专事寒凉。治温虽有卫、气、营、血之别,阶段不同,方法各异,但必须引邪外出。若不治邪，专事寒凉，气机闭涩，如何透热？又如何转气？轻则必重，重则无法医矣。方书虽有牛黄丸、至宝丹、神犀丹等，但必须用之得当，早则引邪入里，后期正虚之时，又无能运药治病，只有用之得当，才能见效。"瞿老此论，我在临床中体会，正是叶天士"在卫汗之可也""到气才能清气""入营犹可透热转气"的含意。

瞿老这一学术思想贯串在他整个临床实践中。特别是他对眼疾治疗有独特见解和丰富经验。他说："眼疾治疗不当，多导致瞎。""世人每以目为火户，当属多热。不知病有新久，新病多热多火，虽是火证亦不可单纯用寒凉之药，因寒则涩而不流，温则消而祛之。""肝开窍于目，虽为火户，但非实火也，亦不尽是虚火。肝为藏血之脏，血不足，则肝阴失养，阴不足则阳必亢，亢则主热。热者种类繁多，有因郁而致者，有因湿阻滞络脉者，有暴怒之后，血瘀气滞者，有外因而引起内伤者……必须详辨，再行施治。俗医见风火赤眼，每用黄连苦寒之极，最遗后患。不知当须先治风热，养血熄风。"其慢性眼疾，瞿老则多从肾水考虑。

一次瞿老治一暴发火眼病人，其眼球突然增大，疼痛难忍。先生谓"郁当散，肝热当清"，以独活、川芎、羚羊角等，一剂病减，继则以龙胆草、大黄等苦泻，又一剂其病若失。

凡郁皆当开。气血痰饮食湿，均可致郁，郁久化火，都是热证，岂可一派寒凉？并言"治热以寒"，遏阻气机，病焉有不复加重之理？瞿老之论，源于《内》《难》，出之于自己多年实践，用之于临床，每多效验。

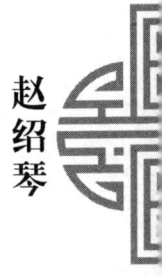

二

韩一斋先生（1874～1953），名善长，字一斋，号梦新，北京人。受业于清太医院院判（副院长）李子余，后为太医院御医。先生熟读中医经典，博览群籍，对叶氏温病理论最有心得。擅治内科诸证，对肝病、虚损、血证等均有独到之处。在京行医五十余载，每日门庭若市，活人无算。

1934～1940年，我每日定时去韩老处学习。先生治学严谨，诲人不倦。平时诊余，即指导我们学习，并经常结合临床实践讨论疑难病例。他认为凡志于医者，必须在中医经典著作上打好基础，对《内经》《难经》《金匮》《伤寒》《本草经》等书，皆须熟读精通，后博览历代医家著述，勤学必须多思,既要领会其意,又要举一反三。他尝说:"熟读经典,博览群籍,贵精善悟,于无文处求文,无字处求字,得其弦外之音,旨外之旨,阴阳在握,玄妙在心,庶几寡过。"在临证中,先生教导我们要细诊详参,权衡病情,立法选药,要合乎规矩,且要灵活应变,师古而不泥古,才能出奇制胜。他说:"事无定体,治有定理,制方必本权衡规矩。虽先圣示我以法,教我以方,当不离于古,不泥于古,以病为务。"

先生治病,重视肝郁。因肝为藏血之脏,体阴而用阳,其在志为怒,怒易伤肝。故一般情志不遂,多导致肝郁。郁久或从阳化,或从阴化,二者不同,治宜区别。

若从阳化,表现为肝用方面,有肝气、肝火、肝阳之不同。

肝气横逆,易于克脾犯胃。证见胸胁刺痛、嗳噫不舒、烦躁不宁、不欲饮食、脉象弦急,治宜疏肝理气。肝气郁结,脾土受克,又有挟湿、挟食、挟痰之别。挟湿则宜宣郁化湿,挟食则宜开郁消食,挟痰则宜行气化痰。

肝郁久化火,火性炎上,其面红而热,头晕耳鸣,口干口苦,恶心泛呕,便结溲赤,甚则舌绛脉弦实有力,宜苦寒泄肝折热之法。

肝阳为肝气上逆,冲犯清窍,头晕耳鸣,甚则络脉失和四肢麻木,胸腹胀满呕逆,急烦不宁,脉多弦劲有力,宜平肝镇逆。

若从阴化,则表现为肝体方面,有阴虚肝热和郁热化火伤阴引起血虚风动。

阴虚肝热则心烦失眠,急躁口渴,舌红而干,脉弦急细数,治宜清肝育阴。

若郁热化火伤阴,络脉失养,四肢瘈疭,脉弦小细数,则宜养血柔肝熄风宁络。

先生治疗虚损,必分阴阳、别五脏、论气血、顾脾胃,并考虑母子生克关系。阳虚多见外寒,总从维护阳气入手;阴虚每见内热,必用益水制火之法。

先生治血证,主张降逆化瘀。他认为凡血证暴吐势猛,稠黏结块者多属热,清稀零星、过劳即发者多属虚;血色深紫光滑者多属热,黑暗浊晦或夹淡稀者多属不足;面唇红赤,舌绛且干,脉细数者属热,面黄唇淡,肢冷不温,脉迟缓虚软者为虚。血随气行,若气虚则血无以固,热郁气迫则血妄行。先生认为血证见大实大热者甚少,苟若属实,吐血日久,未有不伤及气血者,又何能言其为实证?所以先生说:"治血证以降逆为本,不可独持苦寒泄热,恐其邪热不净,留阻为瘀,此乃寒则涩而不流,温则消而去之之理。"

先生治病,必详审病情,细别标本,升降补泻,常兼顾并用。标本皆虚者,当补;标本皆实者,宜泻。其有标实而本虚或标虚而本实者,必须详审细察,权衡急缓,或舍标从本,或舍本从标。先生曰:"凡降者,必先升,但升者不使过高,降者宜求其缓。降其蕴邪,驱其滞热,升其不足,以补其正,斯为得之。"先生认为升降宜适度,若升之太过,易使其虚热上越,而致跌仆晕厥。久病虚弱者,用通降法时尤应注意使其缓和稳妥为要,防其病去正伤。先生说:"若久病正气大虚,当须用补,但因内蕴积滞,攻补不易,必须审察标本虚实,采用兼顾并筹之法,灵活运用,多能取效。"随先生学习时,每见重病,正虚邪实,攻补两难,他医束手,先生屡用此法,速取良效。

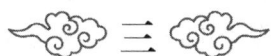

三

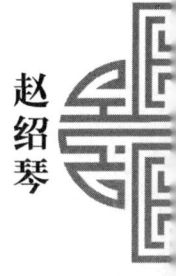

汪逢春先生(1882~1948),名朝甲,号凤椿,苏州人,吴门望族也。悬壶北京五十年。先生博学多才,善书能文,勤学苦读,毅力过人。受业于吴中名医艾步蟾老先生之门。精究医学,焚膏继晷,三更不辍,洎卒业,复博览群籍,虚怀深求,壮岁游京,述职法曹。

先生诊疾论病,循规前哲,而应乎气候方土体质,诚谓法古而不泥于古也。每有奇变百出之病,他医束手者,先生则临之自若,手挥目送,条理井然,处方治病,辄取奇效。一九三七至一九四〇年,我随先生学习,先生论病处方,每多撮录,兼参以己见,次日先生必亲自圈阅批点。关键之处,多浓笔重点。如一次治一妇人妊娠三月,患痰喘咳,首方以苏子、莱菔子、杏仁、贝母、枇杷叶等宣肺化痰降逆之品。汪老看后批之曰:"苏子降逆力强,胎儿受伤,甚则引起堕坠;莱菔子味辛性烈,弱人尚不可用,况孕妇乎?"又一次,一猩红热病人,我处方中用了薄荷,汪老批之曰:"温疹乃热郁于内,一涌即发,发则无以制止,方中何以还用薄荷?恐其不速耶?"并告诫道:"脉数有力,斑出深紫,高热心烦,咽红肿痛,皆是发出之极矣,切不可再行发之,只宜清气凉营,以缓其速。"

先生每于望朔之日,便令组织同砚小集,受课之余,互相研讨,凡《内》

《难》《伤寒》《金匮》等书,皆要求次第理懂。且时于节假之日,携诸弟子,登北海琼岛,假揽翠轩(注:北海白塔之饭店),杯酒言欢,讲授诸书;或共载一舟荡漾于太液池(北海)中,师生同游,其乐无穷。

先生每日患者盈门,活人无算。对湿温伤寒尤有心得,誉为京都四大名医之一。我随汪老学习,结合自己临床体会,将汪老治疗湿温病的经验总结为十法,以体现其学术观点。

(一)芳香宣化法(上焦)　暑湿之邪迫于外,湿热秽浊蕴于中,头晕身热,漾漾泛恶,舌苔白腻而滑,胸中气塞,脘闷咳嗽,周身酸沉乏力,小溲黄赤,湿热初起之证,宜芳香宣化法。

鲜佩兰一钱七分(后下),鲜菖蒲一钱七分,大豆卷三钱,鲜藿香一钱七分(后下),嫩前胡一钱,川郁金二钱,白蒺藜、姜竹茹各三钱,制厚朴一钱七分,川黄连、通草各一钱。

(二)芳香疏解法(上焦)　暑湿外受,表气不畅,形寒头晕,周身酸楚,身热肌肤干涩,恶心呕吐,腹中不舒,中脘满闷,脉象濡滑,法当芳香疏解,以退热止呕。

佩兰叶四钱(后下),广藿香三钱(后下),陈香薷一钱七分(后下),大豆卷三钱,制厚朴二钱,新会皮一钱,制半夏三钱,苦桔梗、枳壳各二钱,白蔻仁一钱七分,煨鲜姜一钱,杏仁泥二钱,太乙玉枢丹三分(研细分冲)。

(三)芳香化浊法(上、中焦)　暑热湿滞,互阻中焦,身热泛恶,呕吐痰水,胸闷腹中阵痛,大便欲泄未得,心烦急躁,两目有神,舌苔白腻,口干不欲饮水。用芳香化浊法定呕降逆折热。

鲜佩兰三钱(后下),藿香(后下)、制厚朴各二钱,半夏曲四钱,川黄连一钱,大腹皮、佛手各三钱,煨姜一钱,保和丸四钱(布包),焦麦芽三钱,赤苓四钱,上落水沉香末、白蔻仁末各三分。后两味共研装胶囊分两次随药送下。

(四)轻扬宣解法(上、中焦)　暑湿蕴热,互阻肺胃,身热头晕,咳嗽痰多,两脉弦滑略数,按之濡软。热在肺胃,法宜宣解,湿浊中阻,又需轻扬。

香豆豉四钱,炒山栀二钱,嫩前胡一钱,浙贝母四钱,杏仁泥三钱,枇杷叶四钱(布包),保和丸五钱(布包),鲜芦根一两。

(五)宣肃疏化法(上、中焦)　暑湿热郁,蕴阻肺胃,咳嗽痰多,胸中满闷,苔黄垢厚,大便不通,小溲赤黄,可用宣肃上焦,疏化畅中法。

前胡一钱,浙贝母四钱,杏仁三钱,香豆豉四钱(布包),山栀一钱,炙杷叶四钱,黄芩三钱,保和丸五钱,枳壳一钱,焦麦芽三钱。

(六)轻宣清化法(上、中焦)　暑热偏多,湿邪略少,身热咳嗽,汗出口干,意欲凉饮,舌红苔黄,脉象细弦,用清解暑热,清宣化湿法。

薄荷细枝七分(后下),佩兰叶三钱(后下),连翘、炙杷叶各三钱,白蒺藜三钱,前胡一钱,杏仁三钱,川贝母一钱七分(研冲),鲜荷叶一角,益元散四钱,鲜西瓜翠衣一两。

(七)辛开苦降法(中焦)　湿热病,热郁中州,湿阻不化,头晕且胀,胸闷周身酸楚,漾漾泛恶,苔白滑腻,大便不畅,小溲黄赤,辛香开郁以利三焦,苦以降热兼燥其湿,少佐淡渗分消。

白蒺藜三钱,佩兰叶四钱(后下),白芷一钱(后下),半夏、杏仁各三钱,黄芩四钱,黄连一钱(研冲),炒苡米四钱,白蔻仁七分,赤苓、滑石各四钱。

(八)宣化通腑法(中、下焦)　暑挟湿滞,互阻不化,小便艰涩,大便不通,上则恶心呕吐,下则腹胀矢气,宜宣化降逆,展气通腑,一方两法,兼顾胃肠。

鲜佩兰四钱(后下),鲜藿香二钱(后下),香豆豉四钱,山栀、新会皮各一钱七分,佛手片、槟榔、杏仁各三钱,前胡二钱,通草、煨姜各一钱,酒军一分五厘克,太乙玉枢丹三分。后两味共研装胶囊分两次用佛手片三钱、煨姜一钱煎汤送下,药先服。

(九)泄化余邪、轻通胃肠法(中、下焦)　湿温后期,身热已退,症状大轻,余热未除,湿热积滞退而未净,大便不通,腑气不畅,腹中不舒,苔腻根黄厚,用本法泄化余邪而通其胃肠。

白蒺藜三钱,粉丹皮二钱,香青蒿一钱三分,枳实一钱,鲜杷叶四钱,保和丸五钱(包),全瓜蒌一两,知母二钱,炒苡米四钱,山楂炭、杏仁各三钱,茵陈四钱,白蔻仁末二分,生大黄末三分。后两味共研细,装胶囊分两次汤药送下。

(十)泄化余邪,甘润和中(中、下焦)　湿温初愈,邪退不净,中阳未复,阴分亦虚,运化欠佳,胃纳不馨,周身乏力,舌胖而淡,脉多濡滑缓弱,用泄化余邪,甘润和中法,以善其后,病势向愈,饮食寒暖,切当留意。

川石斛四钱,丹皮二钱,香青蒿一钱三分,甜杏仁三分,范志曲四钱,鸡内金三钱,冬瓜子七钱,茯苓皮五钱,生熟谷麦芽各四钱,香砂枳术丸五钱(布包)。

跟韩、汪老的临床学习,奠定了我临床的基础。

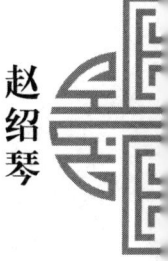

四

　　中医学,作为一门科学,它来源于实践,而且经受了实践的检验,也必定将在实践中提高。掌握了基础理论,为临床打下了基础,但对基础理论的运用、加深理解和学术水平的提高,又必须通过临床实践。下面我通过对几个具体问题的认识,进一步说明之。

　　(一)关于脉象与舌质的研究及临床体会　从幼年背诵《濒湖脉学》时,就曾反复琢磨过脉象与病变的关系。人体是一个统一的整体,五脏六腑的功能活动都可影响气血的运行,因之五脏六腑的病变都能够而且应该从脉象上反映出来。所以脉诊在临床诊断上有重要意义。但不同脏腑的不同疾病对脉象的影响,如何通过现代科学的方法,用仪器和数据确切地反映出来,作为诊断的客观依据,是我们梦寐以求的。

　　我在临床实践中发现,虽地有方土之别,人有男女老幼之分,但患病之病位所反映到脉象上的深浅恰与人体卫、气、营、血的层次相应。因之,切脉应有浮、中、按、沉之别,且能分别诊在卫、气、营、血部位之病。我根据多年的临床体会认为,抓住了主脉与兼脉,用浮、中、按、沉确定病位深浅层次的脉诊方法,再参照其他三诊,以确定治法方药,取得较满意的临床效果,因之对脉学的认识就有新的提高(著有《临床脉诊》一书待出)。

　　关于舌诊著述不太多,《内经》《伤寒论》中论述较少,自清代温病学家提出"辨舌验齿"后,舌诊遂被重视起来。舌苔多反映功能,即卫、气部位的病变;舌质多反映实质,即营、血部位的病变。但我在临床中发现,一些心烦急躁内有郁热的病人,其舌面淡而苔白,其脉弦细急数。粗心之人,一见舌淡苔白,即认为是"虚",便用温补,致使病情增重。因苔布于舌面,素体阴分不足之人,舌瘦小,其舌质之红为白苔所掩盖,因内有热,舌面虽淡,若让病人将舌翘起,舌之背面见红或深红,甚或红绛。在通常情况下,脉、证、舌应是统一的。通过临床,我觉得舌质看其背面更为确切实在,不会被表面现象所迷惑。这对临床诊断,特别对于温病临床有重要参考价值(我已写好《临床舌诊》待出)。

　　(二)对"在卫汗之可也"的认识　关于温病卫分病的治法,叶天士谓:"在卫汗之可也。"一般认为就是"汗法",或"辛凉发汗""辛凉解表"。而我在教学过程中认为"辛凉清解"的提法更为确切,并强调指出"汗之"并非"汗法",也是从临床实践中总结出来的。

考吴鞠通《温病条辨》治疗卫分证(上焦)时列辛凉轻剂、辛凉平剂,通书并无"解表""发汗"字样,且谆谆告诫:"温病忌汗,汗之不唯不解,反生他患。"因温病"自口鼻吸受而生,徒发其表亦无益也,且汗为心液,心阳受伤,必有神明内乱,谵语癫狂,内闭外脱之变。"又因"汗法"伤阴助热,吴氏谓:"温病最善伤阴,用药又复伤阴,岂非为贼立帜乎?"温病初起,为温邪犯肺,肺气贲郁,卫阳之气宣发受阻,阳气壅滞郁而发热。病在肺卫,虽属轻浅,但其津已轻度受伤,故有"口微渴"之见证。此与伤寒之风寒外束,卫阳受伤,迥然不同。其治法,太阳伤寒,宜辛温发汗,而温病卫分证,叶天士认为其治法"与伤寒大异也",因之"汗之"绝非"汗法"。

温病卫分证属"郁热",《素问·六元正纪大论》曰:"火郁发之。"王冰注之曰:"发,谓汗之令其疏散也。"柳宝诒则进一步论述说:"暴感风温,其邪专在于肺,以辛凉清散为主,热重者兼甘寒清化。"[①]均不认为是"汗法"。先父对此曾解释说:"外感风寒是为表闭,内热温邪是温从口鼻而入,其病在卫。在表宜解表,在卫当疏卫,如房中热郁,必须打开门窗,以令气流则热退矣。"所以卫分证之"汗之",实为辛凉清解之法。辛可开郁,凉能清热。郁开热清卫必疏,邪去则三焦通畅,营卫调和,津液得布,故表清里和微汗而愈。此不用发汗之法而达到了汗出的目的,即"汗之"之意。

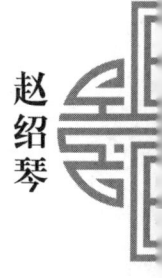

《温病条辨》银翘散方,在大队清凉药中辛温者仅豆豉、荆芥穗二味,且用量很轻,绝非发汗之意。作用有二:其一,是开郁,卫分郁热,邪在上焦,豆豉、荆芥辛温开郁,宣畅肺卫;其二,凉虽能清热,但一派寒凉则易使气机涩滞不流,故少佐辛温,以制其弊,仅取之味,断无温燥之性,合称辛凉平剂,实为开郁清热,并无发汗之意,绝非"汗法"。

"汗之"并非"汗法"之论,其理论根据是温病与伤寒的病因病机不同,这并非文字游戏,因为临床上有重要意义。首先明确指出了治疗卫分温病,不可用辛温发汗,也不能用一派寒凉之法。过用辛温则伤阴助热,发为昏厥之变;一派寒凉,则郁不能开而热不易清,闭塞气机也会使病情加重。必须辛温与寒凉相配始成辛凉之剂。在卫分证中,因"热"与

"郁"又有轻重之不同,所以"寒凉"与"辛温"的配伍也要有一定的比例。一般来说,热重郁轻者,以寒凉为主,少佐辛温;郁重热轻者,则以辛温为主,佐以寒凉。只要比例恰当,就能使郁开热清,达到表里清和,营卫调和,三焦通畅,微微汗出而愈。这一认识避免了误治,并指出了组方原则和用药根据。

(三)对"入营犹可透热转气"的认识 温病邪入营分,病情深重,一般常用"清营汤""清宫汤"及"三宝",并云此即"透营转气"之法,对何谓"透热转气",并无明确论述。通过临床实践,我认识到营分具有营热、阴伤、气机不畅三个特点。对于前两个特点,叶天士曾明确指出:"营分受热则血液受劫。""血液受劫",即营阴为热邪所伤。因"营气者泌其津液,注之于脉,化以为血"且"循脉上下,贯五脏而络六腑"。所以热邪入营,必伤其营阴,清营、养阴则是治疗营分证的根本方法。

营分证的类型是复杂的,且除营热阴伤外,还常兼有痰热、湿阻、瘀血、食滞、腑实等,都会阻滞气机,使营热外达之路不通,已入营之热不能外透。所以治疗营分证,除清营养阴外还要宣通气机,畅营热外达之路,以"透热转气"。

考《吴医汇讲》中搜集叶天士"温证论治",原作:"乍入营分,犹可透热,仍转气分而解。"后世据此,多认为初入营分才能透热转气,而王孟英将其收入《温热经纬》,改为"入营犹可透热转气",则把透热转气的应用范围扩大到整个营分。但一般仍根据清营汤中银花、连翘、竹叶三味药都有透热转气的作用,便认为此三味药才是透热转气的专药。这样,就把透热转气局限于初入营分和用银花、连翘、竹叶三味药的范围内,忽视了其在营分证治中的普遍意义。

清营汤方出《温病条辨》,吴氏自注云其"清宫中之热而保离中之虚也",并未论及透热转气。仔细研究叶氏对营分证治的论述和《临证指南医案》,对营分证的治疗都体现了"透热转气"的方法。如叶氏说"从风热入营者,用犀角、竹叶之属"[②];"从湿热入营者,则以犀角花露之品"[②]。其由风热入营者,除营热阴伤外,尚有"风热阻滞气机,使营热不能外透,故以竹叶清风热而宣郁以畅气机;从湿热入营者,则为湿热阻滞气机,故以花露芳香化湿,清热开郁,以疏通气机,使营热外透。"若加烦躁,大便不通者",则加金汁,对"老年或平素有寒者",则以人中黄代替金汁[②],清泄热毒,宣畅气机,导营热外达。

"斑出热不解者",为气血两燔,热邪消灼胃阴,应以石膏、知母等急撤气热,导营热外达。

"舌绛而鲜泽者",为热陷心包之轻证,治以"犀角、鲜生地、连翘、郁金、石菖蒲等"[②],即以菖蒲、郁金清心开窍通闭,连翘轻清宣透,合以宣畅气机,导营热外达。"若平素心虚有痰,外热一陷,里络就闭",则"非菖蒲、郁金所能开",必须用"牛黄丸、至宝丹之类以开其闭"[②],始能使营热外透。

"舌绛而中心干者"[②],为心胃火燔,应以黄连、石膏等清气分热以透热转气。

若"素有瘀伤宿血在胸膈中",阻滞气机而邪热入营者,则应以"散血之品如琥珀、桃仁、丹皮等"[②],活血散瘀通络,排除阻碍,宣通气机,导营热外达。

热邪入营而"挟秽浊之气者"[②],则应以芳香逐之。

吴氏论述了在不同情况下的透热转气方法,就是根据造成气机不畅的原因,选用相应的药物排除阻碍而宣畅气机,使营热外达。

清代以来的温病学家如章虚谷、吴锡璜、陈光淞、柳宝诒等从不同角度对透热转气做了论述。如章虚谷在注解"透热转气"时说:"故虽入营,犹可开达,转出气分而解……"[③]提出了开郁闭、畅气机,使营热外透。

陈光淞在注解"急急透斑为要"时说:"按营分受热……透斑之法,不外凉血清热,甚者下之,所谓炀灶减薪,去其壅塞,则光焰自透。若金汁、人中黄所不能下者,大黄、玄明粉亦宜加入。"[③]已明确提出了去其壅塞、排除障碍而宣展气机以透热转气的问题。

我在临床中体会到,温邪入营,多由误治造成的。如病在卫分,用药宜轻清宣透,即辛凉清解之法。若误用辛温,则伤阴助热,致使邪热内陷,成痰热蒙蔽心包,闭塞心窍之证。治之当清心开窍,即透热转气。若过用寒凉,则遏滞气机,重则冰伏,使热无外达之路,必内迫入营。开之必辛温芳香,如草蔻、干姜,甚则桂附之类。但用之必须恰如其分,寒遏已散,冰伏消之即可,切勿过用。

温病不论在卫在气,若误用、过用滋腻温补,都可闭塞气机,而使热邪入营,其透热转气之法,即选相应的药宣畅气机,开营热外达之路。

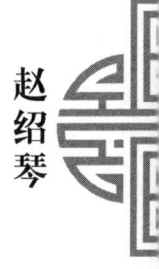

赵绍琴

热邪入营,若舌苔厚腻者,不仅有湿阻,且有食滞,应相合其他症状,必加入消食化滞之品,宣畅气机,才能使营热外达。

治疗营分证,只用清营养阴不用透热转气之品行不行呢?根据本人临床经验,只清营、养阴,疗效差。因病久营热不去,必进一步耗伤肝血肾精而入血分。热陷心包,为痰热堵塞心窍,蒙蔽心包。内窍不开,气机闭塞,热邪无外达之路,则清之不去;营热炽盛,炼液成痰,养阴也不易收功。必须急开内窍,使热有去路,清营养阴才能收功。曾治一病人,画家,年逾古稀,膀胱癌手术半年后,复感受温邪,咳喘痰黄黏,尿频,且患有冠心病,入北京某医院,诊为:泌尿系感染、前列腺增生、肺炎、冠心病。经西医组织抢救不效,遂陷入昏迷,一周后邀余会诊。见其面色黧黑,形态消瘦,神志昏沉,舌绛干裂中剥,咳嗽痰黄,喘促气急。高年下元已损,温热久羁,阴津大伤,痰热内迫,热邪入营,前所服药物全属寒凉,气机被遏,肺失宣降,以养阴之法求其津回而脉复,用宣气机开痰郁之品以冀营热外透。方用生杭芍、天门冬、沙参、元参、石斛、前胡、黄芩、杏仁、黛蛤散、川贝粉、羚羊角粉,二剂。服后即神苏、喘咳皆轻,且知饥索食,都是气机宣畅,营热外达之征。

对"透热转气"的认识,为营分证的治疗提供了处方依据,即治疗营分证(包括气营两燔、卫营同病),其方剂都应由清营热、养营阴、透热转气三部分药物组成,其透热转气之品,重在宣通造成营分证中气机不畅的原因。据此我治疗营分证之昏迷,每多获效(其病例当另行撰文介绍)。

(四)宣畅三焦方法治疗内科杂病 汪老治疗湿温十法,体现了展气机、畅三焦,辛开苦降,分消走泄,抓住了湿温的病机特点。因"三焦者,原气之别使也,主通行三气,历五脏六腑",又是"决渎之官,水道出焉"。湿温病,为湿热合邪,互相裹结,难解难分,且湿郁热盛,热蒸湿动,弥漫三焦,阻滞气机,遏伤阳气,水液运行受阻。遇湿热之证,按汪老法,每获良效。在临床实践中,常遇到一些虽不是湿热病,但因脾虚、肝郁、食滞或其他原因,造成气机不畅,湿不得运,阻止于三焦,其舌苔多腻,脉见濡滑,也可用宣畅三焦法,行气化湿,辄取良效。如曾治一女患者,三十余岁,体丰多痰,咳嗽胸满,小便不爽月余,入夜益甚,前医诊为癃闭,选用八正散之类月余不效,且有增重之势。诊其脉濡软,按之沉涩,舌苔白腻滑润,此乃湿郁肺气不宣之象,极宜宣通肺气,以畅三焦,所谓"提壶揭盖"之法也,药用苏叶、杏仁、荷梗各三钱,五剂后诸恙若失。

我几十年的中医生涯,就是勤奋读书和不断实践,而且认识到中医理论必须和临床实践结合起来,才能不断提高。

注:

①柳宝诒,《温热逢源》.北京:人民卫生出版社,1952.

②叶天士,《外感温热篇》.

③杨达夫,《集注新解叶天士温热论》.天津:天津人民出版社,1963.

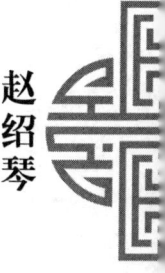

赵绍琴

我所走过的学医道路

湖南中医学院副院长、教授　　谭日强

作者简介

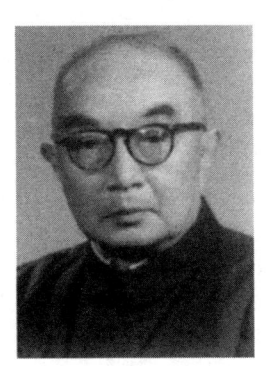

　　谭日强(1913～1995),湖南湘乡人。十七岁拜师学徒,一九三六年毕业于湖南国医专科学校。擅长内、妇科,对心血管病、血液病、肝脏病颇有研究。曾著有《传染性肝炎的辨证治疗》《金匮要略浅述》等书。历任湖南中医学院副院长、中华全国中医学会湖南分会副会长、湖南省第五届人大常委等职。

⟨⟨⟨ 学徒三年　初入医门 ⟩⟩⟩

　　我八岁开始念书,上了八年私塾,读了《幼学》《论语》《大学》《中庸》《孟子》《左传》《诗经》《易经》《古文观止》等书。十七岁从师学医,在老师的指点下,第一年读《药性赋》《汤头歌诀》《经络歌诀》《濒湖脉诀》《医学三字经》,并参看《本草备要》《医方集解》等书。第二年读《素灵类纂》白文、《伤寒论》白文、《金匮要略》白文,并参看《灵素节要浅注》《伤寒论浅注》《金匮要略浅注》等书。这些书读起来枯燥无味，特别是《内经》白文读不懂，开始有些畏难情绪。第三年随同老师临证实习，并参看《时方妙用》《医学实在易》《医学从众录》等书。我的老师在医学上是崇拜陈修园的，所以他指导我看的参考书，多是陈修园编著的。他对《伤寒论》《金匮要略》，确实下了一番功夫。在临床上治疗伤寒、杂病，多用经方，疗效颇好，但对温病就不是他的所长了。

᨞᨞᨞ 初诊失误　深自内疚 ᨞᨞᨞

三年学徒期满，我才二十岁，由于年轻没有经验，就诊者无几。一九三一年农历正月十五日，有远房本家邀诊，其弟因上午修路，搬运砂石，汗出湿衣，又受风凉，中午暴饮暴食酒肉过多，下午腹痛，按之甚剧，我诊为感寒伤食，用藿香正气散加保和丸治之无效，及夜半竟然死亡。翌晨检视其尸，发现背部瘀斑累累，不知为何病，深自内疚。认为患者之死，实由我之失误，虽其家属不曾责怪于我，但我内心实为难过。从此对于学医，信心尽失，乃改行当小学教员。旧社会教小学，也和其他工作一样没有保障，今年在这个学校任教，明年又不知能否找到工作，经常处于失业恐慌之中。我的家境，仅系小康，没有固定工作，生活便无着落。为了生计，只有发奋图强，努力深造，从原来所学医学知识的基础上打开一条出路，舍此别无良图。

᨞᨞᨞ 发奋图强　努力深造 ᨞᨞᨞

一九三四年湖南国医专科学校招生，我决心去报考，得到了家长的支持。这个学校的老师，都是湖南比较著名的中医。我因原来在医疗上有过失误的教训，这次重新学习，自觉性高，不懂的地方，尽量发问，做好笔记。在学《内经》的同时，参看《医经原旨》《张氏类经》；学《伤寒论》的同时，参看《伤寒来苏集》《伤寒贯珠集》；学《金匮要略》的同时，参看《金匮要略心典》《医宗金鉴·订正金匮要略注》；学内科的同时，参看《医学心悟》《医宗金鉴·杂病心法要诀》；学妇科的同时，参看《傅青主女科》《医宗金鉴·妇科心法要诀》。温病一课，是我以前没有学过的，除听课外，参看了《通俗伤寒论》《寒温条辨》《温病条辨》《温热经纬》等书。第三年每日上午分组

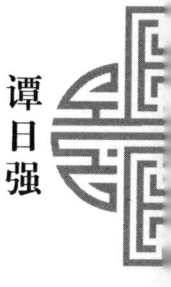

谭日强

到各老师的诊所去实习，我根据各老师辨证用药的特点，详细纪录下来，下午自习。这一年看的参考书比较杂，如《兰台轨范》《东医宝鉴》《类证治裁》《临证指南》《王氏医案》《冷庐医话》《医学广笔记》等等，但杂而不专，深入不够。毕业后，留校工作。

再诊取效　盲目自满

一九三七年元月，为了抗议国民党不许中医办学校设医院，与校长吴汉仙代表湖南中医界赴南京，参加全国中医请愿团，向国民党三中全会请愿。国民党迫于中医界之义愤，为了敷衍应付，通过了中医列入教育学制系统的决议案。抗日战争爆发后，长沙迭遭轰炸，我另找了一个工作，离开母校，辗转于湘西、湘南等地。其时，传染性疾病到处都有流行，我参照《时病论》《温疫论》《霍乱论》及《温热经纬》有关湿温、疫证的治法，取得了较好的疗效，渐渐产生了自满情绪。认为我在学徒时，学了治疗伤寒的一套，在医校时又学了治疗温病的一套，牛刀小试，果然得心应手，于是飘飘然放松了学习。一九四一年，我在湖南省地方干训团中医组担任传染病教学，因无教材，就自己动手写了一些讲稿，但是东拼西凑，自己的心得体会不多，所以没有付印。其后湖南相继沦陷，疲于奔命，书籍衣物丢失殆尽，景况相当狼狈。总之，我在八年抗战期间，医学上进步很小。

戒骄戒躁　继续前进

抗战胜利以后，回到长沙开业，初起诊务不好。当时长沙市的西医院很少，大部分常见病、多发病还是靠中医治疗。我在抗战期间，因对这些病取得了初步经验，疗效较好，病人互为宣传，来诊者渐渐增多。这些病人多属疑难重症，或久治不愈的慢性病，他医治之无效者，我亦不能愈之，这才使我真正认识到自己的学力不足，没有什么值得自满的。于是每日利用诊余时间，或温旧课，或读新书。所谓新书，是指何廉臣、恽铁樵、陆渊雷、张锡纯等所著的书及《皇汉医学》等，颇有新的启发。一九四七年三月十七日，与曹伯闻等组织长沙市中医药界罢诊罢市，向湖南伪省政府请愿，要求拨发救济物资，恢复湖南国医院，幸而有成。但为了此事，从筹建到开院，费时将近三年,荒废了不少业务,耽误了许多学习时间。

坚守阵地　稳扎稳打

解放以后,于一九五○年,参加了由湖南省卫生厅举办的中医进修班,但实际上教的是西医基础课,如解剖学、生理学、病理学、微生物寄生虫学、传染病学、诊断学基础等。这些西医基本知识,对我后来参加中西医会诊,不无帮助。但在治疗上还是根据中医的理、法、方、药,进行辨证论治。一九五二年湖南国医院由人民政府接收,改为湖南省立中医院,我参加了工作。当时我管病房及院外会诊,这对我来说是一项新的工作,没有经验,在兄弟医院会诊中,学习和建立了我院的病房制度。为了提高医疗质量,我利用晚上时间及节假日,将一些常见病、多发病,参考有关医籍,进行了一些辨证分型工作,即把某个病或症,分成几个类型,系之以理、法、方、药,这对我的学习也是一个大的促进。可是这项工作,自从调来中医学院以后,没有继续进行下去。

主管教学　兼顾医疗

我是一九六○年调来中医学院的,当时还在筹建阶段,困难不少,但我信心很足,决心也大,一定要在党的领导下,把这所学校办好。当年就招了本科班学生,直至一九六六年止,每年都招了新生。在教学安排上,坚持了中医课与西医课的比例为七比三。我除管教学工作外,每星期二、五还看点特约门诊。由于接触传染型肝炎、肝硬化病人较多,从实践中初步体会到:急性黄疸型肝炎,起病较急,病邪方盛,应从阳明胃治;慢性黄疸型肝炎,多由急性迁延失治而来,应从太阴脾治;无黄疸型肝炎,初起即呈慢性经过,应从厥阴肝治;肝硬化由于肝细胞变性,纤维组织增生,肝脏变硬,应从疏肝软坚、活血化瘀论治。一九六二年曾研制了一种疏肝理脾丸,其方即当归、柴胡、白芍、枳实、鳖甲、青皮、茅根、茜草、地龙、甘草、猪肝、鸡内金等味组成,以治慢性肝炎、早期肝硬化,疗效颇好。与此同时,还写了《传染性肝炎的辨证治疗》一书,已由湖南科学技术出版社出版。

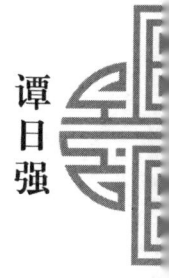

谭
日
强

老骥伏枥　志在千里

一九六三年,我因患肝炎,回湘乡故里疗养,渐有好转。鉴于全国中医统一教材中尚缺《金匮要略讲义》,乃着手编写《金匮要略浅述》一稿,于一九六四年十月才完成。原拟作为我院试用教材,嗣因湖北主编的《金匮要略讲义》先我出版,所以把它搁置下来了。在文化大革命期间,不敢接近书本。粉碎"四人帮"以后,在党的十一届三中全会精神的鼓舞下,特将《金匮要略浅述》一稿,重新加以修改和补充,已由人民卫生出版社付梓。现在我分工管科研,我的自选项目是中西医结合治疗再障的研究。一九八○年经过对二十九例再障的疗效观察,其中基本治愈十一例,缓解七例,改善四例,无效七例,总有效率76.7%,目前这个项目仍在继续进行。

几点体会

五十多年来,我所走过的学医道路,是艰苦的,曲折的。总起来有以下体会:

(一)要学好中医,必须打好两个基础。首先是古文基础,最低要求繁体字能认识,文言文能断句。再就是中医基础,如《内经·素问》《伤寒论》《金匮要略》的白文要选读,药性、方歌、脉诀、经络歌诀要熟读,有了这两个基础,才能继续深入下去。

(二)要多看几种好的参考书。我在当学徒的时候,老师教我读古典医著是不错的,但是指导我看的参考书,只限于汪讱庵、陈修园两家,这就太局限了。后来我在国医专科学校时所看的参考书,就使我的眼界开阔多了,因而获益不少。

(三)要多跟几个好的老师,因每个老师各有他的长处。比如,我在学徒时的老师长于伤寒;我在医校时的老师有的长于温病,有的长于杂病,有的长于妇科,有的长于儿科。根据各老师辨证用药的特点,取其所长,为我所用,大有好处。但这个条件如不具备,也可自学成材。

(四)学医要有坚强的意志,朝斯夕斯,持之以恒。在困难的时候,要看到前途,要看到光明,要提高自己的勇气;在顺利的时候,又要谦虚谨慎,戒骄戒躁,刻苦学习,继续前进。我在学医过程中,学习情绪曾有几次大的起落,教训是很深刻的。

（五）在医疗作风方面,对同道不要贬低别人,抬高自己;对病人无论工人、农民、领导干部,都要一视同仁,详细诊察,不得草率。有时病人情绪急躁,要求过高,也只能耐心说服,体谅病人。但也不能迁就病人,投其所好,更不能乘人之危,向病家需索财物,这是起码的医德。

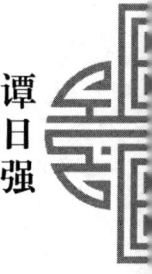

谭日强

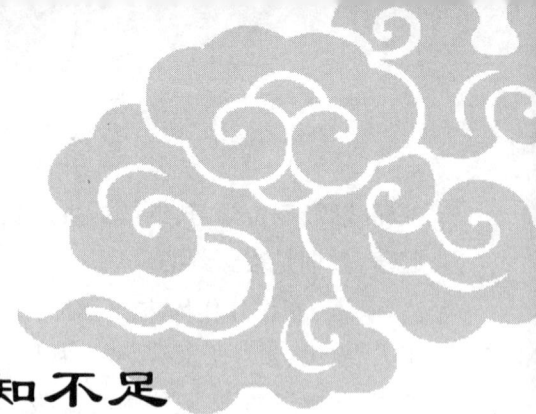

学然后知不足

浙江省中医药研究所所长、研究员　　　潘澄濂

作者简介

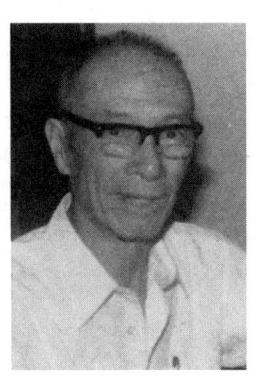

　　潘澄濂(1910~1993)，浙江温州人。十六岁入丁甘仁先生创办的上海中医专门学校，1929年毕业。解放前，除悬壶应诊外，曾执教于上海中医学院、上海中国医学院，并任温州普安药局医务主任等，学验俱富，力主中西医学从理论上结合。解放后，历任浙江中医学院副院长、浙江省中医研究所副所长、全国第五届政协委员等职。著有《伤寒论新解》《潘澄濂论医集》等。

　　一九二九年三月十七日，全国中医药界自发地在上海召开第一次代表大会，愤怒斥责国民党政府废止中医中药的荒谬禁令。因而将这个具有历史意义的日子，定为"国医节"。那时，我正在上海中医专门学校毕业，自叹是一个"末代"的中医。

　　解放以后，在党的中医政策的光辉照耀下，中医药事业重新得到蓬勃发展。特别是将中医列入教育系统，后继有人。抚今思昔，感慨万千。

借助他山　取长补短

我在校修业期中,按照当时课程,对《内经》《伤寒论》《金匮要略》《温热经纬》以及《本草经》等,进行了系统学习。此外,如妇、儿、外、喉等科,以《医宗金鉴》为教材,亦按照教学计划而必修。与此同时,还览阅了历代名医著作,如《东垣十书》《刘河间六书》《丹溪心法》《景岳全书》《徐灵胎十六种》等等。对中医知识,虽说入了门,而未登堂奥。当时,因求知欲所驱使,学习中医之余,尚参加其他医院校旁听和函授,进行了解剖、生理、病理等的实验。嗣后,又阅读了日本和田启十郎的《医界之铁锥》、汤本求真的《皇汉医学》、松园渡边熙的《和汉医学》。和田启十郎在日本明治维新后汉医学遭受到摧残的岁月中,披沥汉医之真髓,奋臂疾呼,力挽几倒之狂澜,这种精神,给我感动,甚为深刻,而且也使我认识到中西医学瑕瑜互见。所以,早在三十年代,我就抱有铺平经时方之鸿沟、熔中西医于一炉的愿望和企图。这可从拙著《伤寒论新解》的某些内容中略见一斑。

例如,我曾试以现代生理学和临床病理学(即病理生理学)的知识,对"阳浮"和"阴弱"以及"营弱"和"卫强"加以解释。认为这里所说的"阳"和"卫"是代表机体的产温功能,"阴"和"营"是代表机体的散温功能。太阳中风,就是由于产温功能的亢进,散温功能不能相应地随着旺盛,使机体调节中枢的相对平衡失调,所以虽自汗出而不解。

又如,据《伤寒论》"病发于阳,而反下之,热入因作结胸……所以成结胸者,以下之太早故也"条看来,结胸证似因过早应用攻下而造成的。但是结胸证的治疗,恰恰是采用大陷胸汤的峻下。这样,前后似有矛盾,不易理解。我是这样认识的:从《伤寒论》对结胸证的描述来看,先说:"舌上燥而渴,日晡所小有潮热,从心下至少腹鞭满而痛,不可近也。"又说:"结胸无大热者,此水结在胸胁者也。"据此,可以推测,结胸证的实质似乎是指胸腔或腹腔有大量渗出性或漏出性积液。病变的主要部位是在胸腔,亦可想象。

试就胸腔积液而论,临床上以渗出性胸膜炎较为常见(当然,可能还有其他疾病)。以渗出性胸膜炎来说,其病变开始阶段,往往先出现恶寒发热,或胸胁疼痛、咳嗽等表证作为前驱。《伤寒论》对有表证者,一般先解表,表解

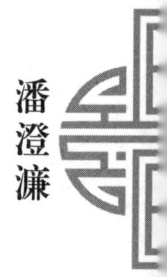

潘澄濂

乃可攻里。所以，我认为文中"病发于阳"的"阳"字，可能是指结胸证的开始阶段有恶寒发热等表证而言。因此，认为不宜过早攻下，并认为过早攻下，损伤正气，于病不利。但是，渗出性胸膜炎由于炎症的进展，恶寒、脉浮之类的表证，可以自罢。相反，胸膜积液增多，则肺部压迫症状，如胸闷、胸痛、气急或咳嗽等，势必加重，而且热型也往往转变为弛张热。由于古代无X线的检查，又无穿刺抽液的方法，而能认识"此为水结在胸胁者也"，又能采用具有泻下作用的大陷胸汤(或丸)，诱导积液排泄，借以减轻胸部之压迫，法虽古老，以当时历史条件来说，殊属可贵。由此可见，《伤寒论》结胸证先认为不宜下之过早，嗣后，仍以攻下而取效，此实非因攻下过早而造成结胸，也不是结胸证不宜攻下，而是因为病变的发生和发展阶段有表里证之不同，故治法有先表后攻之分寸，这亦是显示辨证论治之特点。诸如此类，引用西说解释，借助他山，义理易明，较之以经解经，迈出了一步。

～ 临床经验　贵在实践 ～

《千金要方》说："读方三年，便谓天下无病不治；治病三年，乃知天下无可用之方。"的确，我也有这样的感受。回顾我在开业当年的盛夏，诊治一例女性患者，二十余岁，病头痛高热已五日，体温高达 40.5℃，神识朦胧，自汗，烦躁，口渴引饮，舌苔薄黄，边尖质红，脉象滑大而数(未做其他理化检验)，根据临床表现，诊断为暑热熏蒸，热蒙清窍，投以白虎汤加减。方用生石膏八钱，鲜生地八钱，知母二钱，菖蒲一钱，银花四钱，黑山栀、竹叶各三钱，芦根五钱，甘草六分。服上方二剂。翌日下午复诊，体温虽降至 36.2℃，而神识昏迷加深，呼吸不匀，汗出肢厥，舌苔干枯，质淡红，脉象微细，呈心气衰竭之象，急改投生脉散加附片以救逆，终归无效。自我分析：其一，究属何病？诊断不明。其二，只知白虎汤证悉俱，而对其初诊脉象未详辨虚实。其三，更未顾及暑热伤气和壮火食气之患，只知寒凉清热，未佐益气之品以扶正。由此种种，促其恶化，这与我审证不详，用药过偏有关，咎无可辞，良深自疚。

再如曾治同学刘君之妻，病往来寒热，日发二三次，发时头痛甚剧，呈嗜睡状，频频呕吐，水饮不入，舌苔黄浊，脉象弦数，证属暑温，投以蒿芩清胆汤加减，方用青蒿、黄芩、竹茹各三钱，姜半夏二钱，连翘四钱，六一散三钱，玉枢丹六分,扁豆花三钱等,连诊三日,病情有增无减。乃向患者家属提出,邀请西医会诊,以明诊断。经西医检验血液,找到恶性疟原虫,诊断为脑型恶性疟疾,即施以抗疟针药。同时,还邀陆君幹夫、吴君国栋与我会诊。磋商结果,因患者寒热往来不解,头痛项强,鼻齿衄血,呕吐仍频,舌质转绛,脉象细数,已呈疟邪入营动血、肝风煽动之象,乃改投清营熄风之剂,方用羚羊角六分,鲜生地一两,丹皮三钱,青蒿四钱,连翘五钱,菖蒲一钱,黄芩三钱,玉枢丹一钱。但服药时入口即吐,不起作用。迅即陷入昏迷,终于在发病之第六日,医治无效而死亡。

以上二例,皆系初次接触的重症,病情迅猛,不仅诊断感有困难,在治疗方面,我初出茅庐,缺乏经验,无可讳言。经此教训之后(当然,不只是这一二次),每遇重症,必查考有关文献,或请教于同道,用以增进知识,弥补不足。对于死亡病例,必加以分析研究并记之,以旌我过。

自从一九三二年起,开业之余,尚参加某医务所工作。所中设有病床四十余张,并有小化验室及配药部。收治病种,在急性病方面有伤寒、斑疹伤寒、疟疾、痢疾、肺炎等;慢性病方面有肺结核、溃疡病、肾炎、肝硬化、维生素 C 缺乏症等。主其事者,虽为西医,除抢救病例用西医外,大部分均以中医治疗为主,历时六载,得以对多种疾病进行系统观察。

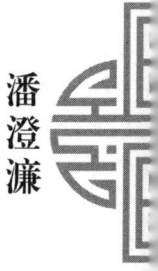

在长期的临床实践中,我认识到中医处理疾病,通过四诊方法,识证辨性,是关键所在。关于识证辨性、随证论治的方式方法,试举一九四一年在沪行医时所治的两个病例加以说明。

其一,戴氏妇,年约五十,浴中突觉左下腹剧痛,掣及腰部,即呼家人扶之卧床,遂延二三位西医诊治,有的诊为尿路结石,有的诊为腹膜炎,也有的诊为肠梗阻,施以针药,经三昼夜,未能缓解,乃邀我诊治。证见胸腹痞满,左下腹疼痛,不喜按,其痛牵及腰部不得辗转,不欲食,体温 37.8℃,大便已四日未行,舌苔中黄厚,两边薄,质微红,脉象紧数。询问发病经过,曾因家务,情绪激动,旋又进食年糕,未入浴前,已感胸腹不舒。审其病因,显因气机失调,兼挟宿食,腑气不通,不通则痛,理所当然。证属阳明少阳同病,投以大柴胡汤加减,方用柴胡、枳壳各6克,生白芍12克,制大黄9克,厚朴2.4克,制香附6克,延胡索、川楝子各9克,生谷芽12克,炙甘草3克。进药一剂,当晚大便两次,病势顿减。次日复诊,改用四逆散合越鞠丸加减,调理四日,病即霍然。

另一例,徐某,男性,三十五岁,系外地来沪,当晚入浴,突觉脘腹疼痛,起而登厕。便后,腹痛虽减,而全身无劲,大汗淋漓,由友人来邀急诊。证见患者面容苍白,精神倦怠,懒言短气,额上汗出如珠,四肢厥冷,脉象微细,舌苔白腻,体温 36.4℃。自诉头晕心悸,腹阵痛。询其病史,素有胃病。证因舟车劳顿,寒温失调,以致亡阳欲脱。急拟参附汤加味,方用别直参 9 克,淡附片 6 克,龙骨 12 克,生牡蛎 24 克,茯苓 9 克,陈皮 6 克,炙甘草 4.5 克。服药一剂后,汗敛肢温,继以异功散加归、芪等药,调理旬余,恢复健康。

以上二例,虽同因入浴而发腹痛,但前者系属气机阻滞,兼有宿食之实证;后者虽亦腹痛,系因劳顿过度,寒气入中,属亡阳欲脱之虚证,显有不同。故前者治法,主以柴胡、白芍之疏肝,大黄、厚朴之通腑,香附、枳壳之调气,延胡、川楝之止痛;后者主以参、附之回阳,龙、牡之固脱。一虚一实,证似同而性异,故治法亦各悬殊。足见,辨证论治确有它的优越性。但是,对其优越性的认识,必须通过实践才能体验。

现在,就辨病与辨证相结合的问题,谈一些看法。

辨病和辨证相结合,实际就是双重诊断。对中医临床研究,制定诊断指标及疗效标准,用以观察中医中药对某种疾病的疗效确有帮助。但是,目前在中西医结合的临床中,有的不是按照中医辨证论治的特点,而是执一方或一药以试病,我实未敢赞同。此外,尚有中医跟着西医亦步亦趋,如西医在用抗生素的同时,中医不分寒热虚实,亦随着而用大量清热解毒药,诸如此类,仅是中药加西药,不是有机地中西医结合。我的意见,对某些病情比较危重或复杂的疾病,在治疗过程中,中西医,尤其是西学中的医师,应该首先共同将病情加以分析研究,认为对某些症状的疗效,西优于中,则以西为主;另一些症状的疗效,中胜于西,则以中为主,相互取长补短,紧密协作,反复实践,摸索规律,如能够做到这一点,虽是中西医结合的雏形,却可以大大提高治疗效果。

学以致用　勤能补拙

作为一个医务工作者来说,知识面越广越好。但限于主客观条件,不可能样样都通。在我来讲,认为学以致用,勤能补拙,是治学的一贯守则。

中医学自轩岐以降,一脉相承,代有发展。宋、元以后,虽有流派兴起,

296

然其理论基础，大体上不逾越《内经》《难经》《伤寒杂病论》等古典著作的内容。正如宋濂题《格致余论·序言》中所说："金元以善名，凡三家：曰刘守真氏，曰张子和氏，曰李明之氏。皆以《内经》为宗，而莫之有异也。"这意味着中医没有什么派系，不过各人在各个不同的角度上有所发展和特长而已。

中医学的文献，浩如烟海。我们学习和研究，应从何着手，实有探讨之必要。我的体会，对中医古籍的学习，可分为必读、览阅及稽考三种方式。为了有的放矢，学以致用，又可分为"晓其意"的粗读和"达其理"的精读。而且精读必须要在实践中反复阅读，才能一次又一次地加深理解。

必读之书，一般认为如《内经》《难经》《伤寒论》《金匮要略》《神农本草经》《温病条辨》和《温热经纬》等。必读书中，如《内经》的"上古天真论""四气调神论""六节脏象论""脉要精微论""至真要大论"之类的有关基础理论诸篇，对中医各科均具有普遍的指导意义，需要精读。如习内科者又应细读"热论""疟论""欬论"等；习针灸者又应细读"经脉别论""刺要论""缪刺论""九针十二原"等。总之，对一部《内经》，读时要有一般和重点之分。

对《伤寒论》的学习，我曾在《浙江中医杂志》(1980年11期)发表过"怎样学习伤寒论"一文，可供参考，不再赘述。

《金匮要略》原与《伤寒论》同是张仲景全书——《伤寒杂病论》的重要组成部分，后世分为二书。它当然也是从幸存的残稿中，发掘和整理出来的。现存之书，分为二十五篇（据《金匮玉函要略辑义》），计二百二十六方，是内科（包括部分外科、妇科）杂病分型辨证和治疗的典范，至今仍有效地指导临床。因此，它与《内经》《伤寒论》等，同样是必读之书。学习的基本方法，可参照《伤寒论》。但是，《金匮要略》以各个证候为基础，它与六经辨证，有哪些关系？而且此证和彼证之间，如湿痹之与历节，溢饮之与水气，有哪些区别？特别是同一症，为什么提出两张主方？如"胸痹，心中痞气，气结在胸……枳实薤白桂枝汤主之，人参汤亦主之"；又如，"病溢饮者，当发其汗，大青龙汤主之，小青龙汤亦主之"。诸如此类，都要通过独立思考，才能晓其义、达其理。如果仅停留在字句的解释，还只是隔靴搔痒。

此外，就是温热病学，它是伤寒学说的发展，对急性热病的辨证和治疗，积累了丰富的经验，有关的文献也较多，值得必读的有《温病条辨》《温

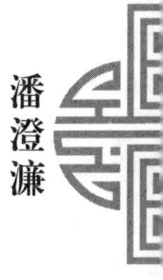

潘澄濂

热经纬》。此外，《温疫论》亦可选读。

可以览阅之书，历代著作，汗牛充栋，不胜枚举。值得推荐的，如金元四大家、明清八大家的著作，当为首选。我的体会，览阅历代名家的著作，能明其学术观点，领会其医疗经验，是览阅的主要目的。因此，亦有粗读和精读之分，有一般和重点的区别。如李东垣的《脾胃论》、徐灵胎的《源流论》等，应作为重点书读。

历代医家的医案、医话、随笔等等，也有不少的独特经验和见解，值得览阅。个人认为在医案方面，如《寓意草》《王孟英医案》《谢映庐得心集》《程杏轩医案》之类，对症状的描述、处方的意义、治疗的效果等，叙述得较为详明，端绪易寻。如《临证指南》《王旭高医案》《丁甘仁医案》之类，要从其同一类门的医案中，通过综合分析，推求其辨证和论治的规律，吸取经验，确有很大的意义。

稽考之书，大都是方书和本草之类，近似工具书。譬如览阅《巢氏病源》，虽有病因、症状的记述，而无论治的方药。对此，须与《外台秘要》《圣济总录》等，互相对照，才能得其全面。

但是，中医学，方多于药，全部记忆，殊不可能。如对某一疾病，根据需要，能将治疗同一疾病的有关方剂、药品及其主要适应证，以统计方式处理，从而得知某证哪些为常用药品，哪些为少用药品。尤其要明其组方的规律，具有一定意义。

我虽年逾古稀，不论在中医的理论和临床方面，始终感到多有不足而耿耿于怀，限于水平，谨述区区，就正有道。

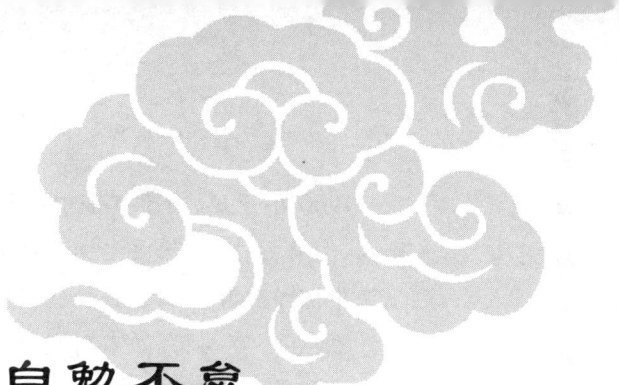

学问专研　自勉不怠

上海中医学院教授　　张赞臣

作者简介

　　张赞臣(1904~1993)，名继勋，以字行，晚号壶叟，江苏武进蓉湖人。世操医业，家学渊博，幼承庭训，受父伯熙公教诲，在医学方面奠定了扎实的基础。年方弱冠，背井赴沪，为博采众长，先就读于上海中医专门学校，复转学于上海中医大学，由于勤恳好学，深得当代名医谢利恒、曹颖甫、包识生诸前辈之器重。卒业后，悬壶沪渎，内外妇儿诸科皆精，临床屡起沉疴，殊受病家拥戴。业余时间，又受中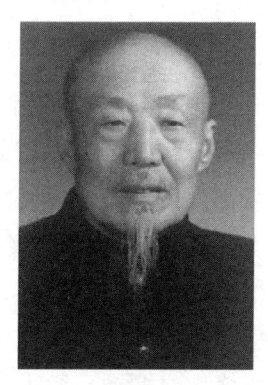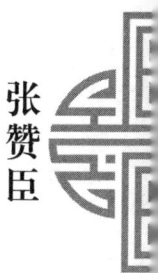

国医学院之聘，先后任诊断学、本草学教授，并主编《医界春秋》杂志，著有《中国诊断学纲要》《中国历代医学史略》《咽喉病新镜》等书。1929年国民党政府企图通过"废止中医案"，闻得消息后，痛心疾首，立即奔波呐喊，联合全国中医药界人士奋起抗争，终于取得胜利。

　　解放后，历任上海市第五门诊部(原中医门诊所)副主任、上海市卫生局中医处副处长、上海市中医文献研究馆副馆长、上海中医学院曙光医院顾问、上海市人民代表、上海市中医学会副理事长、中华全国中医学会理事等职。撰写了《本草概要》《中医外科诊疗学》《张赞臣临床经验选编》等书，并在有关刊物上发表了不少学术论文。

1960 年开始，由于目击中医耳鼻咽喉科未能受到应有重视，以致后继乏人，濒将失传，毅然决定侧重从事中医耳鼻咽喉科临床与科研工作，兼任上海中医学院耳鼻咽喉科教研组主任，主办全国及上海市耳鼻咽喉科医师进修班，在培育人材、学术研究诸方面，为中医耳鼻咽喉科的继承和发扬做出了一定的贡献。

余行年八旬，从事中医工作已逾六十余春。回顾跻身医林以来，建树甚少，罕有发明，面对群贤，深感愧疚。唯自问生平于学、问、专、研四者，尚能时刻自勉，自少及长，乃至暮年，未尝稍存怠心，故所学或有所获，所研偶有所得，聚沙而为塔，积腋终成裘，犹如啖蔗，近根益甘。个中甘苦，本不足为外人道，然为相互交流起见，兹将一己肤浅之得述之于下。

⟨⟨⟨ 学能勤奋而有恒 ⟩⟩⟩

余家世居武进蓉湖，祖有铭、父伯熙均操医业，由于投治辄效，每起重危，深受群众敬仰。余幼年时，先父伯熙公即望余克绍祖裘，继承父业，尝诫余曰："不为良相，当为良医，盖良相能治世，良医能救人也。"而余身居医家，目染耳濡，所见皆病员，所闻悉苦声，日见先父欲以仁术济世，愿呈割股之心，虽终岁风雪辛劳，犹以为乐。目睹病后康复，踵门道谢者，络绎不绝，颇多感受，故对医道亦深感兴趣。加以余幼年秉赋赢弱，多有河鱼之疾，常在床第之间，经先父精心调治，终告痊愈，身受医药之惠，而窃愿以医为终生之职业。综上三因，故习医之志遂决焉。

习医之前，余就读于私塾，由于深知欲能遍读古代医籍，非于文有一定根底不可，故以勤奋自勉，不但对《论语》《孟子》《大学》《中庸》以及《古文观止》中唐宋名家论说莫不诵之娴熟，而且诸子百家如《左传》《论衡》《资治通鉴》乃至各种笔记小说等均有涉猎。家中藏书不足，更向戚友商借，一有余暇，即开卷苦读，虽未可称焚膏继晷，然亦寒暑无间，坚持不懈。同时，余对文言习作亦甚为重视，除塾师布置之作业必克期完成外，且屡求先父出题相试，深感所读文典内容，一经自身运用，则其印象更深，可以信手拈来，自然妥贴，而有更大进步。是时，正当"五四"运动提倡白话文之际，以白话为文之书刊杂志极为盛行，然余观其中大多作者之古文基础亦相当坚实,体会到即使以白话为文,若能有古文之基础,则自能结构严谨,文理通畅,词汇丰富,甚至引伸推理,概括归纳亦有助益,故仍学而不辍。今日思之,余所以阅古医籍而不滞涩,论述医学而尚通顺者,端赖昔时之努力也。

及至学医之时,启蒙者即余之先父。余一方面随父就诊抄方,另一方面则在先父指点下阅读入门医书。记得所学第一部书即为清·汪昂所著《汤头歌诀》。在此期间,余还学习和协助配制各种外、眼、喉科临床必备之外用药品,碾、研、筛、飞、熬制膏药,乃至摊薄贴、制药捻等,昼日忙碌,极少暇时,故而诵读医书只能置之夜晚。是时,先父曾嘱余对于《汤头歌诀》每日必须背诵数首,然余并不满足,更依据临床所见书中载述,进而参阅《内经知要》《本草备要》《医学心悟》《医宗金鉴》等书,务求理解昼日所抄方之奥以及所读书中之义,故不入深夜,鲜克入睡。后览《三因方》《证类本草》等书,乃知许叔微、唐慎微诸先贤治学均极为勤励,则余之努力习读并不足以夸诩,然则余之医学知识确于此已奠定一定基础。

嗣后,余随先父来沪,为系统学习中医学,并博采众家之长以广见闻,先就读于丁甘仁先生主办之上海中医专门学校,继又转学于谢利恒先师创设之上海中医大学。是时,余家初移上海,家庭经济状况尚在小康以下,先父为培养子女,对余入学从不吝所出,全力支持,而余亦体恤家艰,尽可能节约。往返校门,终年以步代车。唯于学业非但毫不松懈,反而勤勉有加。昔日养成夜晚自修之习惯,至今依然保持。于复习功课、完成作业、协助先父制药、襄理家中琐务之余,参阅医籍益为广泛。例如习《内经》时则参考《类经》,习诊断时则参考《脉经》《四诊抉微》,习《伤寒》时则参考《伤寒贯珠集》,习温病时则参考《温热经纬》《广温热论》《温病条辨》,习《本草》时则参考《本草纲目》,习方剂时则参考《医方考》《医方集解》等。虽严寒酷暑,从不间断。

迨至悬壶开业,余于学习仍然持之以恒,未尝稍废。此时学习之内容约有两个方面:一为继续阅读古籍,以继承前人之经验,如《千金方》《诸病源候论》《济生方》《小儿药证直诀》《景岳全书》《六科准绳》《丹溪心法》《脾胃论》《先醒斋医学广笔记》《医门法律》《临证指南医案》,以及《串雅》等书;一为参考当代医家之经验,如《中西汇通》《伤寒临证录》《医学衷中参西录》《中风斠诠》《张聿青医案》《通俗伤寒论》《神州医药学报》《绍兴医学月报》《三三医报》《山西医学杂志》等。此外,于临床所见名家处方亦

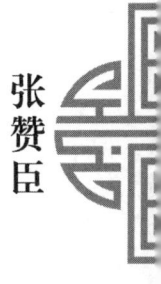

张赞臣

多引为殷鉴,如当时沪上名医夏应堂、朱少坡、薛文元、郭柏良、王仲奇、恽铁樵、陈无咎等人之治验,一有所见辄推究评品,凡确有疗效者,咸作他山之石,以增一己之智。

余生平无烟酒之嗜,不喜种花饲鸟,即影剧亦绝少涉猎,唯因喜爱读书,故又有购书之癖。解放前,虽生活不裕,然必时抽余暇,流连于旧书之肆,以有限之零资,购来喜爱之医籍;解放后,生活有所保障,更时以购书成趣。偶得佳本,辄深以为乐,携之归家,必通读为快。积数十年之久,存书亦殊可观,惜十年浩劫,散佚殆尽。"书山有路勤为径,学海无涯苦作舟。"唯勤学则可补拙,恒学庶有所得,故余虽年已耄耋,而学习仍不敢松懈。

问则以诚且会通

学而问,乃求得知识之两要素,盖求知过程难免有惑,欲图解惑,则必参阅他籍,询问师长而后可。韩愈曾曰:"师者,所以传道,受业,解惑也。"日随业师而求以解惑,正乃有利之机,故余每有不解,即随时向师长提出质询问难。

余学医时,除先父家授外,又先后随谢利恒、包识生、曹颖甫诸先辈习业。诸师皆学识渊博,经验丰富,著述等身,堪称一代宗匠。余随之临证见习,日侍左右,凡有读书不解其义,诊病不得要领处,质之诸师,无不谆谆诲导,详而尽,简而明,从无厌倦之色。每经指点,辄茅塞顿开,深受教益。

诸师待余以青睐,有问必答,因其爱护弟子,诲人不倦;而余每问必本以诚,亦所以致之也。所谓"诚",有两方面,首先是尊重师长。余于诸师前执弟子礼,虽无程门立雪之举,然从无懈怠之意,于是诸师对余亦倍加器重,彼此之间建立了深厚的师生感情。嗣后数十年间交往频繁,晤对殊欢,尤以谢师过从益为密切,偶以忘年待余,而余则毕恭毕敬,始终以师礼事之。追溯往昔,余于求学时期,有所询问师长者,均以尊师为前题。即使于解答以后仍有质难,亦均采取商讨之口吻,故诸师咸乐于与余研讨学术。再者即为虚心。虚心使人进步,骄傲使人落后,欲能学有所得,非虚怀若谷不可。学医者,恒多"初学三年,天下无敌手;再学三年,寸步难行",由一极端走上另一极端。此种思想若不予以克服,则学必难成。余恒思诸师皆先吾而生,于学术、于经验均富于余,而余则尚处启蒙阶段,即有所得亦不过来源于间接，非切身体验者。因而聆听诸师讲解，必随时记录，以备事后复习；虽时有主见，并不轻弃，然对诸师所论则必兼收并蓄，以期日后验证也。余于师以诚为务，故诸师亦恒以诚待余。"诚则灵。"为求学似亦可以奉为圭臬者。

学有所进，尚须在师长训导之下勤于思考，善于会通。益思考则能钻之于深，会通则能博采众长。余所从包师、曹师皆擅用经方，为著名经方派；谢师及先父则喜用时方，殆可属时方派。由于各有专长，治辄奏效，故皆受病家之拥戴。余于目击耳闻之余，所学所问之际，每退而究其因，以融会理解，参酌会通，然后择其善者而从之。举例言之，设外感初起之风寒表证，于伤寒派则多用麻黄、桂枝之属；于时方派则每投荆防败毒、九味羌活诸方。余询之曹、包，二师则曰："风寒侵袭太阳，太阳主一身之表，当从汗解，麻、桂乃解肌要药，故非此不能除。"询之谢师则曰："风寒伤卫，卫主捍外，故邪在卫表，法当疏泄，荆、防、羌活乃疏邪之佳品，故临床所常用。"余斟酌两说，皆曰因由外邪侵犯肌表所致，治当疏泄解肌，完全一致，并无不同；然所遣方药则各有侧重，差异显然。经探索研究，其麻、桂、荆、防、羌活诸品，虽均为辛温发散要药，然前者性偏散寒，后者性善祛风，性有不同，用当区分。故嗣后余于临床逢风寒表证者，凡以寒为盛则投麻、桂，以风为盛则用荆、防，所治患者，一似桴应。此等治法，追本溯源，实皆汲取诸师之说，唯予以融会贯通而已。

此外，余于阅读医籍之际，遇有各说不同之时，亦必互为参酌，做类似上述之贯通，务求宗诸师而不泥，法各家而不陷，罗治法而兼备，集众长而并蓄。历数十年临床之体验，深刻体会：为医者，于诊断固当独具慧眼，于方药固当掌握娴熟，而于治法则尤多多益善。盖治法愈多，则思路愈广，治疗手段之运用亦更为灵活，遇有复杂之病情，自能随机应变，而不致束手无策矣。时贤有云：名医好做，无他，法多故也。其意盖谓其医治之不效，转请名医治之，历观前医诸法之后改用他法，一击而中，故名医好做也。然欲达到诸法悉俱，除遍览群经，汲取经验而外，尤当善于思考融会贯通也。

专而由博以返约

知识无涯，人生有限。以有限之年华，欲集无涯知识于一身，余知其不

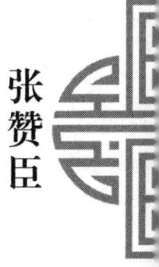

相能也。故学必有专。即医而言，昔称十三科，罕有科科咸精通者。况时代日趋进步，分工愈益细致，即某一科中之某一病种又有堪做深入研究者，故欲求学识精湛，医术高超，务重于专。综观医学之发展，莫不与历代医家，对该学科作专门的长期研究密切有关。

然则，为医之道，又需广博。一科之内，学派各别，苟能汲取众长，则识因以广，法因以多，术因以精；各科之间，亦息息相关，非可割离。业儿科者岂可无外科之知识，业妇科者乌可缺内科之基础。否则，一遇与之相关之病症，则势将瞠目无言，措手不及矣。是以不仅求学时亟需认真掌握各种基础知识，即毕业后从事某科临床诊疗，亦当勤求古训，博采众长，旁通诸科，涉猎群书。若但以为业是科仅需阅读本科之医籍，掌握本科之方术，则势必视野狭窄，囿于局限，名虽为专，实则只能因循守旧，殊难以有所发展。盖欲有所创造发明，非具有扎实之基础，渊博的知识面不可。故余常曰：非博则无以专，欲专则必须博，二者似相矛盾，实则相辅相成也。

余家世传医术，于内、外、妇、儿诸科疾病之诊疗，均有一定临床经验。余得先父传授，复从谢、包、曹诸师，又得各家学术识见，于伤寒、温病以及各种杂病之证治亦略识一二，故余悬壶问世，即以大小方脉，男妇外喉为业。嗣后，余任教上海中国医学院，先后讲授中医诊断学、本草学，由于教学相长，对课程内容有进一步认识，迥非昔日求学所得可比。业余时间，余对中医学发展史颇感兴趣，亦曾进行一定研究。尤其是余主编《医界春秋》杂志十余年间，审阅大量稿件，涉及范围广泛，更是增广见闻不少。然则余数十年临床工作，虽内、妇、儿诸科病症无不诊治，唯于外科及眼、耳、鼻、喉科病症之处理尤为擅长，逐渐以外、喉科为主。由是，在探研方面亦有所侧重，于内服方药则力求有所创新，于外用诸品则务必亲自配制，以期方能中病、药能愈疾，故救治脑疽、发背、喉风、牙疳等危重症者不胜枚计。晚年来，目睹中医喉科后继乏人，深感喉科亦中医学重要组成部分，若仍任其自流，势必术将乏传，沉沦淹没，于是毅然专业喉科，任上海中医学院耳鼻喉科教研组主任，上海中医学会副理事长兼任喉科学组顾问，先后主办全国及上海中医喉科医师进修班以传授经验，培育新人，并参加上海市曙光医院喉科门诊，定期赴上海眼耳鼻咽喉科医院及上海第一人民医院耳鼻喉科进行会诊。临床所治病例，包括不少疑难病症，所获疗效，尚能差强人意，屡获病家赞扬，以致随余见习之西医，不仅对中医药临床疗效之迅捷至为赞颂，而且于学习中医喉科学术之信心亦因而倍增焉。然余退而思之，余之改专喉科，是乃中医事业之一部分，实属本分工作；既转喉科，进而研究，以图有所进展，亦属理所当然；而于临床诊治，幸有中式，则与自己具有多方面中医知识，得以随机引伸应用有关。故余认为，欲图学业有专，必须由博返约，方臻有所成就也。

研求创新以发明

谚云："学无止境。"是语本指学习而言。盖知识无涯，学到老，学不了，故必勤奋有加，以增识见，何可浅尝辄止，懈怠拖沓。然余体会此言，亦当包括研讨学术在内，因科学无穷尽，人类对自然界之认识总当不断探索，不断前进，于医亦无例外。中医药学乃我国宝贵文化遗产之一，已有两千余年历史，经历汉、晋、唐、宋、明、清诸朝，名医代出，著作浩瀚，悉为经验总结，堪可奉为瑰宝，故必认真继承、发掘。然而，前人之经验，限于时代之认识，只能代表当时之水平；时至今日，科学日趋昌明，当更奋发图强，勇于创新。在此方面，古代医家早为吾侪做出榜样，兢兢业业，敢于发前人之未发，创前人所未创，其荦荦者如金元四家之各创学派，叶、薛、吴、王之建立温病学说，成为世人所乐于称道者。尤以张元素明确声言："运气不齐，古今异轨，古方今病，不相能也。"刘河间亦云："世态居民有所变，此一时，彼一时，故自制新方，不遵仲景法。"均公然提倡根据当今之情况，力争医学之进展，诚乃符合社会发展规律之论也。若吾辈于学术研究，泥古不化，止步不前，不求发明，无所作为，岂非羞对前贤乎。余鉴于此，故虽马齿日增，年已老迈，而于临证施治，每思有所成就，不敢落后于可师之古贤，落后于可畏之后生也。

中医喉科专籍颇为繁多，理法方药莫不兼备，均可列为研究之文献，临床之参考，但绝非学术之巅顶，而不可逾越也。即余不敏，积多年临床实践知识，亦有部分经验为昔日专籍所未收载者。例如，在诊断方面，余对咽喉病症进行局部观察，发现咽喉色红而呈红点者，称为"小瘰"。其生于咽前及底壁有结节而高突者，多为火盛；细而色红者，多为虚火上炎；形大，斜视之有如水晶泡状而透明者，多为挟湿；喉部出现丝状赤脉交叉者，称为"哥窑纹"，其粗而鲜红者，多为虚火与实火相参；纹细而色暗红者，则多属虚火

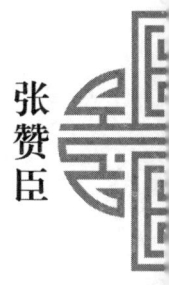

张赞臣

之候。在治疗方面,除既重视局部病灶又不忽略整体症状,既重视服药内治,又采用吹喉外治以外,又有下列认识:①咽喉为肺胃所主,所病多为两经邪热,故治疗重在清解肺胃。然又每有肝郁、心火、痰热阴虚等症,则又根据"辨证求因,审因论治"原则而采取相应治法。②在治疗咽喉病症时,凡宣散、清热、解毒、化痰、疏肝、活血、通下诸法,无不随机而施。然各法之中又有所变,即通下一法,又有通下泄热,通下涤痰,通下平肝,滋阴通下不同治法,通常达变,故每得心应手,效如桴应。③正气为人之根本,务必注意维护。喻嘉言云:"世未有正气复而邪不退者,亦未有正气竭而命不倾者。"故正虚不足之症,必治以补益;即使热毒壅盛之症,苦寒泄热之品,唯恐伤阳,决不过用;攻下通利之品,唯恐耗正,中病即止。在方药选用方面,宗刘河间"流变在乎病,主病在乎方,制方在乎人"之旨,于临床治病过程中分别创设"金灯山根汤"以治热毒壅盛之症,"养阴利咽汤"以治阴虚火旺之症,每获厥功。

　　此外,余于喉科专用药物之运用亦略有心得:山豆根、挂金灯相配有相须之效;桔梗利咽而性升,有引经报使之功,而决无引火上行之弊;牛蒡子功能宣散风热,清热解毒,习用炒者,唯治喉症则生用为良;甘草甘缓利咽,为喉症要药,然咳痰不利之症又当慎用。至外用之品,若尿浸石膏,其清热消肿之效,远胜于生石膏;薄荷入吹口药,辛散且凉咽,用于肿痛燥痒之症,尤具卓效。以上所举之例,皆余于临床日积月累体验所得,虽甚肤浅,而为前人绝少论及者。由此观之,咽喉之门本属中医小科,尚有值得研究者若是,则其余内、外、妇、儿诸大科,则有待发扬之内容更当广泛矣。

赘　言

　　余从事中医工作虽六十余载,然纵观解放前后,情景骤变,判若异世,亲身体验,感受殊深。

　　解放前,中医处于被歧视之境地,奄奄一息,濒将灭绝。值此艰难岁月,余一似行于崎岖坎坷之羊肠小道,时有临渊之危,目睹同道者,多有灰心丧志之态。而余窃念中医学学术理论、实践经验咸极丰富,为广大群众所欢迎,故对其必能发扬昌盛之信念未尝稍有衰减,然又必须努力发掘继承,不断创新,自强不息,方能取信于人民,立足于当世。因而一方面反对黑暗政府消灭中医的政令，以争中医"合法"生存之地位；另一方面则更加努力于中医学术之探讨。

解放后，党和政府对于中医学至为重视，制定中医政策，安置中医人员，开办中医医院，建立中医院校，中医事业犹如枯木逢春，蓬勃发展。余眼见前途无限光明，精神为之振奋，步履更为健劲，身虽由老而衰，而于学问专研，仍然坚持不懈，自勉不怠。惜余时已不多，争取晚年为祖国"四化"建设做出更大努力，为中医事业发展做出应有之贡献。

（叶显纯　张郁郁　张剑华整理）

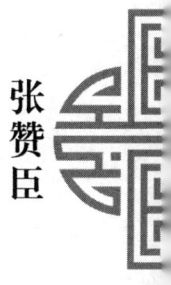

张赞臣

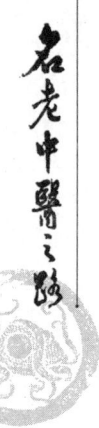

从医生涯七十秋

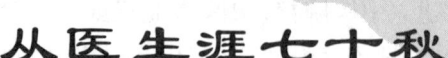

南京中医学院教授

江苏省中医院主任医师　　张泽生

作者简介

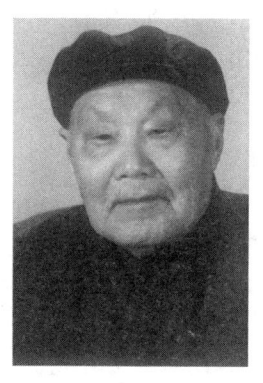

　　张泽生(1896~1985),江苏丹阳人。一九一一年始先后投师当地世医张伯卿和孟河名医贺季衡门下。从事临床七十年。治学严谨,不尚浮夸,十分注重临床效果。学术上推崇张石顽和叶香岩,对《张氏医通》《叶天士医案》有较深的研究。精通内科,对外、妇、儿科亦颇有造诣。著有《萎缩性胃炎辨证论治》《温病分证辨治》《张泽生医案》等。历任江苏省中医院内科副主任、江苏省政协委员和常务委员等职。一九八一年经国务院批准,可收带中医博士学位研究生。

　　我家世居江苏丹阳,虽地处乡邑,然人才荟萃,名医辈出,江南孟河医派即发源其邻。在环境熏陶和亲友影响下,父亲决定让我走学医的道路。他先将我送到邻村读私塾,此时我仅六岁,四书五经,古文诗词,一读就是十年。从十六岁起,问业于同邑名医张伯卿先生,他以内、外科见长。学了三年,因业师亡故,又随清末御医马培之高足贺季衡学医,又历六载。当时贺师门墙桃李,与我同学的有十几人,大多是至戚旧交,而我非亲非友,全凭勤奋专心,白天侍诊抄方,晚上随师出诊,抽隙攻读指定的医籍,医业日有长进,因独得业师垂青。学业结束后,即在丹阳县城挂牌行医。病家见我诊病脉理尚能成章,又能贫富贵贱一视同仁,加上业师推荐,就诊者几每日盈门。旧社会病家请医师看病,不仅要看你的诊效,还要鉴赏你的脉案医理。这就逼着你每写一个脉案,都要细心斟酌,遣词用字,顺理成章。尤其是关键处,要理法方药,承前启后,一以贯之。今录二则早年脉案,可见不算敷衍。

〔例一〕黄某,女,七十一岁,住院号:11641

头为诸阳之会,唯风可到;风为天之阳气,首犯上焦。风热引动温毒之邪,由少阳阳明外泄,两颊红肿发亮,透及耳根,但热不寒,便结溲赤。古稀高年,正虚不能一鼓驱邪,间有神昏谵语,舌红苔黄,脉弦数,大头瘟重症,势将内陷,亟宜普济消毒饮表里双解:银花、连翘各五钱,黄芩二钱,黄连八分,荆芥二钱,薄荷一钱,牛蒡子三钱,桔梗二钱,僵蚕三钱,甘草一钱,板蓝根、大青叶、生大黄各三钱,升麻二钱,马勃五分,豆豉四钱,一剂,外敷如意金黄散。

药后腑通八次,量多,热泄神清,面肿显退,两目睁开。既见效机,毋庸更张。原方生大黄改制大黄,加炒竹茹二钱,陈皮一钱。

〔例二〕施某,男,七十二岁,门诊号:126543

年逾古稀,肺脾早伤,肾阳衰微,火不归宅,浮越上炎,面赤火升,短气不足以息,两脉参差不齐,舌苔腐黄,底白质淡,法当温补摄纳,潜阳入阴,导火归宅,宗桂附八味丸加减:大熟地四钱,上肉桂三分(后下),熟附片八分,红参须二钱,煅龙骨四钱,煅牡蛎五钱,白芍三钱,法半夏二钱,陈皮一钱,灵磁石五钱,胡桃肉三钱,青盐三分,五剂。次诊:补肾纳气,引火归元,药入尚合,火升面赤、心悸气喘、脉不整均有减轻,原方再进。

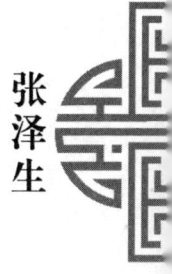

读书由博返约,临证方有定见

我初学医时,读《本草从新》《药性赋》《汤头歌诀》《成方便读》《医宗必读》《医宗金鉴·杂病心法》《医醇賸义》《脾胃论》《临证指南医案》等普及书籍。入门后,学四部经典,反复阅读,对临床有意义的或一些警句,熟读默记,边读边在书上加圈加点,或附以按语。行医之后,泛览了一些有代表性的医学著作,包括近代名医的著作文章,而一生所笃嗜者,当推《张氏医通》。我的老师对《医通》甚为推崇,认为张璐活了七十多岁,临床经验极见功夫,足资借鉴。他的著作,既承《灵》《素》及各家论说,又参以自己的学识经验,议病论方,朴实详尽,甚切实用,很少浮泛之词,并附有医案医话。我想我平生主要有两个老师,一是贺季衡,一是张石顽,而两者学识经验一脉相承。我用药喜以甘温和中取效,实得益于此。

我认为,读书宁可少而精,不要多而泛。太多太繁,郢书燕说,泛泛而过,印象不深,有时反滋其惑。看了丹溪书,则从痰从阴虚治;看了景岳书,则从阳虚治;今天重用苍朴、二陈,明天又重用熟地、山药。这样治无定见,方药容易变乱。当然在学医或初业医时,可以广采博搜,增加知识,诱使自己去探索。但当业医一段时间后,就要有定见。治病要有定法,读书要有选择,有批评,合我者用之,不合者弃之,要去芜存菁,活用前人的经验。我主张经典著作要熟读精读,其他可以泛读博览,最后要重点反复研读一本实用书籍,从此书到临床,从临床到此书,反复数次。定型以后,可参看一些名家医案医话,杂志文章,广搜博取,丰富自己的临床。这样实践功夫才能纯熟,这就叫做"取精于宏"。

中医之精华,实在于临床

我师贺季衡先生,名重一时,当时求诊者真可谓踵趾相接,有时一夜出诊十多次。他用药不奇而每能愈大病。有时他在前医处方上稍改一二味,或剂量稍改变一下,其效立见。我常想,为何老师读书不算太多,而临床遇证,左右逢源。而有的医家,读书盈箧,却治不了病? 这与他一生强调理论联系实际是分不开的。待到我有点名气之后,更体会到中医之精华实在于临床,读书临证,当以提高疗效为本。记得还在青年时期,曾遇一妇新产临床,忽见烛光下有人影一闪,呼之不应,复视之,果无人,因受惊恐,当夜即恶寒发热。请附近医师诊治,投以疏表之剂,寒热退而神志恍惚不安,合目则呓语喃喃,溱溱自汗,用养血镇心安神之剂无效,即入城邀我往视。诊脉细数不靖,舌质红,神色有恐怖之状。细悟之,此属新产百脉空虚,先因惊而伤心,后因恐而伤肾。汗为心液,汗多心阳外越,神无所依,神去则舍空即予归脾汤加生脉散,重用五味子,收敛心神,五剂而愈。《张氏医通》认为悸主于心,而肝胆脾胃皆有之。本例从症状病因分析,推究病在心肾,产后百脉空虚。可见读书不能读死,临证要机圆法活,其精华于此可见一端。

又如遇一偏头痛患者,女性,四十八岁,偏头痛已历十五年,越发越勤,越发越重,痛势颇剧,如锥如刺,头部恶风怕冷,两目流泪,不能睁视,经中西医治疗,收效不著。诊其脉沉细,舌质暗红偏紫。盖"头为诸阳之会,风寒袭于脑府,久痛入络"。因制验方治之:白芷、僵蚕各六钱,生川草乌各一钱,制川草乌各一钱,甘草二钱。上药共研细末,每服一钱,每日三次,清茶调服。药后除自觉口唇稍有麻木外,无其他不适。脉沉细,舌边有紫色,头部风寒已解,气血尚亏。继以补益气血汤剂巩固,随访三年,未再发作。按一般医书记载,头痛或因外感六淫上犯;或为七情,木郁化火上冲;或因内伤,肾水亏乏,水不涵木,肝阳上亢;或痰或瘀,均可导致。偏头痛亦然,而治疗更为困难。过去我按常法治疗,效不巩固。后来温习《内经》"寒气入经而稽迟,泣而不行"和《张氏医通》"头痛数岁不已,当有所犯大寒"等论说,取乌头大辛大热,散风除积冷,生乌头止痛有神效,白芷祛风止痛并引药上行,僵蚕祛风痰通经络,甘草解乌头之毒且祛邪不伤正,药少而精,用于风寒顽固头痛,屡用屡验。一般六天可定痛,再服六天可除根。这就是从实践中摸索出来的经验,可见中医之精华,实在乎临床。

治病重在识证,谨守病机

临证先要认病识证,察其病机,然后随证立法,选方用药。其中识证乃属关键所在,所谓"谨守病机,各司其属"。识证比认病、立法、遣药更重要,掌握也更难。需多参先贤经验,经过多年临床磨炼,于错综复杂处细细推究其病理关键,认证才有把握,治法才能切中要害。我开始习医,只重视认病,不重视认证,有时见"症"开药,往往药证不符,疗效不好。通过精研《张氏医通》和一些医案医话,反复琢磨老师诊病识证的功夫,细细参玩前人对医案的批语,重视医案辨证关键之处。如病状或病名相似,为何彼作那样的辨证,此则作这样的辨证,并从古方加减一二味处,细推其理。时间久了,在识证用药上,就能胸有成竹,犹如奕棋者,下手便成谱势,车马炮卒,精灵巧使,皆从全局定进退。如我曾遇一失音患者,病起八月,前医以

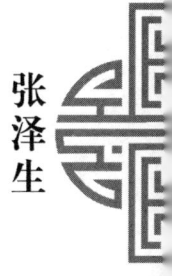

宣肺利气,泄热化痰治之无效,继用清润肺肾之阴,其证依然。我抓住患者心烦不寐、溲黄、胸闷等症,辨其为心火不降,肾水不能上承,肺气不宣,在前医方中加麻黄四分、木通一钱,次日声音即亮,病即霍然。细思之,麻黄与养阴剂同用,不仅能宣肺,且可引阴柔药上承润肺;木通苦泄入心,使心火得降,水火相济。上下通达,气化则常,水升火降,肺气清润,故声音即开。可见取效关键在识证。我早年治一湿温症患者,未满二十岁,见白㾦内陷而神昏,经治热退神清能食,唯舌暗不语,迭从痰热阻肺、肺气不宣治疗无效,以后自下黑便盈桶而突然音开能语。可见当初未识这是"瘀血内阻脉络"之证,若早用祛瘀通络法,很可能早愈。又如曾治一例黄姓女患者,头昏心慌,形瘦食减,舌质暗红起小红点,曾在南京几所医院做过详细检查,包括大便常规,浓集法查虫卵,均未发现有肠寄生虫卵。我根据数十年经验,认定舌前布满紫红色小点,必是虫积所致,处以当归、白术、炙甘草、胡黄连、吴萸、木香、乌梅、槟榔、榧子肉、白芍等,十剂后,便下寸白虫成团。三诊时察其舌,紫红色小点已大减。虫去之后,转而温养心脾善后。又诊得一女患者,右少腹经常作痛,西医诊为慢性阑尾炎,曾用大黄牡丹皮汤、薏苡附子败酱散等方,腹痛依然,面色萎黄,杳不思食,舌起红点,面部见有白斑,诊为虫积腹痛而非肠痈,用乌梅丸改作汤剂,温脏安蛔,药后排出蛔虫十多条,腹痛乃愈。类似病例尚多,说明中医认证确属重要。

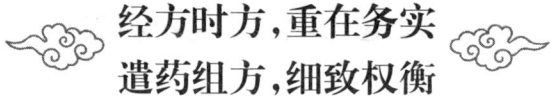

经方时方,重在务实
遣药组方,细致权衡

经方、时方是历史上形成的两大用药派别。其实,中医历代许多名家,既不是经方派,也不是时方派,而是求实派。如叶天士,一般人认为他是时方派,其实他最能活用经方,用经方治时病。如增水行舟法,即是活用经方承气汤的例子,灵活变通其制,参以自己的经验方药,形成独创的用药风格。张璐也属此例,不拘于经方时方之别。我们一定要根据临床实际,或用经方加减,或从时方增损,或经方时方配合,变古方之制为我所用,或参酌数方之意融为一方,或参以单方、验方,随病机层次组成新的处方,这样更为实用。至于用药,个人所见,不在药多,而在精炼,主次轻重得当;不在量大,而在轻灵对证。这就需要深究方药,反复体察病人药后反应,取得经验,最后才有自己的成法成方。这看起来好似平淡,其实是在长期反复实践中摸索出来的规律和精华。当然,这需要取诸家之长,熔冶于自己腹中。如曾遇一心悸患者,头昏思睡,胸闷难受,血压96/62毫米汞柱,心率每分钟四十二次,西医诊为"病态窦房结综合征",经多种中西药物治疗,均不见好转。前医中药用量颇大,其中细辛用到五钱,另有补骨脂、麻黄、黄芪、太子参、丹参、熟地、五味子等,共服一百零五剂,心率仍每分钟40多次。我根据其面色无华、心慌、气短、神倦、脉迟、舌质暗红偏紫,诊为心气不足、心血痹阻,药用党参五钱、炙黄芪、当归各三钱,紫丹参五钱,川桂枝一钱,红花三钱,炒陈皮二钱,炒白芍三钱,炙甘草一钱,九节菖蒲一钱七分。守方先后服用九十剂,诸症消除,心率增为每分钟六十次,临床治愈。上方既非经方,又非时方,用药不多,药量适中,不过是变制黄芪建中汤意出入增损的普通方剂。

辨证虽明,用药还要根据病情的轻重缓急,反复权衡斟酌,制方用药,才能恰到好处。如对温病,有人往往不问邪之轻重,概用黄连、石膏,凉药太过,反伤真火,以致汗出肢冷,烦躁不寐,面赤如妆,真阳浮越,而呈虚脱。我治温病,邪在气分不解有逆传心包之势时,在用药配伍上要权衡轻重。因为温病受邪,初在肺,次传心包络,终传心脏,必须审察邪在肺卫、心包络之间各居几分。如肺卫七分,当以肺卫为主,稍加入心包之品,常以薄荷或豆豉与鲜石斛、鲜生地同用,加万氏牛黄丸同服;如肺卫三分,心包七分,当以心包为主,稍加肺卫之品。如不知此理,见其舌黄大渴脉数(肺卫七分),稍有谵语烦躁(心包三分),骤用犀角地黄汤及紫雪丹、至宝丹、牛黄丸等入心之品及菖蒲郁金之类,往往反致昏沉不语,此乃病轻药重,自开心窍,使邪入内室所致也。

治慢性病、调理病,用药取王道为好,精练轻灵,多着眼于脾胃后天之本。因脾胃为生化之源,一身元气之本。如能正确运用调理脾胃,可杜渐防微,振衰起弱,有时还能起沉疴大疾。培土可以生金,扶土可以抑木,健脾可以助肾,许多疾病可以通过调治脾胃而获效机。对任何疾病,处方用药都要考虑勿使患者的胃纳有所呆滞或衰败,尽量少用、慎用燥烈滋腻或腥臭苦涩之品,防止"水去则荣散,谷消则卫亡,荣散卫亡,神无所依"。慢性久病,用药要照顾醒脾和胃。中气虚弱,或病后胃气不醒,我最喜用香砂六君、香砂二陈汤和枳术丸,常配用一些轻淡验品。如脾虚泄泻或清气不

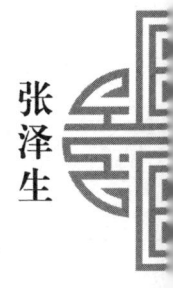

张泽生

升者,配荷叶以芳香醒脾,引胃中清气上升;中气不醒,或兼痰湿的,加冬瓜子、糯稻根,以和中化痰,悦脾醒胃;病后胃气薄弱,嘱病人用生姜片,以白糖渍后置饭锅上九蒸,再在阳光下九晒。九蒸者,得水谷之气,九晒者,得天地之气,入胃可使胃气冲和,饭后食姜一片,用之每验。用药要根据自己的经验和识见,学古而不泥于古。如我治疗气火咳嗽,用泻白散加减时,常用桑叶易桑皮。桑叶既可宣散风热,又具凉肝清火之功;桑皮仅能泻肺且易恋邪,非肺热而喘,不宜早用。用药以对证胜病为宗旨,不可自炫新奇,以图出奇制胜,也不可依样画瓢,抄袭前人方药,否则往往适得其反。当治疗无效时,应细推其因,是药不胜病,还是不切病机,不要随意加量。当看到他医大量不能取效时,其弊往往就在量大,药不得法,这时若用轻可去实之法,守方治疗,或可取效。

揣摩医案医话,博采众长,可丰富学识经验

医案齐备理法方药,是先贤治验的原始记载,犹如大匠之绳墨,能示人以规矩。一边临床,一边经常翻阅医案,对辨证施治大有补益。有些按语,有作者的见解、批评、讨论,畅发前人之未发者,很有启发作用。临床遇到一些疑难杂证,或久治不效的病例,往往从前人的医案中得到启示或借鉴。所以,我常说"非详究古人治验,不能识治法之奥"。如我从《辨证奇闻》录一治不寐方:茯神三钱,麦冬、熟地各一两,丹参三钱,黄连二钱,生枣仁四钱。后遇一患者,失眠十余年,每夜必服安眠药三四种才能入寐,中药常法少效,我即用此方加用朱珀散吞服,服三十剂即能安卧。后治多例,均取显效。

医话中不乏前人对某些问题的精辟见解,也有经验教训,心得体会,或对一方一药的见解,内容广泛,诸多精要寓于其内。在读这些书的时候,我喜欢结合自己的经验教训,或根据需要,把其中精华熔冶成自己的知识,或称临证偶得吧,随笔写成日记,日后翻翻,能起到温习、加深印象或触发灵机的作用。前后我曾集有十多本诊余日记,惜"文革"初期毁之一炬,所剩者一二,深感痛惜! 兹录早年记载的几则如下。

　　胸痞之症舌苔见黄燥,方可议下。黄而不燥,仍可宣泄以驱之入

胃或苦温佐之。化燥见黄，方可用苦泄，泻心陷胸之类。黄白相兼或灰白色，仍用开提，以达之于肺，不可误也。

温病如见以下诸证，属危证，须提高警惕：初起耳聋、战汗痉厥、神昏内闭、喘如拽锯，汗多亡阳。

有一种不因时邪内侵而由里自发的伏邪温病，初起即见神昏耳聋，舌红而干或舌黑唇焦，津液不腾，脉象沉数或至数不清，甚则肢厥而痉，当用犀角地黄汤及清营汤、紫雪丹等，急清阴分深伏之邪，若营气复得一分，则邪气出得一分，渐渐由血分达气分，如盗贼由内室而出厅堂，此时必然大渴引饮有汗脉洪大，苔黑变黄，舌红绛渐生新苔，尽现气分诸候，遂改用竹叶石膏汤及人参白虎汤，则邪去正复，脉静身凉。

肺痈，表热不退，呛咳胸痛更甚，臭痰更多，口渴苔黄脉滑数，此已酝酿化脓，疮疡已溃，蕴毒甚重，急宜排脓解毒，宜甘桔汤加石膏、花粉、芦根、黛蛤散、生苡仁、鱼腥草等，务使秽脓排尽，不致蔓延。如见气喘不平，秽痰难出，亟用葶苈大枣泻肺汤，另用鲜苡仁米根捣汁冲服，此味为治肺痈除臭痰的特效药。如能热退咳减，臭痰逐渐减少，偶或痰中带血，此系蕴毒将尽，只须清化余邪蕴热，此是第二阶段。另以单方陈芥菜汁，生苡米根杵汁服或煎汤代茶亦可。

久咳伤肺，津不上承，干咳咽痛，音嘶，此咽痛与饮咽无关，中医所谓阴虚喉痹，又称肺花疮。须培养肺肾，又不能过服寒凉药，到此境地，脾土亦弱，又怕过用寒凉伤脾。如再脾伤，即属过中，不治之症。一般多用生脉散合六味丸、百合固金等法。如系虚劳失音，到此地步，不易挽回。以上所谈俱属临床实践经验。实证切不宜过用寒凉滋腻之剂，因肺为娇脏；如系虚证，切不宜过分疏散，致伤肺气。

齿衄，由齿缝溢出成条成饼，鲜紫浓厚者为阳明胃经积热，犀角地黄汤、清胃散、玉女煎治之。如果血色黯紫或如杨梅汁，此是肾虚阴火上扰，知柏八味丸少加肉桂或附子，四生丸亦可并用，外用生附子末，鸡蛋清调敷涌泉穴，或用吴萸、黄柏末亦好。

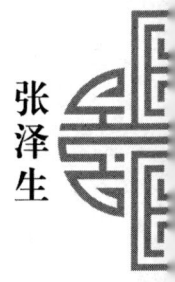

张泽生

315

活到老，学到老，医无止境

　　我年已八十有七，经历了晚清、民国、新中国三个时期。旧社会农村多温病疫疠，不独杂病，而且病者原来体质较强，危症重症颇多。我参酌明清诸家及老师的学识经验，用药胆大心细，当补则补，当泻则泻，承气抵当不嫌猛，黄芪熟地不嫌补，附桂理中不嫌温，知柏石膏不嫌寒。旧社会没有西医，依靠中医确也治好了许多重症险症。一个中医声名得振，实多从治急性重病开始。现在新的一代中医也应有志于疑难重症，否则老是停留在治慢性病上，不仅中医得不到发展，医生得不到锻炼和进步，而且社会上视中医只能看慢性病的风气愈来愈根深蒂固，势必阵地越来越小，越来越窄。解放后，由小城镇到了大城市，病种、患者的体质，生活习惯、风土人情等不同了，就要有不同的治疗方法。不仅要在实践中摸索，而且要不断学习。我经常看看《医醇滕义》《丹溪心法》《叶氏医案存真》及近代恽铁樵、陆渊雷等家的学说。"文革"后我又搞了八年肿瘤病的治疗，学到了不少治疗肿瘤的知识。一九七五年后，我把主要精力放在脾胃病的调治上，特别对萎缩性胃炎，通过几年摸索，逐步认识到萎缩性胃炎并非多属阴虚，阴虚反较少见，如套用过去养阴法治疗，病人药后常见纳呆便溏等症。我从此类患者多见纳少脘痞形瘦便溏等症而从中虚气滞论治，甘温补中为主，少佐辛香行滞，不仅自觉症状改善，而且不少病人病理改变逆转。初步统计197 例萎缩性胃炎的治疗结果，好转达86%，近期治愈的可达10%，初步摸索出一套治疗此病的规律。

　　我觉得，医学知识博大精深，绝无止境，必须活到老，学到老。

（张继泽　单兆伟　江杨清整理）